护理临床思维

Clinical Reasoning

Learning to think like a nurse

主　编　Tracy Levett-Jones

主　审　Marcia Agnes Petrini

主　译　刘　萍

译　者（按姓氏笔画排序）

王爱玲　冯　娟　刘　茜　刘　萍　刘　婧

刘燕群　杨冰香　吴　珂　邹智杰　张　军

陈　杰　罗　丹　孟宪梅　喻惠丹　蔡　毅

审　校　陈　杰　冯　娟　罗　丹

翻译秘书　冯　娟

单　位　武汉大学护理学院

人民卫生出版社

·北　京·

图书在版编目（CIP）数据

护理临床思维 /（澳）特雷西·莱韦特·琼斯（Tracy Levett-Jones）主编；刘萍主译 . —北京：人民卫生出版社，2022.3（2024.12 重印）
ISBN 978-7-117-32760-2

Ⅰ. ①护… Ⅱ. ①特… ②刘… Ⅲ. ①护理学 Ⅳ. ①R47

中国版本图书馆 CIP 数据核字（2021）第 281096 号

人卫智网	www.ipmph.com	医学教育、学术、考试、健康，购书智慧智能综合服务平台
人卫官网	www.pmph.com	人卫官方资讯发布平台

图字：01-2016-2173 号

护理临床思维
Huli Linchuang Siwei

主　　译：刘　萍
出版发行：人民卫生出版社（中继线 010-59780011）
地　　址：北京市朝阳区潘家园南里 19 号
邮　　编：100021
E - mail：pmph @ pmph.com
购书热线：010-59787592　010-59787584　010-65264830
印　　刷：北京汇林印务有限公司
经　　销：新华书店
开　　本：889×1194　1/16　印张：17
字　　数：467 千字
版　　次：2022 年 3 月第 1 版
印　　次：2024 年 12 月第 4 次印刷
标准书号：ISBN 978-7-117-32760-2
定　　价：119.00 元
打击盗版举报电话：010-59787491　E-mail：WQ @ pmph.com
质量问题联系电话：010-59787234　E-mail：zhiliang @ pmph.com

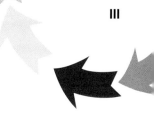

作者名单

Dr Jennifer Dempsey DN, RN, RPN, MNURS. STUDIES, GRAD DIP NURSING
Senior Lecturer, School of Nursing & Midwifery, University of Newcastle

Ms Frances Dumont RN, MSN, BN, BED
Dementia Delirium Clinical Nurse Consultant, Hunter New England Health

Mr Nathan Haining RN, BN, GRAD CERT CRIT CARE
Clinical Nurse Educator, Neuroscience, Westmead Hospital

Dr Kerry Hoffman RN, BSC, GRAD DIP ED, DIP HEALTH SC, MN, PHD
Lecturer, School of Nursing & Midwifery, University of Newcastle

Dr Sharyn Hunter PHD, RN, BSC (HONS), GRAD CERT (AGED CARE), GRAD CERT TERTIARY TEACHING
Lecturer, School of Nursing & Midwifery, University of Newcastle

Ms Raelene Kenny RN, MNURSING (CRITICAL CARE), GRAD CERT ED (ADULT & ORG LEARNING), GRAD CERT TERTIARY TEACHING
Lecturer, School of Nursing & Midwifery, University of Newcastle

Professor Tracy Levett-Jones PHD, RN, MED & WORK, BN, DIPAPPSC (NURSING)
Deputy Head of School (Teaching and Learning), School of Nursing & Midwifery, University of Newcastle

Associate Professor David Newby BPHARM, PHD
Acting Discipline Lead, Clinical Pharmacology, School of Medicine and Public Health, University of Newcastle

Ms Caroline Phelan RN, MPH, BN, PHD CANDIDATE
Clinical Nurse Consultant Pain Management, Hunter Integrated Pain Service

Ms Lorinda Palmer MN, RN, BSC, DIP ED, GRAD DIP (NURSING), PHD CANDIDATE
Lecturer, School of Nursing & Midwifery, University of Newcastle

Ms Victoria Pitt RN, MNUR (RESEARCH), GRAD DIP NURS (PAL.CARE), GRAD CERT TERTIARY TEACHING, DIP APSC (NURSING), PHD CANDIDATE
Lecturer, School of Nursing & Midwifery, University of Newcastle

Ms Loretto Quinney RN, RM, CCRN, BAAPPSC, GRAD CERT MNG
Lecturer, School of Nursing and Midwifery, Central Queensland University

Dr Kerry Reid-Searl PHD, RN, RM, BHLTHSC, MCLINED
Assistant Dean Simulation, School of Nursing and Midwifery, CQ University

Dr Rachel Rossiter D.HSC, RN, MN (NP), MCOUNSELLING, BCOUNSELLING, BHLTHSC
Senior Lecturer and Program Convenor, Master of Mental Health Nursing, School of Nursing & Midwifery, University of Newcastle

Mr Peter Sinclair RN, BN, RENAL CERT, MPHIL CANDIDATE
Lecturer, School of Nursing & Midwifery, University of Newcastle
Chair, Nephrology Educators Network

Dr Teresa Stone PHD, RN, RMN, BA, M HEALTH MANAGEMENT, GRAD CERT TERTIARY TEACHING
Professor, International Nursing, Faculty of Health Sciences, Yamaguchi University

Associate Professor Pamela van der Riet PHD, RN, MED, BA, DIP ED (NURSING), ICU/CCU CERT
Deputy Head of School (Academic), School of Nursing & Midwifery, University of Newcastle

Ms Lea Vieth RN, BN
Paediatric Nurse, Rockhampton Hospital

Ms Bree Walker RN, BN
Nurse Educator, Paediatrics, Rockhampton Hospital

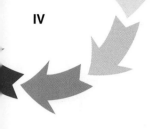

中文版序

面对日益复杂的临床实践环境,护士需要具备从纷繁复杂的信息中获取线索和知识的能力,也要具备评判性思维能力,才能快速而准确地作出决策。为了更好地修订护理专业课程体系,提高对学生评判性思维的培养,武汉大学护理学院开展了青年教师教学研讨会。在会上,教师们针对临床决策、评判性思维和临床推理进行了激烈的探讨,试图明确这些术语的定义与内涵,并探索它们在推进护理教育和提高护理实践中的作用。于是我将 Tracy Levett-Jones 博士主编的《护理临床思维》一书推荐给他们。在仔细研读了这本书后,我们决定要将此书翻译为中文简体版,并作为教学参考书运用到护理专业课程之中。因此,我联系了 Tracy 博士,获得了她的许可,开启了此书从英文到中文的翻译工作。

在中国,我们一直致力于通过提高护理教育质量来提升护理实践水平。此书中文译本的出版,可以推动评判性思维在中国护理教育中的贯彻,让学生们在本书所阐述的护理过程中学习和应用临床推理方法。在这样的学习过程之后,临床推理将自然而然地成为他们在临床护理实践工作中的一部分,从而提高医疗照护的质量。

Marcia Agnes Petrini
武汉大学护理学院

目录

引言

写给学生

　　只有全情投入工作的临床护士才具有足够的"灵敏度"来发现潜在的临床问题,而那些无动于衷抽离于工作环境的护士,不会警惕可能发生的健康问题或医疗错误所导致的患者的微妙变化……(Benner 2001,p.136)

　　护理临床实践不仅需要知识和技能,也需要深入的思考能力。称职的护士可以使用专业化的系统逻辑思维过程指导自己的实践并影响自己的决策。他们的临床推理能力是提供优质护理并预防患者预后不良的核心要素。本书提供了一系列真实生动且内涵丰富的案例,这些案例不断地要求你去批判性和创造性地思考将要提供的护理措施,同时在思考中引导你体验临床推理的过程。本书通过这样的方式,可以促使你深入地学习,不断地在脑海中预演你将如何应对真实的临床情境,从而使你的护理实践能始终以人为中心,在临床情境中能够作出最优的选择。

　　为了成为一名合格的护士,学习临床推理的过程和步骤是非常有必要的。学生需要学习通过临床线索形成临床决策的规则,并且掌握线索、决策和结局之间的联系(Benner,2001)。有效的临床推理并不是偶然发生的,它要在实践、决策和积极参与学习活动中积累;也要在反思,尤其是在临床实践教学活动中的反思中得到提升。成人学习理论家 Mezirow(1990)指出"迷失方向的困境"会引发有意义的反思,促进深入的学习。本书中的案例呈现了一系列有挑战性的情境,这可以使你重新检视那些理所当然的假设,以此作为对个人信念和职业理解的反思。

　　这些复杂程度不同的案例均由临床真实场景改编而来。这里的"复杂"不是指案例的激烈程度而是在临床情境中没有预先设定的标准答案。案例的学习过程中要求护士去思考患者的遭遇并从中收集恰当的信息,阐释信息,制订计划,采取行动,实施评价以及反思护理措施的效果。这些案例所刻画的临床情境发生在各个卫生服务机构及社区中,并覆盖澳大利亚国家健康卫生重点领域的内容。案例中的患者也包含了不同年龄和来自不同文化背景的人。案例的核心概念与患者安全和优质护理密切相关。

　　希望你能愉快地学习临床推理并且在本书的帮助下成长为一名优秀的护士。

如何使用本书

　　虽然本书的使用没有固定的方法,但这里有些推荐的学习方式。首先阅读第一章,它能帮助你理解临床推理的重要性,向你介绍临床推理的过程。然后在第二章中,你可以通过对比两个案例来逐渐熟悉临床推理的过程:第一个案例展示了在临床推理能力缺失的情况下会发生什么,第二个案例通过"重演"当时的情形,证明有效的临床推理能够使患者的预后产生明显的不同。带着第一章介绍的基础技能以及第二章所展示的技能运用方法,进入其他章节的学习。你可以浏览目录,选择你最感兴趣的主题、正在学习的内容或在临床实践中经历过的情境。当然,你的老师也会布置一些章节的学习作为你的作业。本书中的绝大部分章节都着重强调有效的临床推理技能可以帮助你早期发现和处理患者的病情恶化,并且能有效地"挽救"患者。而第十四章是关于挽救生命的处理措施实施时的伦理问题,有时试图"挽救"并不是患者最优的选择或者不是患者自身的心愿,这些都是在做临床决策时最困难的时刻。

每个章节都包含两个相互关联的临床情境,按顺序一步步地呈现着"开放式故事"。你需要回答一系列的选择题、判断题、排序题和简答题来作出决定和评判。这些案例可以使你检验自身的知识水平,犯错并在错误中学习。

学习目标在每个章节的开头列出,帮助你了解学习目的。

主要概念包括以人为中心的照护,整体实践,治疗性沟通,学科内和学科间沟通,文化敏感和患者安全。这些概念融汇于全书,将帮助你将所学运用于临床情境,引导你运用和深入理解所学。病理生理和安全给药实践同样也贯穿全书。此外,每个章节也有各自独特的主要概念。

推荐阅读使你通过提前阅读为接下来的学习活动做准备或者是检验自己的知识储备。特定的阅读资料来自于 LeMone 和 Burke 的 *Medical-Surgical Nursing: Critical Thinking in Client Care*(澳大利亚版),Kozier 和 Erb 的 *Fundamentals of Nursing* 以及其他相关的文献;当然,相同的信息可以在绝大部分的基础护理和内外科护理教材中找到。扩展的阅读资料在每个章节末尾列出,可以帮助你积累与感兴趣的主题相关的知识。

反思是临床推理所有环节的最后一步,为了使你最充分地学习,引导反思问题在每个情景的最后列出。这些问题没有给出标准答案,它们的主要目的是帮助你发散性地、评判性地、创造性地思考所学习的内容,更重要的是思考所学的知识如何运用到将来的实践之中。这些问题也可以用来设计作业,指导讨论或者在模拟之后组织引导性反馈。

词汇表含有名词解释,列在书后。

问题答案在临床推理主页上以信息反馈的形式提供。要注意有些情况下,不同的答案都是可以接受的。

案例组织结构——每个情景都以临床推理的模式为统一结构框架呈现内容。

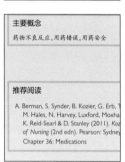

需要思考的……指出重点。

页边注提供有助学习的提示、建议和评判性思维问题。

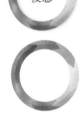

写给教师

护理或者助产(教育)项目应该能促使临床推理能力、解决问题能力和评判性思维能力的发展(World Health Organization,2008)。

本书的编写以"具备临床推理能力才能安全有效地进行护理实践"这一共识为前提,要求教师在学术和临床环境中构建教学模式,传授和评估学生的临床推理能力。本书中的情景设计用来鼓励学生努力掌握知识(专业知识)以及知识的应用(临床推理能力)。本书采用建构主义方法可以使本科生和研究生通过积极融入情景,产生体验和真实的学习来获得知识(Hoffman et al. 2011)。开放式的故事也为不断地学习和尝试提供了机会,从而引发更深层次的信息处理,改善对信息的保留和回忆,使学习活动变得有意义。连贯一致的情景结构允许临床推理过程不断被学生认知和预演;这是一种从思想上对具体情景进行有效回应的方法,从而可以将技能的发展有效地整合到行为方面(Griffin 2004)。

本书情景案例的使用可以有多种方式:作为教学活动前或期间的导入材料,在线学习,自学,作业,考前复习或继续教育。此外,其中的一些场景可以为使用模型或标准化患者开展的模拟教学提供适当的准备,也可以用做开发模拟教学案例的框架。在引导性反馈中可以通过添加与您的教学主题或教学目标一致的特定问题来进行内容的扩展和深化。

学生对本书的教学方法的反馈一直是积极的。例如:

* 这是一个很好的学习方式。我觉得自己像一个侦查员试图把所有的线索放在一起来解决问题。
* 情景案例使我意识到我在考虑所提供的信息之前是如何直接跳转到了结论;我了解到有些事情并不总是像它看起来那样。
* 通过临床推理流程逐步来学习是一个很好的学习方式。它使我探索了很多我不了解的东西,并且关注了我不熟悉的情景。
* 这是一种更好的学习方式;它涉及不断地思考和决策。
* 这些案例让我感兴趣;我发现这是一个很好的工具,用来学习当患者被诊断错误时可能会有什么情况。
* 我非常喜欢这些案例,它们使我对情景有不同的看法。

在为护理学生撰写本书时,我们的目标是对患者的安全和优质护理产生积极的影响。我们希望您能在临床推理教学中找到有吸引力、有意义和有益的案例。

对护士最重要的实践课程是教他们观察什么,如何观察? 什么症状表明改善,什么是相反的? 哪些是重要的,哪些是无意义的? 哪些是被忽视的证据,以及怎样被忽视。

Florence Nightingale 1860,p.105
Tracy Levett-Jones

参考文献

Benner, P. (2001). *From novice to expert: Excellence and power in clinical nursing practice*. Upper Saddle River, NJ: Prentice Hall.

Griffin, M. (2004). Teaching cognitive rehearsal as a shield for lateral violence: An intervention for newly licensed nurses. *The Journal of Continuing Education in Nursing* 35(6), 257–63.

Hoffman, K., Dempsey, J., Levett-Jones, T., Noble, D., Hickey, N., Jeong, S., Hunter, S. & Norton, C. (2010). The design and implementation of an interactive computerised decision support framework (ICDSF) as a strategy to improve nursing students' clinical reasoning skills. *Nurse Education Today* 31(6), 587–94.

Mezirow, J. (1990). *Fostering critical reflection in adulthood: A guide to transformative and emancipatory learning*. San Francisco: Jossey-Bass.

Nightingale, F. (1860). *Notes on nursing: What it is and what it is not*. New York: D. Appleton and Co. Reprint 1969. New York: Dover Publications, Inc.

World Health Organisation (2008). *Global standards for the initial education of professional nurses and midwives*, Geneva.

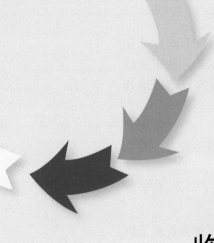

第一章

临床推理及其重要性

Tracy Levett-Jones, Kerry Hoffman

学 习 目 标

完成本章学习后,读者能够:

- 解释什么是"像护士一样思考"
- 阐明和解释临床推理的过程
- 证明为何护理学生需要学习临床推理
- 讨论临床推理失误如何影响患者的治疗效果
- 解释临床推理和评判性思维的关系
- 解释歧视、刻板印象、成见、假设给临床推理带来的负面影响
- 探索和讨论各种类型的临床推理失误

护士是全天候最直接接触患者的照顾者,他们承担多项任务,如监测病情、获取病情变化资料、在需要时实施干预、报告病情变化以确保合适的干预并协调治疗(Duffield et al. 2007)。

导　言

在本章中,我们开始探索"像护士一样思考"意味着什么。我们将讨论临床推理的重要性和意义、临床推理的流程以及临床错误是如何与低水平临床推理技能相联系的。本章为其他章节奠定基础,并且为一系列真实的和临床相关的临床场景提供背景。学习"像护士一样思考"充满挑战,需要不断尝试、练习,并反复运用所学知识。但是,对于好学、专业、聪明的护士和被照顾的患者来说,却十分有益。简而言之,有效的临床推理能力能够预防患者出现不良预后,提高照护质量、提高患者和员工满意度。

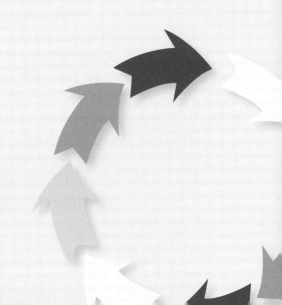

什么是"像护士一样思考"？

　　虽然护士和其他医务人员在思维方式上有一些相似性，但是，由于护士的角色和责任的特殊性部分导致护士思考问题的方式明显不同。护士与被照料者"在一起"有自己的方式，同时保持警觉。不像其他医务人员倾向于"治疗"与"再次治疗"，护士与患者的治疗性关系会持续很长时间，几个小时、几天甚至更长。因此，当患者的临床生理或心理呈现不同情况的时候，护士就有机会参与对每个受照顾患者多阶段的临床推理。护士用以患者为中心的方式全面思考并且应对患者疾病的多个层面，因此，当护士收集线索时，他们会从深度和广度考虑患者的现状及其既往史。像护士一样思考既有挑战又很复杂，它必须由坚实的知识体系和发展完善的临床推理能力来支撑。

什么是临床推理？

　　临床推理经常和"临床判断""解决问题""作出决定"或"评判性思维"相混淆。虽然，在某种程度上它们与批判性推理有相似性，但是临床推理是循环的过程，这个过程导致一系列或者螺旋上升的相关临床状况。我们将临床推理定义为"护士（及其他临床医生）收集线索、处理信息、了解患者的问题或情况，制定和实施干预措施、评估效果的过程，以及对该过程的反思和学习"（Levett-Jones et al. 2010, p.516; Hoffman 2007）。临床推理需要评判性思维的"特性"（Scheffer & Rubenfeld 2000），同时受人们的假设、观点、态度和成见的影响（McCarthy 2003）。

为什么临床推理很重要？

　　护士在医疗过程中负责作出大量的判断和决定，并每天参与多个临床案例的推理。例如，一个病区的护士在每个临床值班中可参与多达 50 次重要的临床推理场景（Thompson et al. 2004）。Bucknall（2000）也发现类似的多样的临床推理情形，他观察到重症监护室的护士每 30 秒就会面临一次临床判断或决定。

　　应对具有挑战性的临床情形的能力不仅需要心理技能和知识，而且需要较强的思维能力。临床推理技能的运用对患者的治疗效果有积极的影响。相反，临床推理能力弱的护士中，57% 的护士通常没有发现患者病情的恶化，导致"失败的抢救"（Aiken et al. 2003）。事实上，人们发现 57% 的负面临床事件都是由错误认知导致的（Wilson et al. 1995），这些错误包括对临床资料的收集、理解和反应的失误。

　　刚刚毕业的护士往往缺乏必备的临床推理能力，来对临床场景作出恰当反应（del Bueno 2005; Martin 2002）。NSW 健康报告（2006）描述患者危重事件的发生通常与刚刚毕业的护士欠缺临床推理能力有关。美国类似的研究表明，70% 的刚毕业的护士临床推理被评为"不安全"级别，虽然他们有令人满意的知识水平以及符合要求的操作技能（del Bueno 2005）。导致这种现象发生的原因是多层面的，例如他们在时间紧急的情况下，需要处理大量信息的时候容易出错（O'Neil 1994），同时他们很难区分"需要立即高度关注"与"没有那么紧急"的临床问题（Hoffman 2007）。刚毕业的护士通常被要求照顾病情复杂的患者，并对他们不同的健康需求作出决定（Lasater 2007），但这需要受过良好训练的、有效的临床推理能力。随着不断练习以及经验的积累，护士的临床推理能力能够得到良好的发展，一段时间以后就会成为护士的直觉或者本能（Lyneham, Parkinson & Denholm 2008）。

临床推理的流程

　　"像护士一样思考"也涉及道德判断。教育实践必须帮助学生与患者建立密切的关系,并密切关注患者的健康。临床推理必须从这种密切关系出发,以一种关注的态度,并且常常与具体的患者和情形相关联,熟练运用有关知识以及逻辑推理,但永远不要作为一个有目的性的冷漠的练习(Tannery 2006,p. 2009)。

　　临床推理流程是 Levett-Jones 等(2010)在 Hoffman(2007)的研究的基础上制定的,并与 Tanner(2006)和 Lasater(2007)前阶段的工作相结合。图 1.1 为临床推理循环图,这个环状按顺时针方向从 12 点开始,它代表了临床干预的周期性以及评估和反思的重要性。临床推理环包括八个主要步骤:观察、收集、整理、决定、计划、实施、评价和反思。实际上,不同的阶段相互融合而且他们之间的界限往往很模糊。虽然在图上每个阶段都分别独立呈现,但是,重要的是要记住临床推理是一个动态的过程,护士通常在做决定、实施或评估结果之前,会合并一个或者两个步骤或者是在不同步骤之间来回变化;另外一点重要的是,护士要学会识别、理解并认真地完成环状图的每个步骤,而不是对患者的问题想当然并且在没有深思熟虑的情况下开始干预。图 1.2 描述了临床推理的每个步骤,表 1.1 给每个步骤提供了例子,每个步骤详细阐述如下。

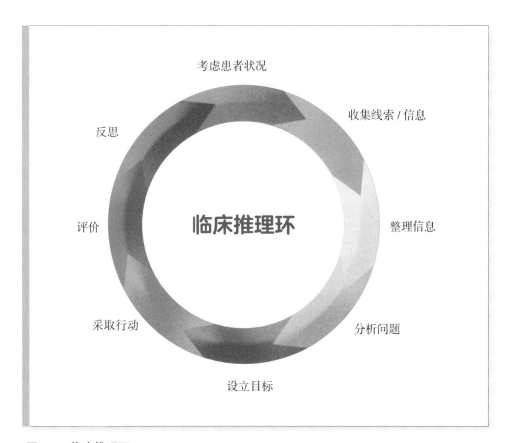

图 1.1　临床推理环

来源:T. Levett-Jones、K. Hoffman、Y. Dempsey、S. Jeong、D. Noble、C. Norton、J. Roche & N. Hickey(2010). The 'fifth rights' of clinical reasoning: An educational model to enhance nursing students' ability to identify and mange clinically 'at risk' patients. Nurse Education Today 30(6),515-520.

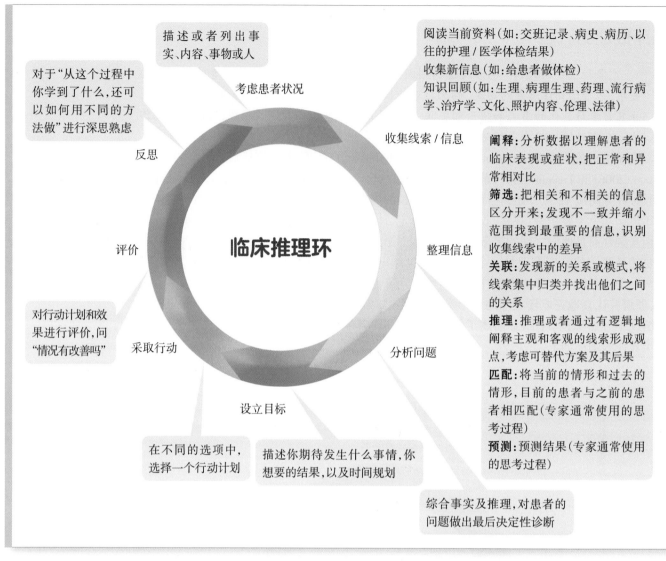

图 1.2　临床推理过程阐述

来源：收集改编自 T. Levett-Jones，K. Hoffman，Y. Dempsey，S. Jeong，D. Noble，C. Norton，J. Roche & N. Hickey（2010）.

临床推理环的步骤

1. 考虑患者状况

在临床推理环的这个阶段，护士遇到被照顾者并获得最初的印象。这可能发生在听到一个交班报告或者在第一次有意识地观察患者之后（Tanner 2006）。第一印象很重要，但是，有时会受到预先假设或者先入为主的影响，护士在与患者第一次见面时，患者是以自己的历史和具体的照护内容为背景被观察的。

2. 收集线索 / 信息

在这个阶段，护士开始收集患者的相关资料。首先，护士会查看患者的病史、临床病历、医嘱、护士记录、交班记录或其他当前可以获得的信息。其次，护士会决定需要收集哪些新的信息，往往包括重点的健康评估，捕捉患者、患者家属或朋友担心的问题。这要求护士决定哪些线索在特定时间点与特定的人有关。最后，护士要回顾知识并将其运用于患者的相关情况。我们不能低估线索收集阶段在整个临床推理过程中的重要性，因为，早期漏掉细小线索可能会导致患者治疗出现相反的结果。

表 1.1　临床推理环各阶段案例

步骤	描述	案例
考虑患者状况	**描述**或列出事实、内容、事物或人	这是一位住在 ICU 的 60 岁的患者,昨天做了腹部动脉瘤(AAA)手术
收集线索/信息	**阅读**当前资料(如:交班记录、病史、病历、以往的护理/医学体检结果)	他有高血压病史,目前在服用 β 受体阻断药 一小时前血压是 140/80mmHg
	收集新信息(如给患者做体检)	我重新给他量了血压,现在是 110/60mmHg,体温 37℃ 硬膜外镇痛泵的速度 10ml/h
	知识**回顾**(如生理、病理生理、药理、流行病学、治疗学、文化、照护内容、伦理、法律)	血压与体液水平相关 硬膜外镇痛会造成血压下降从而导致血管扩张 在 ICU 我们有长期医嘱进行硬膜外镇痛泵管理
整理信息	**阐释**:分析数据以理解患者的临床表现或症状,把正常和异常相对比	他的血压偏低,尤其对于一个高血压的患者来说
	筛选:把相关和不相关的信息区分开来;发现不一致并缩小范围找到最重要的信息,识别收集线索中的差异	他的体温有点升高,但我不会太担心这个。我更担心他的血压和脉搏 我最好检查一下他的尿量和他的血氧饱和度
	关联:发现新的关系或模式,将线索集中归类并找出他们之间的关系	他的血压过低、心动过速、少尿,可能是马上要发生休克的征兆 当我们增加硬膜外镇痛药的用量后血压下降
	推理:推理或者通过有逻辑地阐释主观和客观的线索形成观点,考虑可替代方案及其后果	他的血压降低可能是由于手术后失血或者硬膜外镇痛导致
	匹配:将当前的情形和过去的情形,目前的患者与之前的患者相匹配(专家通常使用的思考过程)	腹部动脉血管瘤(AAA)通常会发生术后低血压
	预测:预测结果(专家通常使用的思考过程)	如果我不给他补充更多的液体,他会休克
分析问题	**综合**事实及推理,对患者的问题作出最后决定性诊断	患者目前低血容量,硬膜外镇痛会扩张血管导致血压继续降低
设立目标	**描述**你期待发生什么事情,你想要的结果,以及时间规划	我要改善他的血流动力学状况,使他的血压升高而且尿量在一个小时后恢复到正常水平
采取行动	在不同的选项中,**选择**一个行动计划	我会叫医生开医嘱,加快输液速度,必要时给予间羟胺
评价	对行动计划和效果进行**评估**,问"情况有改善吗"	他的血压升高了,但是我们要继续观察他稍后是否还需要间羟胺。他的尿量现在平均是 30ml/h
反思	对于"从这个过程中你学到了什么,还可以如何用不同的方法做"进行思考	下一次,我将会…… 我本应该…… 如果我当初做了…… 现在我理解……

来源:K. Hoffman (2007). Unpublished PhD thesis, A comparison of decision-making by 'expert' and 'novice' nurses in the clinical setting, monitoring patient haemodynamic status post abdominal aortic aneurysm surgery. University of Technology, Sydney; and T. Levett-Jones et al. (2010). The 'five rights' of clinical reasoning: An educational model to enhance nursing students' ability to identify and manage clinically 'at risk' patients. Nurse Education Today 30(6),515-520.

3. 整理信息

在这个阶段,就是对收集的线索进行仔细地分析,发现与正常值有偏差的情况,归类整理找出模式,进行推理并提出假设。重要的是,将目前的情况与之前的临床陈述进行对比,护士将根据干预(或不干预)方案预估可能产生的效果。我们可以把此称之为"提前思索"(Alfaro-Le Fevre 2009)。有经验的护士会逐步将类似的情况形成自己的能力库,从而把当前的情况和能力库的情况进行对比。

4. 发现问题

在这个阶段,护士要综合收集到的所有信息合成并进行处理,以发现患者最紧迫的问题或情况。这一步是确定相关的合适的照顾目标和行动计划的重要前奏。

5. 设立目标

在这个阶段,护士要根据紧迫性决定照顾目标的重点。设立目标必须遵循 SMART 原则(明确、可测量、可达到、现实性和时效性)(Levett-Jones & Bourgeois 2011)。

6. 采取行动

在这个阶段,护士选择最合适的干预方案,同时决定谁最适合执行这个干预方案,还需要考虑通知哪些人以及发出通知的时间(Levett-Jones et al. 2010)。

7. 评价

这一步需要护士重新评估患者的有关线索以及当前的状态,从而判断之前的护理干预措施的效果,以及患者的情况是否有改善。

8. 反思

临床推理的最后一步是反思。这要求护士从改善、提高或改变的角度出发来批判性地回顾他们的操作。反思本身就是学习,它是有意识的、有序的、有构架的智力行为(Bolton 2001),它让护士回顾他们的经历,探索和理解他们所做的事情,为什么这么做,以及他们所做的事情对自己和他人的影响(Boud 1999)。有效的临床推理既需要认知能力也需要元认知(对某人的思维进行思考)(Mezirow 1990)能力,从而逐步发展"像护士一样思考"的能力。

临床推理与评判性思维

当患者的情况改变时,护士必须发现、阐释、整合新的信息并作出关于随后行动计划的决定,因为带来患者满意的治疗效果的临床推理和评判性思维是紧密相连的(Martin 2002,p. 245)。

临床推理具有依赖评判性思维的"特性"(Scheffer & Rubenfeld 2000)。临床推理是认知能力和大脑情感习惯的复杂组合,是分析并获得想法的过程,同时会不断改进这个想法(Paul & Elder 2007)。像护士一样思考要求你学习护理知识、观念、技能、概念以及理论,然后开发你的智力能力成为一名有纪律、自我导向、具有评判性思维、有临床推理能力的人。

具有评判性思维的护士重视并追求智力水平。当他们听、说、读、写的时候,他们努力做到清晰、准确、确切、有逻辑、完整、有意义和合理(Paul & Elder 2007)。评判性思维者的思考有深度和广度,当他们在对所照顾的患者进行推理时,会去除不相关的、不连续的、不符合逻辑的想法,所以,随着时间的推移,他们的思维能力得到提高(Norris & Ennis 1989)。下列特质是发展你的评判性思维和临床推理能力所需要具备的(Scheffer & Rubenfeld 2000,p. 358;Rubenfeld & Scheffer 2006,p. 16-24):

- **整体和联系的观点:**从整个人的角度考虑,要考虑整体的情况,包括关系、背景、环境
- **创造力:**创造、发现或者重新整理想法的能力和愿望,想象和转换的能力
- **求知欲:**以深思熟虑并持质疑的态度,又怀有探索其他可能性和选择的愿望

- **毅力**：克服遇到的各种困难，勤奋追求知识
- **直觉**：富有洞察力的模式，从以往的经验或者模式获得知识
- **灵活性**：适应、修订或者改变思想、想法和行为的能力
- **学术诚信**：真诚、诚实地追求真理，即使结果和自己的假设和信念相反
- **反思**：对假设、思想及行为进行深思，从而从深层次理解并进行自我评估
- **自信**：坚定相信自己的推理能力
- **思想开放**：接受不同的观点，对自己的偏见、成见、假设要警觉

质疑假设和理解失误

先入为主、假设、偏见、成见和歧视会影响临床推理的过程，甚至妨碍临床推理的产生。例如，McCarthy（2003）关于情景临床推理的理论解释了护士关于衰老的理念是如何影响他们管理有谵妄症状的老年住院患者的。在 McCarthy 的研究中，护士的信念、假设是不同的观念，这些观念影响他们评判以及最后他们要照顾急性思维混乱的老年患者的方式。在 McCaffery，Rolling Ferrell & Paseo（2000）的研究中，护士关于患者及他们自己对于疼痛的理念严重影响他们对于疼痛评估和管理的质量。这些例子显示了为什么在临床推理准备阶段，你需要对你的假设和偏见进行反思和质疑，因为如果你没有这样做，就会对你的临床推理的准确性带来负面的影响，从而影响患者治疗效果。表 1.2 提供了临床推理的失误清单，这当中很多是由于错误的假设和理念导致的。部分失误在后面以叙述的方式呈现。

表 1.2　临床推理错误

失误	定义
锚定	在临床推理过程中，倾向于过早地锁定患者临床表现的显著特点，而且在获得后来信息时不能及时调整最初的印象，是验证性偏倚混合体
确认偏倚	当护士的思维被提前的假设和成见所局限时，如对老年人的歧视、成见等
验证性偏倚	倾向于寻找证明证据支持护理诊断，而不是寻找反驳护理诊断不成立的证据，虽然后者更有说服性和确定性
诊断冲动	当一个标签贴到患者身上，这些标签会贴得越来越紧。刚开始还只是可能，后来这种势头日益增加，直到这种可能变得确定，而其他的可能性都被排除了
基本归因错误	倾向于审判别人，因为疾病责备患者（性格原因），而不是评估可能导致疾病的环境（情景因素）。精神患者中，那些少数民族群体或者边缘人群往往会有遇到这种失误的风险
过于自信的偏倚	倾向于相信我们知道的比做的多。过于自信反映了喜欢基于不完整的信息、直觉、预感采取行动。做决定时过分依靠信念而不是仔细地收集线索，这种错误会被"锚定"放大
过早结论	在一个诊断得到完全确认前，倾向于在决策过程中过早做结论。这种错误导致了误诊比例的高发
惊慌犯错	精神患者尤其容易导致临床推理错误，特别是基本归因错误。一些合并症可能会被高估或者简化。当患者发生缺氧、神志不清、电解质紊乱或者头部受伤等情况时，这种错误就会发生，常常被误诊为是精神病导致的状态
打开原则	没有能够收集所有相关线索以形成不同的诊断，可能导致遗漏其他重要的诊断。对疾病的描述越具体，判断越能成立。如果没有合适的收集患者的病史，不确定的可能性会大打折扣（过早确定，诊断更加不全面）

来源：Adapted from P. Croskerry (2003). The important of cognitive errors in diagnosis and strategies to minimize them. Academic Medicine 78(8),1-6.

临床推理错误的案例

前面提到的临床推理错误会接下来详细阐释。每一个情景都是独特的,而且是真实的临床案例。显而易见,如果允许自己的思维过程被假设、先入为主和刻板印象所遮盖,即使是有经验、有责任、出于善意的医务人员也会犯错。像你读到的,下面这些案例对反思你自己的偏倚和偏见(我们都有这些)非常重要,它会提高你的自我意识、情商和临床推理能力。

基础归因错误

基础归因错误倾向于审判别人,因为疾病责备患者(性格原因),而不是评估可能导致疾病的环境(情景因素)。精神障碍患者中,那些少数民族群体或者边缘人群往往会有遇到这种失误的风险。

这个事件发生在我作为一名注册护士刚刚到一个内科科室工作的时候。患者是一位老人(70多岁),因卒中收住入院。在办理入院时,患者有轻微偏瘫,但是有很大程度的缓解。这个患者对于我们尽可能让他自理非常抗拒,他希望他的日常生活得到更多的帮助,超出他的失能水平的需要。无论做任何小的物理活动,他都需要我们不断地鼓励他甚至到了唠叨的程度。他最后被转到了康复科。几周以后,他回到了我们科室,因为他"不愿意参加"康复项目。根据他前面的表现,转送单报告他"康复失败"了,而我却认为他只是很懒(根据康复人员的信息)。他回到我的病房后依然不断地要求帮助,而且似乎是决定变成一个依赖别人的人。我坚持(经常是不断地而且严肃思考)让他步行并参与到自我照顾中。这个时候,他开始主诉疼痛,而之前他并未能够真正描述。经检查发现他得了原发肿瘤未知的广泛骨转移。三周以后他死了,我很震惊也很内疚,因为我曾经评判过他,还做了错误的假设。当然,我确实相信他在生命的最后三周得到了最好的照顾。

Jenniefer Dempsey 医生
高级讲师
护理及助产士学校
Newcastle 大学

确认偏倚

确认偏倚指护士的思维被提前的假设和成见所局限,如对老年人的歧视、成见等。

当我在全科医生诊所当精神科护士时,我评估了一名65岁的老年妇女 Alice,她的全科医生把她转给我,因为他担心她的精神状态。在评估的时候,我发现 Alice 三年前被诊断有退行性神经疾病肌萎缩侧索硬化症(amyotrophic lateral sclerosis,ALS)。她离婚了,住在海边一个小村庄里的镇政府公寓里,她女儿及孩子的住所离她有六小时车程,和她联系不多。她之前的健康史包括儿时受到性侵、自杀未遂(因为家庭暴力)、两次患严重抑郁症,但对精神药物以及支持性精神治疗都有良好效果。

虽然 Alice 有明显的身体症状且影响到她的活动能力,报告中反应她一直保持得不错,直到四个月前她和女儿的关系恶化。被抛弃的感觉加重了她的孤独感,这种关系的疏远导致了她重度抑郁症复发,伴有严重抑郁的症状,包括目标感丧失的增加、哭泣、睡眠紊乱、胃口丧失、绝望感的增加、有自杀的想法。在与她进一步交谈以后,我发现她的全科医生给她做了初步的神经系统检查,发现她有轻微的生理功能减退,在进行了老年人照护评估(ACAT)后建议给 Alice 增加照护服务。

在咨询 Alice 的全科医生后,大家一致同意她需要看精神科专家,我准备了一份给精神卫生机构的全面转诊报告。当时我在社区精神卫生服务团队兼职,所以我参加了内部会议,作为多学科团队的一个程序,在这个会议上要审核所有转诊病案。负责向大家汇报转诊的是一位急诊科护士,他开始读这份转诊报告,他还没有读完,就评论到:"这是在浪费时间,这位女士当然会抑郁,有谁得了进行性退化疾病不会抑郁呢? 更何况她年纪那么大了。"另外一位团队成员回应:"告诉她的全科医生把她转到临终关怀机构。"

对于 Alice 来说,悲哀的是精神卫生服务机构否定了她的精神科医生的会诊请求。老年精神卫生服务机构倾向于否定重新看医生而推荐她到老年照护中心。因为精神卫生团队对老年人的歧视和偏见,Alice 没有得到对症治疗。

Dr. Rachel Rossiter
精神护理硕士项目召集人
护理和助产士学院
Newcastle 大学

我在新生儿重症监护室实习第二周的时候,被分配了一个足月的宝宝,他不能维持体温。我被告知孩子的父母要来而且他们希望尽可能多地和孩子接触,而孩子的父母有发育残疾。

这是这对夫妇的第一个孩子,他们之前上过养育孩子的课程而且家庭支持网络较好。社区服务站对于孩子的出生和目前治疗方案给出建议。护士被要求记录这对夫妇和孩子接触的情况,他们与孩子之间,以及他们夫妻之间的互动如何。

我立即对这种情形感到困惑,并在内心怀疑这对夫妇带孩子的能力,同时,我感到冲突纠结,因为我对于自己思想狭隘怀疑这对夫妇带孩子的能力感到愤怒。我知道如果我不能控制我的个人情绪把事情处理好,我的个人情绪就会影响我护理的质量。

在这对夫妇第一次接触孩子的时候,他们表现还不错,像其他新当父母的人一样。虽然刚开始不知道怎么做,但总体来说他们和孩子互动不错。孩子的祖父母也来了,他们把自己关于如何养育孩子的智慧告诉这对父母。

反思我的这个经历和反应使我觉察到了我的偏见,使我认识到不同的护理经验会给我带来挑战,促使我不仅在职业上发展而且个人层面也得到改变和成长。

Newcastle 大学
三年级护理学生

锚定

在临床推理过程中,倾向于过早地锁定患者临床表现的显著特点,而且在获得后来信息时不能及时调整最初的印象。

我是一名护理老师,我被呼叫到复苏室。两名注册护士就他们所护理的患者向我征求护理意见。他们所护理的 L 女士刚做完髋关节置换手术,现在剧烈疼痛,悲伤并且不连贯地大声叫。已经通知了麻醉师,但是他和另外一个患者在手术室。在转到复苏室前,麻醉师给 L 女士打了吗啡。遵医嘱每三分钟给患者注射一次吗啡,用了三次,但是效果不佳。护士们鼓励 L 女士用患者自控镇痛泵(PCA),但是她不太清醒所以无法遵从。我试图作一个全面疼痛评估,但是因为患者无法回答我的问题而受到阻挠。我检查了她的伤口,纱布是干燥完整的,引流量比较少,尿袋的尿量也很少,我检查了伤口周围并且相信肯定是手术问题,但是伤口周围看起来正常,我也看不出导致疼痛的明显原因。

过了一会儿,情况没有好转,我们开始变得焦虑,并且担心 L 女士的悲伤和疼痛。在准备再给麻醉师打电话之前,我决定再次检查她的伤口。在这个过程中,我很快发现 L 女士的导尿管不是粘在腿上,而是压在大腿下面。我把导尿管从她腿下拿出来,发现导尿管拧着了。当我松开导尿管,尿液开始快速流动,几分钟之内导尿袋里就有接近 1 600ml 尿。L 女士进入吗啡诱导的状态渐渐入睡。她的呼吸频率是 6 次 /min,氧饱和度是 85%。我们把氧流量调高到 10L/min,但氧饱和度无显著改善,因为她还处于麻醉状态,于是就给麻醉师打电话要求给予纳洛酮。如果我开始没有固执地相信 L 女士的疼痛一定是在手术伤口附近,就可能会做更全面的评估,找出她疼痛的原因,不会给那么多的吗啡,并且能预防呼吸抑制的发生。我希望我糟糕的评估不会导致她由于膀胱牵张感受器损伤而发生长期并发症。自从有这次经历后,我在评估术后患者时会常规检查导尿管是否通畅并且确认没有拧着或者堵塞。

Tracy Levett-Jones
教学副主任
护理与助产士学院
Newcastle 大学

学习活动

当你跟随本书学习临床案例时,可以参考表 1.1 快速熟悉临床推理过程的逻辑关系和顺序,这样你就可以记录自己临床推理能力的进展情况。当你反思自己在临床不同科室的经历时,或者分析和总结关于特殊患者相关的事件时,你也可以利用此表。当你这么做的时候,"对你的思维进行思考"、询问自己是否受提前假设和信念影响、受到何种程度影响显得尤为重要。当你意识到有这种情况发生时,看看你能否用 Croskerry(2003)列出的错误短语准确标出自己的临床推理错误。

(刘萍　陈杰　译　冯娟　校)

拓展阅读

Alfaro-LeFevre, R. (2009). *Critical Thinking and Clinical Judgement: A Practical Approach to Outcome-Focused Thinking* (4th edn). St Louise: Elsevier.

Rubenfeld, M. & Scheffer, B. (2006). *Critical Thinking Tactics for Nurses*. Boston: Jones and Bartlett.

参考文献

Aiken, L.H., Clarke, S.P., Cheung, R.B., Sloane, D.M. & Silber, J.H. (2003). Educational levels of hospital nurses and surgical patient mortality. *JAMA* 290(12), 1617–20.

Alfaro-LeFevre, R. (2009). *Critical Thinking and Clinical Judgement: A Practical Approach to Outcome-Focused Thinking* (4th edn). St Louis: Elsevier.

Bolton, G. (2001). *Reflective Practice: Writing and Professional Development*. London: Chapman.

Boud, D. (1999). Avoiding the traps: Seeking good practice in the use of self assessment and reflection in professional courses. *Social Work Education* 18(2), 121–32.

Bucknall, T. (2000). Critical care nurses' decision-making activities in the natural clinical setting. *Journal of Clinical Nursing* 9(1), 25–35.

Croskerry, P. (2003). The importance of cognitive errors in diagnosis and strategies to minimize them. *Academic Medicine* 78(8), 1–6.

del Bueno, D. (2005). A crisis in critical thinking. *Nursing Education Perspectives* 26(5), 278–83.

Duffield, C., Roche, M., O'Brien-Pallas, L., Diers, D., Alsbett, C., King, M., Alsbett, K. & Hall, J. (2007). *Gluing it Together: Nurses, Their Work Environment and Patient Safety*. University of Sydney, NSW. Available at <www.health.nsw.gov.au/pubs/2007/pdf/nwr_report.pdf>.

Hoffman, K. (2007). Unpublished PhD thesis. A comparison of decision-making by 'expert' and 'novice' nurses in the clinical setting, monitoring patient haemodynamic status post abdominal aortic aneurysm surgery. University of Technology, Sydney.

Lasater, K. (2007). High-fidelity simulation and the development of clinical judgment: Students' experiences. *Journal of Nursing Education* 46(6), 269–76.

Levett-Jones, T. & Bourgeois, S. (2011). *The Clinical Placement: An Essential Guide for Nursing Students* (2nd edn). Marrickville: Churchill Livingstone.

Levett-Jones, T., Hoffman, K., Dempsey, Y., Jeong, S., Noble, D., Norton, C., Roche, J. & Hickey, N. (2010). The 'five rights' of clinical reasoning: An educational model to enhance nursing students' ability to identify and manage clinically 'at risk' patients. *Nurse Education Today* 30(6), 515–20.

Lyneham. J., Parkinson, C. & Denholm, C. (2008). Intuition in emergency nursing: A phenomenological study. *International Journal of Nursing Practice* 14(2), 101–08.

Martin, C. (2002). The theory of critical thinking. *Nursing Education Perspectives* 23(5), 241–47.

McCaffery, M., Rolling Ferrell, B. & Paseo, C. (2000). Nurses' personal opinions about patients' pain and their effect on recorded assessments and titration of opioid doses. *Pain Management Nursing* 1(3), 79–87.

McCarthy, M. (2003). Detecting acute confusion in older adults: Comparing clinical reasoning of nurses working in acute, long-term, and community health care environments. *Research in Nursing and Health* 26, 203–12.

Mezirow J. (1990). *Fostering Critical Reflection in Adulthood: A Guide to Transformative and Emancipatory Learning*. San Francisco: Jossey Bass.

Norris, S.P. & Ennis, R.H. (1989). *Evaluating critical thinking*. Pacific Grove, CA: Midwest Publications, Critical Thinking Press.

NSW Health (2006). *Patient Safety and Clinical Quality Program: Third Report on Incident Management in the NSW Public Health System 2005–2006*, NSW Department of Health: Sydney.

O'Neill, E. (1994). The influence of experience on community health nurses' use of the similarity heuristic in diagnostic reasoning. *Scholarly Inquiry for Nursing Practice* 8, 259–70.

Paul, R. & Elder, L. (2007). *The Thinker's Guide for Students on How to Study and Learn a Discipline*. Dillon Beach, USA: Foundation for Critical Thinking Press.

Rubenfeld, M. & Scheffer, B. (2006). *Critical Thinking Tactics for Nurses*. Boston: Jones and Bartlett.

Scheffer, B. & Rubenfeld, M. (2000). A consensus statement on critical thinking in nursing. *Journal of Nursing Education* 39, 352–59.

Tanner, C. (2006). Thinking like a nurse: A research-based model of clinical judgement in nursing. *Journal of Nursing Education* 45(6), 204–11.

Thompson, C., Cullum, N., McCaughan, D., Heldon, T. & Raynor, P. (2004). Nurses, information use, and clinical decision making: The real world potential for evidence-based decisions in nursing. *Evidence-Based Nursing* 7(3), 68–72.

Wilson, R., Runciman, W., Gibberd, R., Harrison, B. & Hamilton, J. (1995). The Quality in Australian Health Care Study. *Medical Journal of Australia* 163, 458–71.

第二章

药物不良反应患者的护理

Tracy Levett-Jones, David Newby

学 习 目 标

完成本章学习后,读者能够:

- 解释药物安全性对提供有效照护的重要性(回顾和应用)
- 解释治疗团队中护士的角色
- 识别药物不良反应的临床表现,用以指导收集和分析合适的线索(收集、回顾、阐释、筛选、关联和推理)
- 识别药物安全性和错误用药相关的潜在危险因素(匹配和预测)
- 回顾临床信息以分析患者药物不良反应会产生的主要问题(综合)
- 描述护理药物不良反应患者的重点(设立目标和采取行动)
- 确定临床标准,以确定药物不良反应护理管理措施的有效性(评价)
- 将所学到的药物安全性知识应用到新的临床情景中(反思和转化)

医疗卫生人员分两类：一类是曾经犯过错误的；一类是将来会犯错误的。

导　言

导致用药出现错误的因素很多，包括缺乏知识和技能、团队合作无效、医务人员与患者之间缺乏沟通（世界卫生组织，2007），以及药物剂量不当（Armitage & Knapman，2003）。护理专业学生们（有时是较高年资护士）常常认为，如果他们学习了药理学和"六正确原则"，他们就会计算药物剂量，并掌握药物管理方面的技能，确保用药安全性。但是，药品实际使用中的安全性受诸多内环境和人际关系因素的影响。此外，接受护理的每位患者都有自己的处方用药方式，因此需要监测他们的用药情况。临床推理技巧使护士能运用知识和技能，帮助他们管理诸多影响用药安全性的相关与相斥因素。

本章包括两个用药安全的相关场景，可相互比较。第一个场景叙述照护 Giuseppe Esposito[①] 先生时实际发生的状况；第二个场景"倒回"到第一个场景，阐述护理专业学生（简称"护生"）在护理 Esposito 先生时如果有效地运用了临床推理技巧的话会发生什么事情。在澳大利亚医院日常护理中，这些场景非常典型。它们阐释了临床推理在促进患者安全和管理药物不良反应的独到之处，以及健康评估和有效沟通技能是用药安全的关键。需要强调的是，即使作为一个护理学生或已毕业护士，这些场景都会帮助你了解你的角色，同时给患者带来不一样的临床结果。

---

① 本书中所有场景中的人名均为化名。

主要概念

药物不良反应，用药错误，用药安全

推荐阅读

A. Berman, S. Synder, B. Kozier, G. Erb, T. Levett-Jones, T. Dwyer, M. Hales, N. Harvey, Luxford, Moxham, T. Park, B. Parker, K. Reid-Searl & D. Stanley (2011). *Kozier and Erb's Fundamentals of Nursing* (2nd edn). Pearson: Sydney.
Chapter 36: Medications

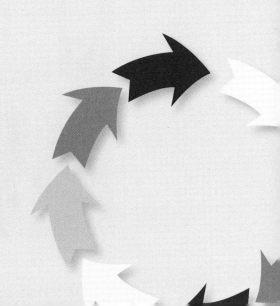

场景 2.1 发生了什么……

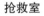

Giuseppe Esposito 先生,81 岁,因疑似胃肠炎所致的脱水收住 Griffith 社区医院病房。入院前呕吐、腹泻 2 天。给予静脉补液后症状有所缓解,但仍感恶心。Esposito 先生入院时已有静脉置管,入院当晚继续使用。

入院第二天,一年级护生 Madeline O'Brien 负责他上午 8 点的常规口服药(呋塞米 80mg,地高辛 125μg 和依那普利 20mg)。开始时有一名注册护士负责带教 Madeline。但是当另一名护士要求这位注册护士帮忙时,注册护士便去护理旁边床的患者,并对她说:"继续做,我会在这看着你操作。"Madeline 初到病房,在她的带教注册护士面前十分胆怯,所以她继续按照在学校所学的药物管理"六正确原则"(正确的患者、正确的药物、正确的剂量、正确的时间、正确的给药途径、正确的记录)给予患者药物。Madeline 听过这些药物,但不是十分了解药物相关知识。她意识到注册护士正忙着给予她所负责的其他患者药物,因此,Madeline 没有提出需要药物的参考信息。

那天早上的晚些时候,注册护士告诉 Madeline 因为需要床位,让她快速地帮 Esposito 先生沐浴,测量他的生命体征,做好出院准备。

Madeline 来到 Esposito 先生的病房,告诉他,他的女儿马上会来接他,但首先,她将帮他沐浴。Esposito 先生下床后步伐有些蹒跚,并说了句"我今天走路有点不稳",但很快找到了平衡。Madeline 再次跟他确认,她会帮他放一个淋浴椅到浴室。Madeline 担心时间不够,所以准备好 Esposito 先生的沐浴后,便回到病房帮他打包行李。当 Madeline 回来时,发现 Esposito 先生头朝下从椅子上滑下来。Esposito 先生安慰她说:"别担心,亲爱的,只是因为热水……弄得我有点眼花。"Madeline 帮他更衣,然后送他回到病房,帮他坐在床边的椅子上等他的女儿。Esposito 先生让 Madeline 把他的眼镜递给他,并说了句"今天眼睛状态不好"。

几分钟后,Madeline 带着电子血压计回来,根据注册护士对她的指导为 Esposito 先生测量体温、脉搏、呼吸和血压,测量结果为体温 36.6℃,脉搏 64 次/min,呼吸 20 次/min,血压 120/70mmHg。Madeline 将结果记录在 Esposito 先生的护理记录单上。Esposito 先生女儿来到医院的时候,注册护士很忙,所以她让 Madeline 把出院记录交给 Esposito 先生,并用轮椅送他上车。

Esposito 先生的女儿将他送回家。她希望父亲能与自己住几天,但 Esposito 先生拒绝了,他说他想回农场,不然他的狗会生气的。Esposito 先生的女儿为他做了一个三明治,泡

抢救室

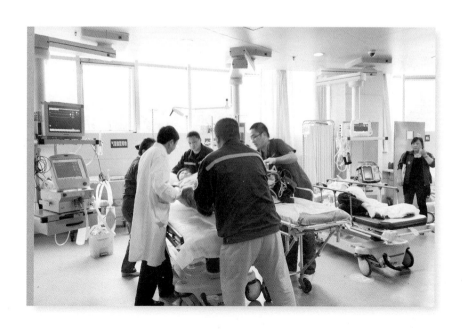

了杯茶,确定他没有不舒服才离开。离开时她对父亲说等忙完工作,几个小时后就会回来。Esposito 先生在家很安心,但感觉非常累,便在躺椅上睡着了。一小时后醒来时他想去浴室。但是,他走向浴室的时候感觉非常眩晕。之后,他不记得自己是踏空一步还是摔倒,但当他恢复意识时,感觉右前臂、腕部和胸部非常痛,同时,他的前额也划伤了。一小时后他的女儿回来发现他躺在地上,立即叫了救护车。

　　Esposito 先生被送到急诊室,照了 X 线,被诊断为克科雷氏骨折,肋骨三处骨折和脑震荡。心电图和血样检查显示洋地黄中毒和低钾血症。接诊医生说 Esposito 先生摔倒有两个原因:一个是脱水所致的体位性低血压;另一个是洋地黄所致的心律不齐而导致的眩晕。

　　七天后,Esposito 先生出院住进了女儿家,但是他的骨折需要数月才能治愈,此外,他重获独立、自信、健康也需很长时间。

用药错误的流行病学

　　澳大利亚两周内用药人数占总人数的 70%,老人比例更高,超过 90%(国家卫生和医院改革委员会 2008)。药物错用、少用、滥用和治疗药物不良反应导致的年住院人数达 19 万人(Runciman et al. 2003)。在医院中,用药错误是第二常见错误(Runciman et al. 2003),30% 的患者经历至少一次用药错误,其中,75% 的用药错误是可以预防的(Classen et al. 2005)。每年药物不良反应产生的医疗费用大约为 60 亿澳元,错误用药所产生的医疗费用为 380 万澳元(国家卫生和医院改革委员会 2008)。心脑血管药、抗凝药、抗炎药等相关药物的不良反应最突出的特征是可预防的、造成问题的影响较大,这些占全部药物不良反应的一半有余(Runciman et al. 2003)。

反思

　　问题 1　这个场景中,护生按要求完成每一项任务。是否应对一年级学生有其他期望 / 要求?

　　问题 2　哪些人际交往和情景相关的因素影响这个场景的发生和发展?

　　问题 3　如果 Madeline 已经具备一定水平的临床推理能力,Esposito 先生的结果可能会有哪些不同?

　　问题 4　此药物不良反应的哪些方面是可以预防的?

　　问题 5　此药物不良反应应该被记录和报告吗? 如果是,报告到哪、由谁报告、报告给谁以及为什么?

　　问题 6　医务人员和护士讨论 Esposito 先生的这个药物不良反应是否应告知他和他的女儿。护士认为他们应该被告知,但医生不同意,并说告诉他们会使他们产生不必要的担心。你怎么认为,理由是什么?

　　有时医务人员采用一个过于简单的方式应对临床差错,如药物不良反应。从问题的根源来看,用药差错可归咎于药物管理者、开处方者、发放药物者。没有考虑到多样的情景因素和系统横向因素就给用药差错的发生创造了条件。

　　运用 James Reason 的 "Swiss Cheese Model(2000)" 可帮助我们回顾本场景所描述的药物不良反应。在 Reason 模型所描述的系统失败中,每一个洞都可能在不同程度上导致失败。理想的系统像一叠瑞士奶酪片,每个洞都可能导致失败,每片奶酪在过程中都是一个"防御层"。一个差错可能容许一个问题通过某一层的某一个洞,但是下一层的洞都在不同的地方,问题就应该会被发现。洞越少,错误就越有可能会被发现和阻止。

　　问题 7　根据场景一和图 2.1 反思相应导致 Esposito 先生药物不良反应的差错。

图 2.1　药物不良反应——Reason's Swiss Cheese Model

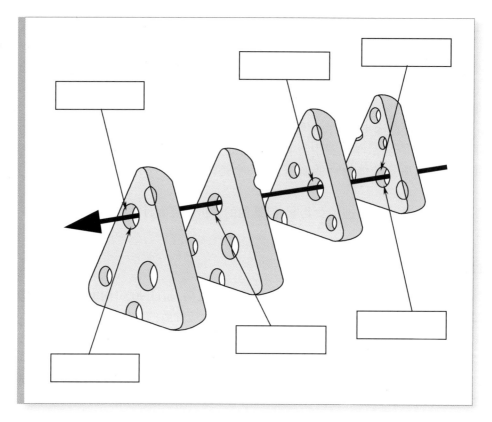

倒回：现在假设我们倒回到这个场景和时间，我们将看到临床推理能力的使用是如何影响结果的。

场景 2.2 可能发生什么……

设置场景

Esposito 先生，81 岁，怀疑胃肠炎所致脱水收住 Griffith 社区医院病房。入院前呕吐、腹泻 2 天。给予静脉补液后症状有所缓解，但仍感恶心。Esposito 先生入院时已有静脉置管，入院当晚继续使用。

以人为中心的照护

> 为什么以人为中心的照护对于药物使用的安全性而言很重要？如果不确定，回顾 Bolster & Manias（2010）。

以人为中心的照料是指看人，而不是看患者或是看疾病。以人为中心的照护属性包括护士和被照护者间治疗性关系的存在、个体化照护的提供、患者的参与度（McCormack & Titchen 2001; Redman & Lynn 2004）。以人为中心的照护不可或缺的是护士要了解患者的信念和价值，尊重和感激患者的生活史。以人为中心的照护是安全药物实践的核心（Bolster & Manias 2010）。

Maddie O'Brien，一位护生，从 Esposito 先生入院起开始照护他，并花时间听他讲他自己和他的女儿 Bella。Esposito 先生让 Maddie 叫他 Giuseppe，当他和 Maddie 渐渐熟悉后，他开始向她讲述他的过去。

> 当然，对人类而言，语言是最有力的药物（Rudyard Kipling）。

自从一年前妻子 Fiore 去世后，Giuseppe 一个人独自居住在五公顷的农场里。农场位于距离新南威尔士州的 Griffith 市约 10 公里的 Yenda。1944 年，他从 Verona 镇附近的一个村子来到澳大利亚。像很多他的意大利同事一样,他们来澳大利亚寻找成功的机会。为了清偿购买农场的债务,他通过修路赚钱。这样的生活已经很辛苦,因受到种族歧视者对他及其他意大利农民的嘲笑和诽谤而变得更辛苦。直到今天,Giuseppe 仍会因自己的口音而感到尴尬,始终觉得自己像个"外来人"。

Giuseppe 和妻子 Fiore 有三个儿子和一个女儿——Bella。他的儿子们现在住在悉尼,Bella 住在 Griffith。Giuseppe 喜欢和他的女儿和外孙们待在一起。但是他们忙于生活,每周只能与他见 1~2 次面。Bella 担心他,希望他能住得近点,但他不愿意搬家。大多时候 Giuseppe 都很健康,尽管近些年他有一些心律失常和高血压。最近,Bella 发现父亲变得有些健忘,担心他不能妥善的照顾好自己。她认为 Giuseppe 的胃肠炎是因吃了放在冰箱中超过一周的鸡肉所致。

需要思考的……

有效沟通能使护士全面了解患者本人,并能很好地在治疗性关系中与之合作(Stein-Parbury 2009)。与患者能进行有效沟通的护士能更好地收集和验证评估数据、采取适当的护理措施、评价效果、预防不安全的实践(Day & Levett-Jones 2011)。

改变场景

Giuseppe 入院后的第二天早上 8 点,Maddie 被指派负责 Giuseppe 的常规口服药(呋塞米 80mg,地高辛 125μg 和依那普利 20mg)。交班很忙,Maddie 的带教注册护士被打断去护理另一个患者。她对 Maddie 说:"继续做,我会在这看着你的。"Maddie 虽然初来病房,感到十分胆怯,但意识到这个做法不符合操作规范。她便对注册护士说:"抱歉,没有注册护士的督导,我不能给予患者药物。"注册护士惊讶地看了下她,但也说道:"哦……好吧,我马上回来。"Maddie 边等边确定药物医嘱是有效的,并翻阅《澳大利亚医疗手册》(Rossi 2011),了解更多与她现在管理的药物相关的知识。当注册护士回来时,Maddie 根据"六正确原则"(正确的患者、正确的药物、正确的剂量、正确的时间、正确的给药途径、正确的记录)发放药物,同时核对 Giuseppe 是否有任何过敏情况。当 Maddie 把药物给 Giuseppe 时,让他自己核查所给药物,并说道:"我给你的是 Lanoxin(地高辛商品名)、Lasix(呋塞米商品名)和 Renitec(依那普利商品名),对吗?你知道他们是干什么用的吗,Giuseppe?"他点点头回答道:"是的,是的,他们是治我心脏和排尿的。"

问题 1　药品安全还有哪些关键的"正确"?
问题 2　一个有效的药物医嘱要求是什么?
问题 3　当管理药物时,要求进行哪三个核对?
问题 4　Maddie 是否应该在给予 Giuseppe 的药物前收集他的生命体征?

当天早上的晚些时候,注册护士告诉 Maddie 需要床位,让她马上帮 Esposito 先生沐浴,测量他的生命体征,并帮他做出院准备。

1. 考虑患者状况

在临床推理环的第一步中,护士开始有了初步印象。他或她关注患者所想,考虑患者现状。

Maddie 来到 Giuseppe 病房,告诉他,他的女儿马上会来接他,她会先帮他沐浴。她也询问了 Esposito 先生的感受。他回答说:"我现在好多了,我没有天旋地转的感觉了……但我的胃还是不舒服,我食欲不好。我想我回家应该会好些。这些翻胃的感觉真的让我不舒服。

侧栏：

文化意识:Giuseppe 的既往史和生活经历可能影响他在卫生保健环境中的表现方式吗?

研究发现中断的发生及其频率与用药差错的发生率显著相关(Westbrook et al. 2010)。

个性化和以人为中心的药物活动方式包括护士与患者间的对话。把患者视为药物管理团队的一个参与成员将提升患者的安全(Bolster & Manias 2010)。

考虑患者状况

类似于"你感觉如何?"这样简单的问题常常能引出更多有意义的患者信息。问题是在卫生保健中,我们常常没有仔细倾听患者对这个问题的回应。

我的眼睛也有发花,今天早上无法阅读。"

Maddie 让 Giuseppe 坐在床边,并帮他收拾沐浴用品。当他坐在那时,他说:"天啦,我觉得有点眩晕,护士。"Maddie 不确定要做什么,但她决定让 Giuseppe 坐几分钟,因为她担心如果带他去沐浴的话他会摔倒。

2. 收集线索 / 信息

(a) 阅读当前资料

在临床推理环的第二步中,护士开始收集患者相关资料。首先查阅患者资料,包括当前可及的临床资料、病程记录和护理记录、交班报告或其他可及资料。

当 Maddie 开始考虑为什么 Giuseppe 感到眩晕时,她开始查看 Giuseppe 的记录单。水电解质平衡记录单不完整,因为静脉补液是在前一天而未记录。Maddie 注意到过去几天 Giuseppe 处于正平衡状态(总入量 2 400ml:主要来自静脉补液,少量口服补液;总出量 700ml:间断性呕吐少量液体)。

> 表面上看是正平衡。你认为这是他的真实的体液平衡状态吗? 为什么?

Giuseppe 的情况已经相对稳定了,但他的脉搏自入院后好像减慢了。Maddie 不确定这意味着什么。Giuseppe 的血压在 120/70mmHg 到 110/60mmHg 之间。入院体温 38℃,但过去 24 小时内为 36.4~37℃,Giuseppe 的呼吸每分钟 16~20 次。

Maddie 看了 Giuseppe 的病程记录,但里面未提及他有眩晕。

因为她记得她在昨天交班的时候听到有些检查已经完成,便查看 Giuseppe 的血液检查结果,但结果不在病历里面。她感到奇怪,但也没细想。因为她意识到她可能无法向 Giuseppe 解释结果。

(b) 收集新信息

临床推理环的下一步是收集相关线索和资料。这一步要求护士决定哪些线索与特定时间特定患者相关。

考虑到 Giuseppe 感到眩晕,Maddie 决定在送他淋浴前量两次不同体位的血压,一次为坐位,一次为站位。她使用床边墙上悬挂的手动血压计测量。

问题 1　为什么 Maddie 要测量两次不同体位的血压?

问题 2　为什么 Maddie 用手动血压计代替电子血压计测量?

问题 3　Giuseppe 坐位血压 120/70mmHg,站位血压 110/60mmHg。这可能暗示什么?

Maddie 也测量了 Giuseppe 的脉搏,是 64 次,细弱且不规律。为了确认,她用听诊器测量了 Giuseppe 先生 60 秒的心尖搏动情况。心尖搏动显示 Giuseppe 的脉搏为 68 次,且心律不齐。

问题 4　为什么 Maddie 要测量 Giuseppe 的心尖搏动?

问题 5　从以下各项中选出你认为 Maddie 应该收集的其他线索

    a. 食欲　　　　　　　　　b. 口腔黏膜情况

    c. 经口摄入量　　　　　　d. 疼痛

    e. 认知状态　　　　　　　f. 颜色

    g. 皮肤情况　　　　　　　h. 口渴程度

需要考虑的……

当正确的线索未被收集时,随后所有的行为可能均不正确。在不完整的资料基础上做决定会导致临床差错。早期遗漏细微线索,会导致患者出现不良结果(Levett-Jone et al., 2010)。

问题 6　除了 Maddie 已经收集的之外,还有哪些其他线索需要收集吗?
问题 7　如果是你,在这种情况下会向 Giuseppe 询问哪些问题?

(c) 知识回顾

线索收集包括回顾现有资料和汇总新资料,同时也要求回忆相关知识。这要求有既广泛又深入的多学科知识,包括生理、病理生理、药理、流行病学、治疗学、文化、照护背景、伦理、法律等,同样还要了解基于循证的实践。这对学生而言是个挑战,因为不仅要求有牢固的基础知识,还要有整合知识并运用知识到复杂多变的临床实践的能力。

Maddie 试着回忆她学到了哪些关于胃肠炎、药物使用质量和 Giuseppe 所服用药物的知识。

小 测 试 !

为了确保你对重要主题已经有了较好的认识,请回答以下问题测试自己。

问题 1　列出药物安全团队中的四个关键成员
问题 2　"治疗指数"是指
　　a. 药物分类的方法(如麻醉药类)
　　b. 药物的有效性和毒性间的变化幅度
　　c. 药品注明的可以 / 不可以用于特定类别患者的治疗
　　d. 药物的效力
问题 3　呕吐和腹泻可能是导致来自胃肠道的哪些电解质流失
　　a. 钙　　　　　b. 镁　　　　　c. 钾　　　　　d. 钠
问题 4　Giuseppe 服用地高辛治疗心律不齐。如果他的血清地高辛水平高于正常治疗范围,除了引发地高辛中毒的风险最高外,还可能引发以下哪个问题
　　a. 低钠血症　　　　　　　　　b. 低钾血症
　　c. 维生素 B_{12} 缺乏症　　　　d. 维生素 K 缺乏症
问题 5　地高辛来自于哪种开花植物
　　a. 玫瑰花　　　b. 向日葵　　　c. 洋地黄　　　d. 罂粟
问题 6　哪个器官具有排泄和代谢大部分药物的功能
　　a. 肝　　　　　b. 肠　　　　　c. 肾　　　　　d. 肺
问题 7　脱水会导致
　　a. 肾小球滤过率上升　　　　　b. 肾小球滤过率下降
　　c. 肾小球滤过率不变
问题 8　利尿剂呋塞米的功效是什么
　　a. 阻断来自肾小囊的液体中的钠、氯和水的吸收,导致尿量增加(利尿)
　　b. 阻断来自肾小管滤过液中的钠、氯和水的吸收,导致尿量增加(利尿)
　　c. 提高来自肾小管滤过液中的钠、氯和水的吸收,导致尿量减少(少尿)
　　d. 阻断来自肾小管滤过液中的钾、镁和水的吸收,导致尿量增加(利尿)

问题 9　呋塞米可能导致血清钾水平
    a. 增高　　　　　　b. 下降　　　　　　c. 不变

问题 10　患有哪些疾病的患者应该慎用依那普利
    a. 高血容量(液体超负荷)　　　　b. 高血压
    c. 低血容量和 / 或脱水　　　　　d. 哮喘

上午 8 点,开始给予 Giuseppe 药物前,Maddie 已经复习了《澳大利亚医疗手册》(Rossi 2011)。她回忆起在读到地高辛时,其治疗指数范围较窄,常见的不良反应包括厌食、恶心、呕吐、腹泻、视力模糊、视力障碍、意识模糊、嗜睡、眩晕、噩梦、情绪激动、抑郁和心电图改变。

问题 11　在以上的症状和体征中,Giuseppe 表现出了哪些体征和症状?

3. 整理信息

(a) 阐释

临床推理环的下一步是通过仔细分析、鉴别异常和正常,阐释收集的数据(线索)。不断问自己:"此时此地,该患者的这些线索正常吗?"

> 记住:如果你不确定如"分析"和"综合"等专有词汇的意思,请查看名词检索。

问题　对于 Giuseppe 而言,以下哪个线索被认为是在正常值之内
    a. 体温:36.4~37℃
    b. 心尖搏动率:64 次 /min
    c. 脉搏:弱、细和不规律
    d. 呼吸:16~20 次 /min
    e. 血压:坐位 120/70mmHg,站位 110/65mmHg

(b) 筛选

在本阶段护士精简并保留最重要的资料。

> 研究表明新护士倾向于等到他们发现问题时才会寻找线索,然而专业护士会提前收集相关的线索来发现和预防患者可能的并发症(Hoffman Aitken & Duffield 2009)。

问题　从以下列出的选项中,选出你认为与 Giuseppe 当前状况相关的八个线索
a. 血压	b. 呼吸频率
c. 视力模糊	d. 体温
e. 眩晕	f. 脉搏
g. 恶心	h. 口腔黏膜状况
i. 意识水平	j. 食欲不良
k. 排尿量	

(c) 关联

下一步,Maddie 汇总所收集的线索,试图使找出它们的关联和方式。有些人称这个步骤为"点连接"或"两两结合"。

问题　判断对错
    a. 由于不明显的液体丢失(呕吐和腹泻),Giuseppe 可能出现低血压
    b. Giuseppe 视力模糊最可能是年龄相关的视力退化的标志
    c. Giuseppe 眩晕和恶心可能是所服用的某一药物的不良反应
    d. Giuseppe 呕吐和厌食可能是胃肠炎加重所致
    e. Giuseppe 脉搏不齐可能是低血压和体液不足所致
    f. Giuseppe 低血压可能与体液不足、脉搏不齐、变换体位太快有关

g. Giuseppe 心动过速和低血压可能是焦虑和压力所致

h. Giuseppe 体液不足可能是呕吐、腹泻和经口摄入不足所致

(d) 推理

临床推理环的这个阶段,护士全面考虑所有线索,并基于线索的分析和阐释作出推断。

问题 根据 Maddie 所知道的 Giuseppe 病史、体征和症状,同样包括她已经回想到的资料,她考虑作出以下哪个潜在推断:

Giuseppe 正在经历以下哪项? (选取两项你认为最正确的)

a. 脱水的体征和症状　　　　　　　b. 胃肠炎恶化

c. 某一种药物过敏反应　　　　　　d. 药物不良反应

(e) 预测

这一步护士必须依据一个特定的行动或非行动方案预测潜在的结果。

Maddie 很担心,她不确定实施什么行动方案。因为她没有经验也不确定,所以想"等等看"。然而,她开始思考:如果她什么都不做的话会发生什么。

问题 如果 Maddie 什么也不做,Giuseppe 可能会发生什么? 选择两个正确答案

a. 他会出现感染性休克

b. 他的情况在接下来的几天里可能会好转

c. 他一出院就会出现严重的并发症

d. 他会继发威胁生命的心律失常

e. 他会继发肺水肿

(f) 匹配

这一步护士运用"我记得当这个情况发生之前和……""这个类似于……"和"上次我看见这个……"等心理提示,比对现在与过去的情况,或是将之前的患者与目前的患者进行比对。当然,这通常是专家的思维流程。

依据经验,Maddie 能通过将当前状况与既往的经历进行对比而形成一套经验,但这个思路的形成需要时间以及反复的在现实或模拟情境下运用临床推理的机会。

4. 分析问题

推理环的第四步是护士将收集的信息进行整合,以明确患者面临的最大问题。

问题 你认为 Maddie 对 Giuseppe 的主要担忧是什么?

5. 设立目标

作为一年级学生,Maddie 只确定知道一件事情——需要尽快得到他人的帮助来护理 Giuseppe。像 Maddie 一样,你也会随着学习而进步,从而具备基于迫切性和重要性的原则提出照护的优先目标的能力。

6. 采取行动

临床推理环的下一步要求是具有知识、临床技能、有效沟通技能和临床推理能力。护士

必须决定哪些行动要优先实施,要通知谁和什么时候通知(Levett-Jones et al. 2010)。

需要思考的……

护士通常观察和记录临床异常,但没有进行随访。例如,Thompson et al. (2008)的研究显示:50%的心搏骤停在前24小时中记录了临床症状的恶化但没有采取进一步措施。其他研究提出,所谓的基础护理的关键变化如血压、脉搏、呼吸和氧饱和也往往没有采取相应措施(Goldhill 2001)。当护士没有充分的临床推理技能时会导致这些情况的发生。

Maddie意识到她必须告知她的带教注册护士。她不确定Giuseppe的情况,但她充分意识到她需要向某人报告。因为她觉得向注册护士报告有些不安并担心被认为是"小题大做"了,所以她决定使用确认、现状、背景、评估、反应/要求(identify,situation,background,assessment,request/recommendation,ISBAR)来组织她的谈话。

需要思考的……

有时最合适的行动是把你对患者恶化情况的担忧传达给高年资人员。实施这个步骤时,你需要十分自信并具备与交叉学科团队成员交流的技能,以便你能立即获得你需要的帮助。缩略语的使用如ISBAR能有效精简卫生技术人员的语言交流,增加患者的安全(Mikos 2007; Levett-Jones et al. 2010)。

问题　画一个表格(如下),记录Maddie如何能有效与注册护士交流Giuseppe的情况

I	确认	护士:姓名、职位、地点 患者:姓名、年龄、性别
S	现状	简短解释呼叫理由
B	背景	患者的诊断,相关病史,调查,既往诊疗情况
A	评估	概括患者现状和情况 解释你对问题的评估
R	要求/建议	陈述你的要求

评价

7. 评价

临床推理环的这一步骤是评价行动的有效性。

因为与Maddie清楚、简洁和贴切的交流,注册护士觉得有必要再次观察Giuseppe的情况。她再次检查了他的心尖搏动、询问了Giuseppe现在的感受。她回到护士站,在内网系统查看Giuseppe的血液检查结果。她注意到他有低钾血症和高钠血症,并检查过心电图(检查结果提示PR间期延长,这是洋地黄中毒的症状之一)。注册护士向病房内的临床药师咨询,并立即致电医疗负责人(主治医师)。

随后,Giuseppe被转到心内科,首先给予吸氧,20mmol氯化钾静脉滴注和心电监护。同时也检查了血清地高辛水平,是3.8nmol/L(3μg/L);正常值范围是0.6~2.6nmol/L(0.5~2μg/L)(Rossi 2011)。

在卫生保健场所中,70%的警讯事件的根本原因是因为错误的交流(Joint Commission 2004)。

为什么与交叉学科团队成员交流对药品治疗安全尤为重要?

当告诉下午当值的工作人员 Giuseppe 的情况时，注册护士说："我很高兴 Maddie 在这。我都不敢想象如果我们像那样把他送回家会发生什么。"

随后三天，Giuseppe 情况得到改善，他出院后被转诊到了当地的全科医生处。

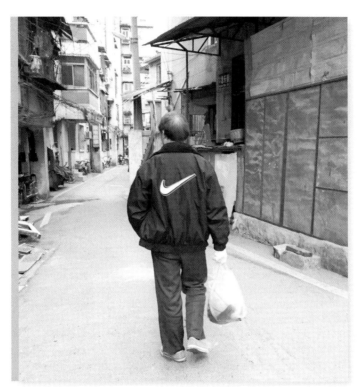

老人出院后

8. 反思

反思

临床推理环的最后一步是"反思"。反思在这里意味着"向回看"的过程和回顾这个场景中所学到的知识。反思也意味着"向前看"和决定如果临床中遇到相似情况会如何处理。

思考如下问题：

问题 1　从这个场景中学到的最重要的三件事是什么？

问题 2　通过这个场景的学习，你在临床实践中会采取哪些行动？

问题 3　管理药物的时候，你会如何展示以人为中心的照护？

问题 4　在这个场景中，你学到了哪些可以应用到临床实践中的技能，包括交流、临床领导力和团队合作？

（蔡毅　译　刘萍　陈杰　校）

拓展阅读

Bolster, D. & Manias, E. (2010). Person-centred interactions between nurses and patients during medication activities in an acute hospital setting: Qualitative observation and interview study. *International Journal of Nursing Studies* 47(2), 154–65.

Garvey, L. & Plummer, V. (2011). What factors influence decision making by graduate nurses initiating medication? *International Journal of Clinical Skills* 5(1), 50–55.

Interprofessional Education for Quality Use of Medicine website: <ipeforqum@newcastle.edu.au>.

Reason, J., Carthey, J. & de Leval, M. (2001). Diagnosing 'vulnerable system syndrome': An essential prerequisite to effective risk management. *Quality in Health Care* 10(Suppl II): ii21–ii25.

Reid-Searl, K., Moxham, L., Walker, S. & Happell, B. (2008). Shifting supervision: Implications for safe administration of medication by nursing students. *Journal of Clinical Nursing* 17(20), 2750–57.

Roughead, E. & Semple, S. (2009). Medication safety in acute care in Australia: Where are we now? Part 1: A review of the extent and causes of medication problems 2002–2008. *Australia and New Zealand Health Policy* 6(1), 18.

Westbrook, J., Woods, A., Rob, M., Dunsmuir, W. & Day, R. (2010). Association of interruptions with an increased risk and severity of medication administration errors. *Archives of Internal Medicine* 170(8), 683–90.

参考文献

Armitage, G. & Knapman, H. (2003). Adverse events in drug administration: A literature review. *Journal of Nursing Management* 11(2), 130–40.

Bolster, D. & Manias E. (2010). Person-centred interactions between nurses and patients during medication activities in an acute hospital setting: Qualitative observation and interview study. *International Journal of Nursing Studies* 47(2), 154–65.

Classen, D., Pestotnik, S., Evans, R., Burke, J. & Battles, J. (2005). Computerized surveillance of adverse drug events in hospital patients. *Quality and Safety in Health Care* 14(3), 221–26.

Day, J., Levett-Jones, T. & Kenny, R. (2011). 'Communication'. A Berman, S Synder, T Levett-Jones et al (ed.) *Kozier and Erb's Fundamentals of Nursing* (2nd Ed), Sydney, Pearson.

Goldhill, D. (2001). The critically ill: Following your MEWS.QJM. *International Journal of Medicine* 94(10), 507–10.

Hoffman, K., Aitken, L. & Duffield, C. (2009). A comparison of novice and expert nurses' cue collection during clinical decision making: Verbal protocol analysis. *International Journal of Nursing Studies* 46(10), 1335–44.

Joint Commission (2004). Sentinel Events Statistics, in Leonard, M., Graham, S. & Bonacum, D. (eds). The human factor: The critical importance of effective teamwork and communication in providing safe care. *Quality and Safety in Health Care* 13, i85–i90.

Levett-Jones, T., Hoffman, K., Dempsey, Y., Jeong, S., Noble, D., Norton, C., Roche, J. & Hickey, N. (2010). The 'five rights' of clinical reasoning: An educational model to enhance nursing students' ability to identify and manage clinically 'at risk' patients. *Nurse Education Today* 30(6), 515–20.

McCormack, B. & Titchen, A. (2001). Patient-centred practice: An emerging focus for nursing expertise, in J. Higgs and A. Titchen (eds). *Practice Knowledge and Expertise in the Health Professions*. Oxford: Butterworth Heinemann, 96–101.

Mikos, K. (2007). Monitoring handoffs for standardization. *Nurse Manager* 38(12), 16–20.

National Health and Hospitals Reform Commission (2008). A healthier future for all Australians – interim report, December 2008.

Reason, J. (2000). Human error: Models and management. *British Medical Journal* 320, 768–70.

Redman, R. & Lynn, M. (2004). Advancing patient care through knowledge development. *Canadian Journal of Nursing Research* 36 (3), 116–29.

Reid-Searl, K., Moxham, L., Walker, S. & Happell, B. (2008). Shifting supervision: Implications for safe administration of medication by nursing students. *Journal of Clinical Nursing* 17(20), 2750–57.

Rossi, S. (ed.) (2011). *Australian Medicines Handbook 2011*. Adelaide: Australian Medicines Handbook Pty Ltd.

Roughead, E. & Semple, S. (2009). Medication safety in acute care in Australia: Where are we now? Part 1: A review of the extent and causes of medication problems 2002–2008. *Australia and New Zealand Health Policy* 6(1), 18.

Runciman, W.B., Roughead, E.E., Semple, S.J. & Adams, R.J. (2003). Adverse drug events and medication errors in Australia. *International Journal of Quality in Health Care* 15(suppl. 1), i49–i59.

Stein-Parbury, J. (2009). *Patient and Person: Interpersonal Skills in Nursing* (4th edn). Marrickville, Sydney: Elsevier.

Thompson, C., Dalgleish, L., Bucknall, T., Estabrooks, C., Hutchinson, A., Fraser, K., de Vos, R., Binnekade, J., Barrett, G. & Saunders, J. (2008). The effects of time pressure and experience on nurses' risk assessment decisions: A signal detection analysis. *Nursing Research* 57(5), 302–11.

Westbrook, J., Woods, A., Rob, M., Dunsmuir, W. & Day, R. (2010). Association of interruptions with an increased risk and severity of medication administration errors. *Archives of Internal Medicine* 170(8), 683–90.

World Health Organization (2007). *The Conceptual Framework for the International Classification for Patient Safety*. Geneva: World Health Organization, World Alliance for Patient Safety.

第三章

水电解质失衡患者的护理

Tracy Levett-Jones, Kerry Hoffman,
Jennifer Dempsey, Peter Sinclair

学 习 目 标

完成本章学习后,读者能够:

- 理解水电解质平衡对提供有效照护的重要性(回顾和应用)
- 识别低血容量、脱水、高血容量和电解质失衡的临床表现,以指导线索的收集和分析(收集、回顾、阐释、筛选、关联和推理)
- 明确水电解质失衡的危险因素(匹配和预测)
- 回顾临床信息以确定水电解质失衡患者的主要问题(综合)
- 描述照护水电解质失衡患者时需要优先考虑的问题(设立目标和采取行动)
- 确定评价水电解质失衡护理措施有效性的临床标准(评价)
- 将所学到的水电解质失衡知识应用到新的临床情境中(反思和转化)

导　言

本章中,两个关联的场景是照顾一位水电解质失衡的老年人。你将会被推荐给 Arthur Barrett 先生,并跟踪他入院到出院的卫生保健过程。水电解质失衡会导致较高的患病率和死亡率。体液状态的改变很常见,而且变化很快,有可能导致严重的后果,尤其是患有多种疾病的老年人。维持术后患者良好的水电解质平衡对于安全和有效的护理照顾很重要(Wotton & Redden 2002)。优秀的临床推理技能将能够帮助你去认识和管理处于早期水电解质失衡危险的患者,目的是阻止患者病情恶化和不良预后。

主要概念

脱水,低血容量,高血容量,电解质失衡,
肾脏疾病

推荐阅读

P. LeMone, K. Burke, T. Dwyer, T. Levett-Jones, L. Moxam, K. Reid-Searl, K. Berry, M. Hales, Y. Luxford, N. Knox, D. Raymond (eds) (2011). *Medical–Surgical Nursing: Critical Thinking in Client Care* (Australian edn). Frenchs Forest, NSW: Pearson.

Chapter 4: Nursing care of clients having surgery

Chapter 10: Nursing care of clients experiencing altered fluid, electrolyte and acid–base balance

Chapter 29: Nursing care of clients with kidney disorders

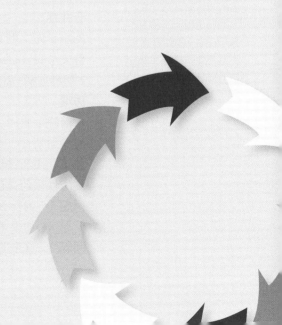

场景 3.1 体液改变开始……

设置场景

澳大利亚卫生年鉴(2008)中有关于结直肠癌的发病率、致死率、死亡率和生存率的更多信息。

Arthur Barrett 先生是一位 74 岁的结肠癌患者。当他发现直肠出血后就开始寻求治疗。当全科医生询问他时,他说他感觉到他的排便习惯有些改变,偶有便秘和腹泻。值得注意的是,Barrett 先生有贫血,而且有肠道癌症家族史。全科医生给他做了一个直肠指检。虽然不能确定是否有可触及的直肠肿块,但全科医生还是将他转诊给一位胃肠疾病专家,并预约了一个结肠镜检查。结肠镜检查显示左侧结肠癌,随后预约了肠切除手术。

结直肠癌的流行病学

在澳大利亚使用哪一种人口健康筛查途径进行结直肠癌的早期监测?

流行病学是研究人群疾病、创伤和其他与健康有关的结果的分布和病因的研究。结直肠癌是澳大利亚男性和女性发病率最高的癌症之一,在过去 20 年中均没有大的变化(Australia's Health 2008)。

结直肠癌的病因和发病机制

结直肠癌是生长在肠壁的一种恶性肿瘤。通常情况下,肿瘤通过肠壁扩散和转移到淋巴和身体的其他部位前,很长一段时间都处在病灶的局部。

结直肠癌的病因很复杂,包含遗传学和环境方面的因素。在西方国家人群中,导致结直肠癌的约 70% 的危险因素为可调控的饮食和生活习惯。约 15%~20% 的肠癌患者的某个直系亲属(父母,兄弟姐妹,子女)也同样患有此类疾病(Australian Cancer Council 2005)。

入院当天

因为是"高危"患者,Barrett 先生在手术前一天即收入院。你现在是一名小型区域性医院工作的护士,负责 Barrett 的术前护理。在下午交接班的时候你获取到如下信息:

为什么老年患者在使用磷酸钠类泻药例如 Fleet Preps 和 PicoPreps 进行肠道准备时要特别注意?你是否知道因为其相关风险,有一些外科医生已不使用这种类型的术前肠道准备了?

入院观察

体温:36.7℃

脉搏:90 次 /min

呼吸:18 次 /min

血压:150/90mmHg

合并症

Barrett 先生患 COPD(慢性阻塞性肺疾病)15 年

骨关节炎:Barrett 先生服用非处方药(非甾体类的抗炎药物布洛芬和对乙酰氨基酚)

2 型糖尿病(需控制饮食)

医嘱

术前晚上服用 2 袋 PicoPreps 泻药,嘱清淡、流质饮食

凌晨后禁食

预防性用药:抗凝药物——肝素钠

预防性用药:抗生素——甲硝唑 500mg 静脉注射(IV);先锋霉素 2g IV

问题 1 为什么 Barrett 先生被认为是"高危"患者?

问题 2 如果术前由你来照顾 Barrett 先生,你还需要哪些信息?

问题 3 这个阶段还需要做哪些评估?

以人为中心的照护

Barrett 先生出生在澳大利亚西部的一个小镇 Geraldton。他是一个大家族中最年长的孩子,有四个妹妹和两个弟弟。他 15 岁的时候就离开学校,一直在农场工作了很多年。他 30 岁时和 Megan 结婚,有两个孩子——一个儿子和一个女儿。虽然不是很富有,但是婚姻很幸福,生活也很快乐。他的妻子三年前因为乳腺癌去世,去年他的儿子在一次农场意外中去世。Barrett 先生曾经是一位活跃和快乐的人,自从亲人去世后,他开始感到很孤独和悲伤。肠癌对于他来说只是"另外一件需要考虑的事情而已"。

> 如果你不知道一个人的过去,那么你就不能理解他的现在(Kerr & Wilkinson 2005)。

手术当天

Barrett 先生在手术过程中未出现严重并发症。12 点被送回病房。

术后第一天

现在是早上 8 点,你负责在早班照顾 Barrett 先生,你正在听交班报告。

1. 考虑患者状况

考虑患者状况

晨间交班报告

Arthur Barrett 先生,22 号病房,74 岁。他因肠癌进行了部分结肠切除术和造瘘术。他的主治医生是 Dr. Ng。手术进展比较顺利,全程都比较稳定。他有吗啡的患者自控镇痛泵(PCA),84ml/h 静脉滴注(IV)。他昨晚因为血压下降不舒服,做了两次快速输液试验,每次分别输入 300ml 液体。他仍觉得口干——每小时测量他的 IDC(独立引流导管),测量值整晚逐渐下降。从凌晨开始,他的尿量为 25~30ml/h。他有一个尿液引流系统(bellovac)自从昨天开始已经引流 300ml。他的伤口敷料是干燥完整的。在他的造瘘口(stoma)有一个引流袋——没有引流液。他的吸氧量为 6L/min,用面罩给氧。他的血氧饱和度尚可,在早上 8 点还需要再次检查。他正在做第 4 次每小时一次的血糖水平测试(BGL),2 型糖尿病饮食,血糖水平测试正常。独居,他的妻子大约一年多前去世,他的女儿今天晚点会来医院探视。

小　测　试　！

这个交班报告运用了很多缩写和专业术语,虽然能够很迅速的提供很多信息,但如果意思不能被清楚地理解,就会产生一些问题。在进行临床推理环的下一步之前,测试你对这些缩写和术语的理解,请选择正确的答案。

问题 1　部分肠切除
　　　　　a. 结肠全切　　　　　　　　b. 切除了一部分大肠
　　　　　c. 切除了一部分小肠

问题 2　PCA
　　　　　a. 照顾患者的助手　　　　　b. 癌前病变麻醉
　　　　　c. 患者自控镇痛

问题 3　IVT
　　　　　a. 术中治疗　　　　　　　　b. 静脉治疗

问题 4　快速输液
　　　　　a. 在严密的监测下短时间内将大量的液体通过静脉输入,评估患者的反应
　　　　　b. 在严密的监测下快速摄入水分,评估患者的反应

问题 5   Bellovac
　　a. 尿液引流系统　　　　　　　b. 真空敷料
　　c. 真空引流

问题 6   IDC
　　a. 独立的引流管　　　　　　　b. 留置导管
　　c. 间歇引流导管

问题 7   Stoma
　　a. 外科医生从身体的外部在身体内开一个口子
　　b. 通过瘘管在身体内开一个口子

问题 8   BGL
　　a. 血糖水平　　　　　　　　　b. 基本饱和度水平
　　c. 血气水平

2. 收集线索 / 信息

（a）阅读当前资料

现在你已经考虑过患者的状况了,临床推理环的下一步是收集相关的线索和信息。通过回顾和思考 Barrett 先生目前的观察指标开始:

体温:37℃
脉搏:112 次 /min(微弱而且呈线状)
呼吸:22 次 /min
血压:90/50mmHg
血氧饱和度:97%
每小时平均尿量:26ml/h
血糖水平:4mmol/L

（b）收集新信息

一些需要思考的问题

　　记住:当正确的线索未被收集时,后续的所有行动都可能是错误的。建立在不完整信息基础上的决策是导致临床差错的主要原因。如果早期遗漏了一些微小的线索,则会对患者造成不良的后果(Levett-Jones et al. 2010)。

问题　　你还需要收集哪些临床评估信息? 在下列描述中,请确认五种你认为与这个时候的 Barrett 先生线索最相关的评估线索
　　a. 胃口(无)　　　　　　　　　b. 口腔黏膜情况(干燥,沟裂舌)
　　c. 经口摄入(很少)　　　　　　d. 疼痛评分 3/10
　　e. 认知功能状态(焦躁不安和焦虑)　　f. 皮肤颜色(苍白)
　　g. 皮肤状况(皮肤肿胀)　　　　h. 口渴程度(报告指出他很渴)

（c）知识回顾

当收集线索时需要回顾当前信息和收集新的信息,同时还要求回顾相关知识。

小 测 试 !

为了确保你较好地理解了体液平衡的重要概念,请回答下面的问题。

问题 1 当肾小球滤过率下降时
  a. 脑垂体前叶会分泌抗利尿激素
  b. 肾上腺会分泌肾素
  c. 肾上腺会减少醛固酮的分泌
  d. 在肾脏近肾小球的细胞会分泌肾素

问题 2 抗利尿激素的分泌是由
  a. 通过脑垂体前叶分泌增加人血白蛋白
  b. 通过脑垂体后叶去增加血清渗透压
  c. 通过脑垂体后叶去降低血清钠的水平
  d. 通过肾脏的导管收集去应对脱水

问题 3 少尿
  a. 或许可以定义为不能够产生尿液
  b. 在大的手术后很常见,因此,这样不需要护士去担心什么
  c. 通常被定义为尿量每小时超过 30ml,在手术后立即出现是不常见的
  d. 通常被定义为尿量每小时少于 30ml,如果不治疗,可能会导致急性的肾损伤

你了解有关液体和电解质方面的知识吗?

问题 4 当评估一位患者的液体状态时,下列哪组包含了最重要的护理观察指标
  a. 体重、尿量、肠鸣音 b. 沃斯特克氏征、液体摄入、血压
  c. 血清钾、肠鸣音、尿量 d. 尿量、血压、体重

问题 5 不显性液体流失的途径不包括以下哪一项
  a. 皮肤 b. 肺 c. 肾脏 d. 胃肠道

问题 6 细胞外的液体流失指的是液体从液体间隔的缝隙和 / 或哪里流失
  a. 血管内腔 b. 细胞内间隔
  c. 血浆内保留的液体 d. 从肾脏丢失的镁和白蛋白

问题 7 在评估一位患者脱水时,你估计尿量可能会
  a. 随着尿比重升高而增加 b. 随着尿比重降低而增加
  c. 随着尿比重升高而减少 d. 随着尿比重降低而减少

问题 8 第三间隙的液体改变的原因不包括下列哪项
  a. 低蛋白血症 b. 过敏反应
  c. 高血压 d. 低血容量症

3. 整理信息

(a) **阐释**

临床推理环的下一步是通过仔细分析、鉴别异常和正常,阐释收集的数据。通过比较正常和不正常,你将更加全面的理解 Barrett 先生的体征和症状。

问题 1 Barrett 先生的下列哪一项数值是正常的
  a. 体温:37℃ b. 脉搏:112 次 /min
  c. 呼吸:22 次 /min d. 血压:90/50mmHg

在交班报告中有很多陈述需要进一步确定。分析下面每一个陈述和生理指标,比较正常和不正常的,确定对于 Barrett 先生而言,你认为哪些是"正常"的。

提示:请见结语部分的表 3.2。

问题 2   "他的血氧饱和度还可以",对于 Barrett 先生来说,一个"正常"的血氧饱和度是

a. 80%~85%   b. 85%~90%   c. 90%~95%   d. 95%~100%

问题 3   "他有 IDC,每小时都在测量,现在仍然有点低",对于 Barrett 先生来说"正常"的尿量应该至少是

a. 41ml/h   b. 82ml/h   c. 60ml/h   d. 10ml/h

问题 4   "他的血糖水平尚可",对于 Barrett 先生来说"正常"的血糖水平应该是

a. 4~8mmol/L   b. 2~4mmol/L

c. 1~3mmol/L   d. 8~10mmol/L

(b) 筛选

从你现在所有的线索和信息中,你需要筛选出最重要的信息。

问题   从下列线索中选出 4 种你认为与 Barrett 先生**当前的体液状态最相关**的四个线索

a. 血压   b. 呼吸

c. 体温   d. 脉搏

e. 伤口情况   f. 血氧饱和度

g. 口腔黏膜情况   h. 意识水平

i. 食欲   j. 排尿量

k. 疼痛   l. 皮肤颜色

(c) 关联

将所有的线索整合在一起并确定它们之间的关系非常重要(以你目前所收集的信息为基础)

问题   判断对错

a. 输液过量和疼痛使 Barrett 先生血压升高

b. 麻醉时间过长和 COPD 可能导致 Barrett 先生低氧

c. 术前的肠道准备可能导致 Barrett 先生血压降低和心动过速

d. 术中血液流失和疼痛可能导致 Barrett 先生血压高

e. 第三间隙液体可能导致 Barrett 先生的心动过速和低血压

f. 术后伤口感染导致 Barrett 先生发热和心动过速

g. 低血压和 PCA 可能导致 Barrett 先生少尿

(d) 推理

现在你可以思考你所搜集的 Barrett 先生状况的相关线索,然后根据你对这些线索的分析和阐释作出推断。

问题   根据你所知道的 Barrett 先生的病史、手术、体征和症状(还有你所掌握的体液平衡相关知识),确定下面哪两项推断是正确的(请选择适合的两项)

a. 血压正常,心动过缓   b. 血压升高,心动过速

c. 发热,血压正常   d. 少尿,心动过速

e. 血压升高,无发热   f. 多尿,低血压

g. 血压降低,无发热

(e) 预测

在这个阶段,通过预测患者可能出现的结果,开始考虑你采取措施与否的不同后果。

问题　现在这个阶段,如果你采取不合适的措施,Barrett 先生的体液失衡没有得到纠正,他会发生什么(请选择合适的 4 项)

　　a. 可能会休克

　　b. 在接下来的几天状况可能会慢慢好转

　　c. 可能会发生急性肾损伤

　　d. 可能会发生肺水肿

　　e. 可能会死亡

　　f. 可能会缺氧

4. 分析问题

现在你将收集的所有情况和所做的推理整合在一起,然后针对 Barrett 先生的主要问题作出护理诊断。

问题 1　从下面的选项中选择适合 Barrett 先生的护理诊断

　　a. 高血容量和脱水　　　　　　b. 低血容量和肺水肿

　　c. 脱水和肺不张　　　　　　　d. 急性肾衰竭和肺水肿

　　e. 低血容量和脱水

问题 2　确认(至少)四个会导致 Barrett 先生病情恶化的因素

5. 设立目标

问题　在你实施任何措施去改善 Barrett 先生的状况之前,清晰地确定你所想达到的目标和时间很重要。从下列选项中,选出对于 Barrett 先生的当前情况最重要的短期目标

　　a. 接下来的 24 小时内,Barrett 先生的尿量保持在至少 30~40ml/h,血压正常

　　b. 接下来的 2 小时内,Barrett 先生的尿量保持在 80~100ml/h 以上,血压正常

　　c. 接下来的 2~4 小时内,Barrett 先生的尿量保持在至少 40~45ml/h,血压正常

　　d. 接下来的 24 小时内,Barrett 先生的尿量保持在 80~100ml/h 以上,血压正常

6. 采取行动

护理"措施"定义为"根据判断或者决定而采取行动的行为"(Thompson & Dowding 2002,p.14)。临床推理环的这一步要求具备知识、临床技能、有效的沟通技巧和熟练的临床推理能力。护士需决定首先采取哪种措施、应该通知谁、谁是这个措施的最佳执行者。一直以来护士的护理实践应该是以好的证据和相关的政策和指南为导向的(Levett-Jones et al. 2010)。

问题 1　从下列的选项中,选择你认为在目前这个阶段**最需要马上执行**的七个措施

　　a. 将 Barrett 先生的病情报告给医生

　　b. 监测 Barrett 先生的意识水平

　　c. 监测 Barrett 先生的疼痛评分

　　d. 消除患者疑虑

　　e. 监测 Barrett 先生的引流、造瘘口和伤口

　　f. 核查 IV 管道没有扭曲或者堵塞

　　g. 按照医嘱执行快速输液,加快 Barrett 先生的 IV 输入速度

　　h. 核查尿管没有扭曲或者堵塞

　　i. 监测 Barrett 先生的生命体征和血氧饱和度

　　j. 抬高 Barrett 先生的床头

　　k. 严密监测 Barrett 先生的入量和维持每小时尿量

问题 2　在下面的表格中将护理措施和相对应的基本原理相匹配

护理措施	基本原理
及时并准确记录所有的护理观察指标和措施	焦虑和焦躁不安可能表明体液状况在恶化
每天的体重(相同的测量工具和衣服)	增加液体的摄入
常规检查认知状态	保持心理健康
严密监测血流动力学状态	钠、钾、尿和肌酐是体液状态和肾功能的重要指标
常规变换体位	管理干燥的口腔和舌头,增进患者舒适度
维持患者的 IV 通道和常规监测 IV 情况	这是体液状态的最佳指标
按照医嘱或在患者可以耐受的情况下鼓励经口摄入液体	监测体液状态的改变
通过鼻导管或者氧气面罩维持氧疗,并且每小时监测血氧饱和度	确保有合适的氧气输入
按照医嘱检查 UEC(尿、电解质和肌酐)	确认 Barrett 先生的病情是好转还是恶化
消除患者疑虑	确保照顾 Barrett 先生的医疗团队之间清晰,准确和及时的沟通
提供常规的口腔护理	预防因为皮肤干燥而对身体某些部分产生压力
测量尿比重	确保按照医嘱管理液体

7. 评价

　　现在是 11:00,对 Barrett 先生给予 500ml 液体的快速输液测试和提高他的静脉输液速度到 125ml/h 已经有 2 个小时了。通过提供的 Barrett 先生的体征和症状,判断这些干预是否有效,他的情况是否好转。

问题 1　用"没有改变""改善"和"恶化"来评价下面的体征和症状

　　认知状态:患者焦躁不安和焦虑

　　口渴情况:患者自述有点口渴

　　脉搏:90 次 /min

　　尿量:36ml/h

　　口腔黏膜:口唇干燥,沟裂舌

　　经口摄入:能够小口喝水

　　血压:110/70mmHg

　　皮肤颜色:苍白

　　皮肤状况:皮肤肿胀

问题 2　你现在需要整合这些参数,判断 Barrett 先生的体液状态是否改善。下列陈述中哪一项最正确

　　a. Barrett 先生的体液状态明显改善

　　b. Barrett 先生的体液状态没有改善,而且你还需要和医生再次联系

　　c. Barrett 先生的体液状态明显改善,但是仍需要仔细监测

　　d. Barrett 先生的体液状态轻微改善,但是仍需要仔细监测。如果在接下来的 4 个小时内情况没有进一步改善的话,你还需要再次和医生联系

e. Barrett 先生的体液状态没有改善,但是在接下来的 4 个小时内你将会仔细监测他的情况

8. 反思

临床推理环的最后一步就是"反思"。反思你从这个场景所学到的知识。请思考下面的问题:

问题 1　Barrett 先生的病情恶化得到预防了吗? 如果是,那是如何做到的?

问题 2　从这个场景中你学到的最重要的三点是什么?

问题 3　你如何将你在这个场景中学到的知识运用到临床实践中?

场景 3.2 钟摆式摆荡:从另外一个方向不断变化

1. 考虑患者状况

术后第 2 天

现在是 14:30,下午的交班报告显示 Barrett 先生的病情是稳定的。

2. 收集线索 / 信息

(a) 阅读当前资料

你查看了 Barrett 先生的病历,得到下列信息

体温:37℃

脉搏:102 次 /min(完整、跳跃而且不规则)

呼吸:31 次 /min

血压:150/95mmHg

血氧饱和度:90%

每小时平均尿量:15~30ml/h

血糖:6.9mmol/L

血清钾:3.3mmol/L

血清钠:128mol/L

(b) 收集新信息

当你 15:00 来到 Barrett 先生的房间观察病情时,你注意到他有刺激性干咳,而且正在自言自语,揭开床罩,准备自己起床。当你问:"你还好吧,Barrett 先生? "他没有回答你,也没有看你,只是嘟囔着"我的头有点疼"。然后呕吐了少量清澈的液体。照顾隔壁床的护士摇摇头说:"这就是我们今天需要做的,又来了一个痴呆患者"。

问题 1　这个护士的评论是下列哪一项的例子(选择 2 个正确的答案)

　　　　a. 偏见　　　　　　　　b. 诊断冲动

　　　　c. 症状匹配　　　　　　d. 对老年人的歧视

　　　　e. 直觉

问题2 从下面的选项中选择七项你认为在这个阶段**最合适**的评估结果

a. 格拉斯哥昏迷量表:14

b. 瞳孔反应:瞳孔等大,对光反射灵敏

c. 疼痛评分:6

d. 精神健康评估:无

e. 血糖水平:7.0mmol/L

f. 体温:37.2℃

g. 意识水平:有反应但是有轻微的混乱

h. Mini- 精神测试:无

i. 血氧饱和度:90%

j. 伤口情况:敷料干燥完整,没有渗出物,周围区域皮肤没有红

k. 造瘘口观察:粉红色,湿润,有清澈的黏液性的分泌物

l. 呼吸:31 次 /min

m. IV 速度:125ml/h

n. 尿比重:1.004

(c) 知识回顾

小 测 试 !

问题1 当伤口恢复进行到炎症期时(术后 24~48 小时),患者体液状态可能是什么样的情况？下列哪句话是**错误**的

a. 血浆通常会从间质性腔隙中回到循环血量中

b. 血浆通常会从血管内回到细胞内

c. 血容量明显增加可能会导致高血容量

d. 第三间隙的液体改变会导致血容量增加

问题2 2 型糖尿病会影响体液平衡。就下列说法判断对错

a. 糖尿病会引起肾功能受损

b. 血糖过低会导致血清的渗透压升高,从而会导致夜间多尿

c. 血糖过高会导致血清的渗透压升高,从而会导致多尿

d. 糖尿病能够引起肝功能损伤

问题3 术后老年患者的思维混乱可能是由哪些原因造成的(请选择你认为正确的答案)

a. 黑便	b. 便秘
c. 血尿	d. 尿路感染
e. 疼痛	f. 房颤
g. 谵妄	h. 痴呆
i. 白细胞减少症	j. 体液失衡
k. 电解质失衡	l. 感染
m. 缺氧	n. 运动失调
o. 咯血	p. 厌食

问题4 体液改变能够导致呼吸急促是因为

a. 低血容量会引起焦虑

b. 脱水会引起二氧化碳潴留

c. 不显性的体液丢失会引起缺氧

d. 肺泡腔体液改变会影响氧含量

整理
信息

问题 5　下列关于钠（Na⁺）水平改变的说法**正确**的是
　　　　a. 体内水分过多可造成钠浓度降低
　　　　b. 脱水和过多的饮食摄入会造成钠水平的降低
　　　　c. 脱水和过度运动可以造成钠浓度降低
　　　　d. 过多呕吐和腹泻会导致钠水平的升高

问题 6　老年人是体液失衡的高危人群,因为有下列因素的存在,**除了**
　　　　a. 肾功能受损　　　　　　　b. 慢性脱水
　　　　c. 病态的肥胖　　　　　　　d. 营养不良
　　　　e. 心脏功能降低

3. 整理信息

（a）阐释

问题 1　Barrett 先生的体征和症状,你觉得他是处于正平衡还是负平衡
　　　　Barrett 先生的血清电解质情况如下
　　　　钠（Na⁺）128mmol/L
　　　　钾（K⁺）3.3mmol/L

问题 2　正常的血清钠水平是多少?
　　　　a. 115~125mmol/L　　　　　　b. 135~145mmol/L
　　　　c. 165~185mmol/L　　　　　　d. 130~150mmol/L

问题 3　正常的血清钾水平是多少
　　　　a. 2.8~3.9mmol/L　　　　　　b. 4.8~5.9mmol/L
　　　　c. 3.8~4.9mmol/L　　　　　　d. 3.0~4.0mmol/L

> 你能够定义什么
> 是"低钠血症"和"低
> 钾血症"吗?

问题 4　低钠血症会引起下列哪些情况（选择 5 个正确的答案）
　　　　a. 便秘　　　　　　　　　　b. 思维混乱
　　　　c. 头痛　　　　　　　　　　d. 多尿
　　　　e. 恶心呕吐　　　　　　　　f. 腹部绞痛
　　　　g. 口渴　　　　　　　　　　h. 肌肉无力
　　　　i. 低烧　　　　　　　　　　j. 皮肤潮红

问题 5　下面哪些是 Barrett 先生表现出来的低钠血症的体征和症状（选择 3 个正确的答案）
　　　　a. 思维混乱　　　　　　　　b. 腹部绞痛
　　　　c. 头痛　　　　　　　　　　d. 恶心和呕吐
　　　　e. 肌无力

> 低钠血症和低钾
> 血症可能是因为液量
> 增加引起的而非电解
> 质流失引起的。

问题 6　低钾血症会引起下列哪些症状（选择 7 个正确的答案）
　　　　a. 恶心　　　　　　　　　　b. 脉搏不规律
　　　　c. 心律不齐　　　　　　　　d. 腹泻
　　　　e. 心搏停止　　　　　　　　f. 肠鸣音减弱
　　　　g. 易激惹　　　　　　　　　h. 绞痛
　　　　i. 低血压　　　　　　　　　j. 多尿
　　　　k. 肌无力

问题 7　下面哪些是 Barrett 先生表现出来的低钾血症的体征和症状（选择 1 个正确的答案）

a. 心律不齐　　　　　　　　b. 心搏停止
c. 脉搏不规律　　　　　　　d. 肠鸣音减弱
e. 绞痛　　　　　　　　　　f. 多尿
g. 肌无力

（b）筛选，（c）关联和（d）推理

不良事件的早期和晚期预警

需要思考的一些问题

　　护士在发现患者病情恶化方面有独特优势。当护士照顾患者时，护士一直都在患者身旁，而不仅是在"治疗"和"再次治疗"的时候。她们能够发现一些趋势，能比较正常和异常情况，并且能够意识到手上的信息盲点。她们识别出临床"高危"患者的能力很关键。通过运用 Jacques et al.(2006) 在下面列出的警示，你将能够识别出患者有发生严重不良事件的风险，包括死亡、心脏停搏和严重的呼吸问题。

问题　从下面的选项中，选择四个关于 Barrett 先生可能病情恶化的早期预警指征
a. 胸痛
b. 尿量 <200ml 超过 8 小时
c. 尿量 >400ml 超过 8 小时
d. 每分钟呼吸 5~9 次或者 31~40 次
e. 新发的疼痛或者不可控的疼痛
f. 收缩压 80~100mmHg 或者 181~240mmHg
g. 每分钟脉搏 40~49 或者 121~140 次
h. 引流管中有超出预计的液体丢失
i. 血氧饱和度 90%~95%
j. 血糖水平 1~2.9mmol/L

（e）预测

问题　如果现在这个阶段你不采取合适的行动，Barrett 先生的体液失衡没有得到纠正的话他会发生什么（请选择 4 项）
a. 可能会死亡　　　　　　　b. 可能会休克
c. 可能会缺氧　　　　　　　d. 在接下来的几天会逐渐好转
e. 可能会发生肺水肿　　　　f. 可能会发生急性肾损伤

（f）匹配

问题　你曾见过与 Barrett 先生有相同体征和症状的患者吗？ 如果有，是如何处理的

分析
问题

4. 分析问题

再次检查 Barrett 先生的相关信息：
血压：150/90mmHg
脉搏：102 次 /min（完整、跳跃而且不规则）
呼吸：31 次 /min
血氧饱和度：90%

每小时尿量:15~30ml/h

血糖:6.9mmol/L

血清钠:128mol/L

血清钾:3.3mmol/L

IVT:125ml/h

咳嗽:刺激性干咳

问题 1　根据以上信息,为 Barrett 先生确定 3 个正确的护理诊断

    a. 低血容量　　　　　　　　　b. 高血容量

    c. 脱水　　　　　　　　　　　d. 痴呆

    e. 谵妄　　　　　　　　　　　f. 电解质失衡

问题 2　鉴别下列线索群,选出一项来支持你关于高血容量的护理诊断

    a. 高血压　　　　　　　　　　b. 高血压

       高血糖　　　　　　　　　　 心动过速

       呼吸急促　　　　　　　　　 发热

       缺氧　　　　　　　　　　　 缺氧

    c. 低血压　　　　　　　　　　d. 认知功能改变

       心动过缓　　　　　　　　　 心动过速

       呼吸急促　　　　　　　　　 呼吸急促

       缺氧　　　　　　　　　　　 缺氧

问题 3　请列出可能会导致 Barrett 先生高血容量的三个因素

问题 4　Barrett 先生的呼吸急促和咳嗽很有可能是因为

    a. 轻微的上呼吸道感染　　　　b. 早期肺炎

    c. 早期肺水肿　　　　　　　　d. 麻醉过程中的插管

    e. 吸烟史

5. 设立目标

在你实施任何措施去改善 Barrett 先生的情况之前,清晰地确定你所想达到的目标和达到目标的时间非常重要。

问题　从下列选项中,选择目前对于 Barrett 先生最重要的四个目标

    a. 患者能够自我照顾和走动　　b. 生命体征正常

    c. 能够建立经口摄入食物和液体　d. 肠鸣音正常

    e. 血氧饱和度 >94%　　　　　f. 认知功能改善

    g. 造瘘口功能正常　　　　　　h. 尿量正常

6. 采取行动

问题 1　从下列的选项中,选择你认为在目前这个阶段最需要**马上执行**的 5 个措施

    a. 立即通知 Barrett 先生的医生,要求进行医疗检查

    b. 给予利尿剂

    c. 严密监测血流动力学状态

    d. 给予 6~8L/min 的氧气吸入

    e. 测量和记录生命体征 QID(每天四次)。

    f. 让 Barrett 先生采取半坐卧位

提示:想想 ABC！

　　g. 每天监测体重

　　h. 根据医嘱降低 IV 的速度

　　i. 监测认知功能状态

　　j. 维持患者的 IV 通道和常规监测 IV 状态

　　k. 监测血清电解质是否有所改善

　　l. 常规变换体位防止局部受压

　　m. 心电图检查

　　n. 使患者躺下，将脚抬高超过心脏

　　o. 通过鼻导管给予 2L/min 的氧气吸入

　　在临床推理中，时机很重要。重大医疗事件的发生不仅仅是因为早期的体征和症状没有被发现或采取行动，也可以是因为护理或医疗干预开始的太晚。

问题 2　运用 ISBAR（确认、现状、背景、评估、反应 / 要求），记录你如何给 Barrett 先生的医生或者医疗小组的组长打电话沟通

问题 3　从下列选项中选出在临床回顾后你将要执行的三项护理措施

　　a. 遵医嘱提高 IV 速度

　　b. 遵医嘱给予利尿剂（可能是静脉输入呋塞米）

　　c. 遵医嘱给予精氨酸药片

　　d. 根据医嘱通过 IV 进行滴定法测量

　　e. 遵医嘱给予胰岛素

　　f. 通过查血测量血中肌酐和尿素水平

　　g. 准备进行快速输液

> 另一个有用的缩写是 CUS：
> - 我担心我的患者的情况（concerned）。
> - 我对于你的行动计划不太认同（uncomfortable）。
> - 我担心这将会影响到我的患者的安全（safety）。

7. 评价

问题　列出八项指征和症状表明在临床回顾和合适的措施后，Barrett 先生的病情有所好转

8. 反思

　　反思练习是一项很重要的专业性活动，是学习的本质。思考是一种慎重的、有序的和结构式的智力活动。它使你能够用一种精炼、改进或者改变的观念去审核和评判性回顾你的学习经历。

　　认真反思你从这个场景中所学到的知识，以及这些知识将如何改变你的临床实践。通过 Barrett 先生的例子回答下列三个问题：

问题 1　如何预防 Barrett 先生的病情恶化？

问题 2　你在这个场景中学到的哪些知识可以运用到你今后的临床实践中？

问题 3　为什么术后老年患者是体液和电解质失衡的高危人群？

　　阅读结语并考虑下列问题：

问题 4　护士在社区和健康照护场所促进肾脏健康中可以采取哪些措施？

问题 5　在临床实践中，为了确定处于肾脏疾病危险的人群，你会采取哪些措施？

结语

　　前面描述的 Barrett 先生所处场景，在现今的临床实践中十分常见。这个场景的结果

取决于多种因素,包括及时识别病情恶化、Barrett 先生术前的基础肾脏功能情况。在这个场景中,未曾设定这个部分。确定是否存在早期的肾脏疾病可以有助于治疗团队降低肾脏进一步受损的风险(例如:尽可能减少肾毒性药物的使用)和预防其他的术后并发症。

肾功能是通过测量肾小球滤过率(GFR)来评价的,计算肾小球滤过率的公式包含个体的血清肌酸酐、年龄和性别。一旦要求做生化检查,澳大利亚的生化实验室就会标准化地提供估算的 GFR。请记住一个要点:即使在肌酐正常的情况下,估算的 GFR 仍然会偏低。估算的 GFR 也可用于慢性肾脏病的分期(图 3.1)。

让我们的思维抽离这个场景,来想象一下 5 年前的 Barrett 先生。思索一下:他是否处于慢性肾疾病(CKD)的危险中? 考虑表 3.1 中列出的可更改和不可更改因素,Barrett 先生有五个 CKD 的高危因素,4 个为可更改的和 1 个为不可更改的。他的糖尿病可以通过饮食控制,有高血压病史和吸烟史,体重超标(BMI 29.1),年龄超过 50 岁。

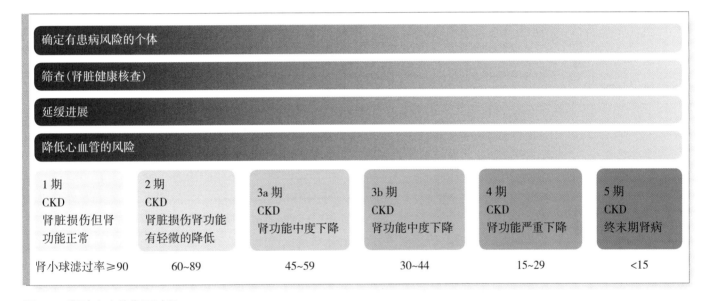

图 3.1　肾脏疾病的发展过程

来源:获得 University of Newcastle 的授权。

表 3.1　慢性肾疾病的危险因素组(CKD)

CKD 的危险因素有哪些?	
非危险因素	使用非甾体类的抗炎药物、COPD、酒精使用、缺乏运动的生活方式
CKD 的危险因素	糖尿病 高血压 年龄超过 60 岁 抽烟 肥胖 家族有肾脏疾病史 土著居民或者托雷斯海峡岛原住民 心血管疾病

当患者被确定具有 CKD 的高危因素后,最好运用肾脏健康核查表去筛查肾脏疾病(Johnson & Mathew 2010)。肾脏健康核查表只有简单的三步:①抽血检查 GFR;②测量尿白蛋白:用肌酸酐的比例去确认是否有蛋白尿;③测量个体的血压去确诊是否有高血压。当患者被确定具有 CKD 的高危因素时,就应该抓住机会筛查 CKD,应把这个筛查当作慢性疾病管理的一部分。无论是否有肾损伤,如果 GFR< 60ml/(min·1.73m²)三个月或者更长,或者说有证据表明有肾损伤(有或者无 GFR 下降)超过三个月(如:微量蛋白尿、蛋白尿、血尿、病理或解剖学异常)都可以诊断为 CKD。及时地确诊 CKD 能够预防并发症,延迟病情恶化并减少心血管疾病风险,同时也降低发病率和死亡率(Johnson & Mathew 2010)。

让我们想象一下,Barrett 先生 5 年前就已经开始看社区护士并完成了肾脏健康核查表,显示结果是血压 130/82mmHg,尿液检测发现有微量蛋白尿。对于一个 69 岁的人来说,肌酐水平为 110μmol/L,看上去正常,可以算出 Barrett 先的预估 GFR 为 58ml/(min·1.73m²),3 个月后复查时如他的 GFR 不变,就可以诊断为 3a 期 CKD 了。如果确定 Barrett 先生是 CKD 的高危人群,且知道他的预估 GFR,有必要早期关注他的肾功能改变,尤其是监控急性血清肌酐升高或者尿量减少。

肾功能的急性改变与许多突发因素相关,包括某些药物的使用、脓毒症和低血容量(Stewart et al. 2009)。在任何急性肾脏损害期间出现的 CKD 都可以看做慢性肾脏病急性发作引起的肾功能下降。临床上常简称为"慢性病急性发作"。没有 CKD 的话,就为"急性肾损伤"(AKI)。有一个重点需要谨记,在急性肾损伤时预估 GFR 并不是很有效,因为预估 GFR 的测算需要依赖稳定的肌酐状态(Sinclair & Bennett 2011)。因此,我们依赖基于血清肌酐的升高变化和尿量标准的分类标准来判断病情的严重程度(表 3.2)。

运用表 3.2 中的标准,Barrett 先生的尿量在至少 8 个小时内降到 25~30ml/h。根据风险、损伤、衰竭、丢失、和肾脏疾病的终末阶段 RIFLE(risk,injury,failure,loss,end)和急性肾损伤网络 AKIN(acute,kidney,injury,network)分期标准可以确定他正处于急性肾损伤的危险中。尽管如此,在第 3 次快速输液后,他的尿量仅仅增加到了 36ml/h。我们看到了从低血容量到高血容量的改变,因此他的肾脏已经不能维持液体平衡。术后 36 小时 Barrett 先生的尿量维持在少于 0.5ml/(kg·h),表明他正经历肾损伤(见表 3.2)。

表3.2   比较 RIFLE 和 AKIN 系统的 AKI 阶段

RIFLE 阶段 [A]	RIFLE 血清肌酐水平增加 [B]	RIFLE 和 AKIN 尿量标准 [C]	AKIN 血清肌酐水平增加 [D]	AKIN 阶段
风险	≥150%~200%	< 0.5 ml/(kg·h),> 6 小时	≥0.3mg/dl 或者≥150%	1
损伤	>200%~300%	<0.5ml/(kg·h),>12 小时	>200%~300%	2
失败	>300%	<0.3ml/(kg·h),≥24 小时或者无尿≥12 小时	≥300%[D] 或者急性的 RRT	3

[A] 维持的 RIFLE 阶段丧失(持久的急性肾衰竭 = 肾功能的完全丧失 > 周数)和 ESRD(> 3 个月)。

[B] 血清肌酐在基线的基础上增加。

[C] 尿量标准在相对应的 RIFLE 和 AKIN 阶段是一样的。

[D] 或者大于 4mg/dl 和急性增加 300% 0.5mg/dl。

来源:P.M. Palevsky & P.T. Murray(May 2009).Acute kidney injury and critical care nephrology. Nephrology self-assessment program:NephSAP,Table 1,P.174. Copyright 2009 by American Society of Nephrology. Reproduced with permission of American Society of Nephrology via Copyright Clearance Center.

在这个阶段,我们可以推断出 Barrett 先生已经有了肾前性的急性肾损伤,因为他的肾脏持续处于灌注不足的状态,从而使急性肾损伤提前发生。连续的灌注不足和相关肾脏组织的缺氧都会导致肾实质的损伤和急性肾小管坏死。在术后第 2 天,Barrett 先生的尿液分析显示他的尿比重已经下降到 1.004,这就表明他的肾小管不再有能力浓缩肾小球滤过液,而且他的肾实质也发生了损伤。假设我们已经知道 Barrett 先生因已存在的肾脏疾病很容易引发急性肾脏损伤,任何治疗上的延误都会导致不良结局,包括需要启动肾脏替代治疗(例如透析)或者死亡。

在这个场景中,我们见证了 Barrett 先生从低血容量发展到高血容量的改变是因为过度纠正他的体液状态及肾功能的恶化。随着肺水肿的发生,现在严格限制他的液体并且静脉输入利尿剂。因此,他的尿量有所改善。尽管如此,对 Barrett 先生相关病情的鉴别确诊和管理上的延误意味着他的尿量在术后 36 小时内都少于 30ml/h,36 小时后才有所好转。

对于任何患者来说,大型手术后需要优先考虑的问题就是无论他是否有肾脏疾病,都要保证他的肾脏有持续的灌注。尤其在术后 72 小时内,避免损伤肾脏、警惕性的监测和住院期间对个体体液的管理可以保证肾脏有持续的灌注。

Barrett 先生的尿量有所改善,7 天后他就已经出院了。尽管如此,他术前的基线血清肌酐水平从 130μmol/L 增加到了 210μmol/L。他被转诊到一位肾病学家那里进行随访,3 个月以后,他的血液测试确认其肾功能已经恶化,因为他的预估肾小球滤过率下降到了 27ml/$(\text{min}\cdot1.73\text{m}^2)$,表明他已经进展到了 4 期 CKD,需要开始讨论肾脏替代治疗。如果照顾 Barrett 先生的医疗健康团队早点意识到他的潜在肾脏损伤以及运用有效的临床推理技能及时地识别和管理他术后的并发症,这是有可能预防的。

(刘燕群　译　蔡毅　校)

拓展阅读

Australian Cancer Council (2005). Clinical Practice Guidelines for the Prevention, Early Detection and Management of Colorectal Cancer – Preparation for Surgery. Available at: <www.cancer.org.au//File/HealthProfessionals/Clinicalper cent20Guidelines/CRCguidelinesCh10.pdf>.

Johnson, D.W. & Mathew, T. (2010). How to treat Chronic Kidney Disease. *Australian Doctor*, March, 27–34.

Redden, M. & Wotton, K. (2002).Third-space fluid shift in elderly patient undergoing gastrointestinal surgery. Part 1: Pathophysiological mechanisms. *Contemporary Nurse* 12, 275–83.

Wotton, K. & Redden, M. (2002).Third-space fluid shift in elderly patient undergoing gastrointestinal surgery. Part 2: Nursing assessment. *Contemporary Nurse* 13, 50–60.

参考文献

Australian Cancer Council (2005). Clinical Practice Guidelines for the Prevention, Early Detection and Management of Colorectal Cancer. Available at: <www.cancer.org.au//File/HealthProfessionals/Clinicalper cent20Guidelines/CRCguidelinesCh1.pdf>.

Australia's Health (2008). Available at: <www.aihw.gov.au/publications/aus/ah08/ah08-c05.pdf>.

Clark, S. (2004). Failure to rescue: Lessons from missed opportunities in care. *Nursing Inquiry* 11(2), 67–71.

Jacques,T., Harrison, G., McLaws, M. & Kilborne, G. (2006). Signs of critical conditions and emergency responses (SOCCER): A model for predicting adverse events in the inpatient setting. *Resuscitation* 69(2), 175–183.

Johnson, D.W. & Mathew, T. (2010). How to treat Chronic Kidney Disease. *Australian Doctor*, March, 27–34.

Kerr, D. & Wilkinson, H. (2005). *In the Know: Implementing Good Practice – Information and Tools for Anyone Supporting People with a Learning Disability and Dementia*. Brighton: Pavilion Publishing.

Levett-Jones, T., Hoffman, K., Dempsey, Y., Jeong, S., Noble, D., Norton, C., Roche, J. & Hickey, N. (2010). The 'five rights' of clinical reasoning: An educational model to enhance nursing students' ability to identify and manage clinically 'at risk' patients. *Nurse Education Today* 30(6), 515–20.

Sinclair, P.M. & Bennett, P. (2011). Caring for people with kidney dysfunction (Chapter 29), in P. LeMone, K. Burke, T. Dwyer, T. Levett-Jones et al. (eds). *Medical–Surgical Nursing: Critical Thinking in Client Care* (Australian edn). Frenchs Forest, NSW: Pearson.

Stewart, J., Findlay, G., Smith, N., Kelly, K. & Mason, M. (2009). *Adding Insult to Injury: A Review of the Care of Patients Who Died in Hospital with a Primary Diagnosis of Acute Kidney Injury (Acute Renal Failure): A Report by the National Confidential Enquiry into Patient Outcome and Death*. London: National Confidential Enquiry into Patient Outcome and Death.

Thompson, C. & Dowding, D. (2002). *Clinical Decision Making and Judgement in Nursing*. Sydney: Churchill Livingstone.

Wotton, K. & Redden, M. (2002).Third-space fluid shift in elderly patient undergoing gastrointestinal surgery. Part 2: Nursing assessment. *Contemporary Nurse* 13, 50–60.

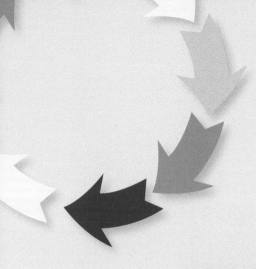

第四章

呼吸困难和缺氧患者的护理

Kerry Hoffman, Raelene Kenny,
Jennifer Dempsey

学 习 目 标

完成本章节学习后,读者能够:

- 解释理解通气、呼吸、缺氧和氧合对提供有效照护的重要性(回顾和应用)
- 识别呼吸困难和缺氧的临床表现,以指导信息的收集和分析(收集、回顾、阐释、筛选、关联和推理)
- 识别呼吸困难的危险因素(匹配和预测)
- 回顾临床信息以确定呼吸困难和缺氧患者的主要问题(综合)
- 描述护理呼吸困难和缺氧患者的优先排序(设立目标和采取行动)
- 确定临床标准,以评价护理困难和缺氧的护理措施的有效性(评价)
- 将所学到的呼吸困难和缺氧的知识应用到新的临床情景中(反思和转化)

导　言

本章的重点是护理 Trent Fulton 先生，35 岁，男性，有呼吸困难和缺氧。Trent 有哮喘病史，这是一种慢性疾病，其特点是反复发作的喘气、胸闷和气短。他还得了社区获得性肺炎。澳大利亚社区中呼吸道疾病的负担很重：呼吸道疾病是社区医生治疗的最常见疾病（占全部情况的 19%），第 3 常见死亡原因（8%），医疗费用第 6（33 亿澳元 / 年）。哮喘是澳大利亚国家卫生领域的优先项目之一。患哮喘的人群会经历生活质量下降，并需要一系列的医疗服务，从健康预防咨询到急诊就诊和住院护理。经过治疗，哮喘的症状通常可以逆转，但是如果重症哮喘发作未能得到恰当的治疗，也会导致死亡。然而，有近 60% 的哮喘相关的死亡本是可以避免的（Australian Institute of Health and Welfare 2010a）。因此，为防止哮喘和其他呼吸道疾病患者出现病情恶化和不良结果，在护理这类患者时卓越的临床推理能力至关重要。

主要概念

哮喘，社区获得性肺炎，缺氧，氧合，呼吸困难

推荐阅读

P. LeMone, K. Burke, T. Dwyer, T. Levett-Jones, L. Moxam, K. Reid-Searl, K. Berry, M. Hales, Y. Luxford, N. Knox and D. Raymond (eds) (2011). *Medical–Surgical Nursing: Critical Thinking in Client Care* (Australian edn). Frenchs Forest, NSW: Pearson.
Chapter 36: Assessing clients with respiratory disorders
Chapter 38: Nursing care of clients with ventilation disorders
Chapter 39: Nursing care of clients with gas exchange disorders

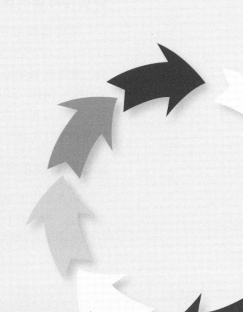

场景 4.1   护理缺氧和低氧血症患者

设置场景

　　Trent Fulton 先生是一位 35 岁的健身教练,3 天前去看全科医生,主诉一周来全身酸痛、头痛、头晕和呼吸困难。医生认为 Fulton 先生这次的呼吸问题不是哮喘引起,而主要与呼吸道感染有关。他给 Fulton 先生服用罗红霉素(罗立得,Rulide)150mg,每天一次。几天后 Fulton 先生再去看医生,仍然主诉不适。拍胸部 X 线片显示肺炎,医生安排他急诊入院。Fulton 先生有轻度的运动诱发性哮喘,因此医嘱给予他沙丁胺醇(万托林,Ventolin)吸入。全科医生陈述这几个月以来 Fulton 先生一直在一家旧仓库改造成的健身馆工作。他和他的同伴都出现了流感样症状,喉咙酸痛、肺部感染。Fulton 先生从未接种过流感和肺炎疫苗,他说他不相信疫苗。其免疫功能正常,没有去过澳大利亚热带地区或海外。由于他对住院非常焦虑,由其伙伴 Ian 陪同。

> 哮喘的发病率在增加吗?

运动训练

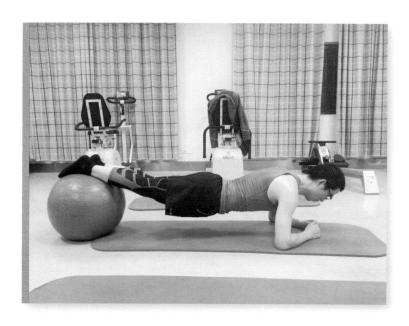

肺炎和哮喘的流行病学

　　呼吸道疾病在澳大利亚有较高的发病率、医疗费用和病死率。2007 年,澳大利亚有 17 993 人(占所有男性的 1.6% 和所有女性的 2.2%)死于另一种呼吸道疾病的并发症——肺炎。老年人和免疫功能低下的人最容易死于肺炎。澳洲原住民比非澳洲原住民更容易因肺炎住院(AIHW 2010a)。澳大利亚是全球哮喘发病率最高的地方之一,有高达 16% 的儿童受累。尽管这种疾病好发于 25 岁以下的青少年,仍然有高达 12% 的澳大利亚成年人和 15% 的澳洲原住民被诊断为哮喘(AIHW 2010b)。

肺炎和哮喘的病因和发病机制

　　肺炎是由于感染或非感染因素引起的肺实质炎症。感染的微生物包括细菌、病毒、真菌和原虫。肺炎可分为社区获得性肺炎和医院获得性肺炎。感染的微生物可以侵犯肺泡从而引起炎症或免疫反应。这可以导致炎症、血管充血、水肿和感染性废物堆积。气血交换受到损害,并出现气短和缺氧(LeMone et al. 2011)。

　　哮喘的特点是广泛的气道狭窄从而引起气流受限。气道狭窄一般出现于刺激炎症反应的"扳机"事件后,引起黏膜分泌物增多、细支气管水肿和支气管狭窄。通常外源性的"扳机"包括运动、吸烟,过敏原如尘螨、动物皮毛、花粉、草和食物添加剂。内源性的"扳机"包括药物如阿司匹林、β 受体阻滞剂,及最常见的病毒感染和情绪抑郁。急性哮喘的气流受限通常可以自行或治疗后逆转(LeMone et al. 2011)。然而,有些患者,特别是因感染并发哮喘的患者,有可能会出现呼吸衰竭甚至死亡。

急诊科留观

　　在急诊科,Fulton 先生在发汗,面色潮红但无发绀。他意识清楚,定向力正常,但是明显气短、轻度胸痛(疼痛评分 2 分)。Fulton 先生还咳绿臭痰,但无咯血。医生对 Fulton 先生进行体检,发现他左肺呼吸音减低,并闻及粗湿啰音。再次复查胸部 X 线片,显示左中叶肺实变,无胸腔积液。询问病史时,Fulton 先生陈述他从不吸烟,仅在应酬时饮酒。他在 Ian 的陪同下入住内科病房,Ian 帮助他安顿好,然后回家照顾他们的两条狗。

留观观察结果
体温:38.8℃
脉搏:128 次 /min
呼吸:31 次 /min
血压:100/60mmHg
氧饱和度:92%
血气分析:PaO_2 55,$PaCO_2$ 32,pH 7.48,碳酸盐 24mEq/L
尿量:40ml/h

合并症
哮喘

医嘱
痰培养 + 药物敏感试验

血培养

MSU

鼻导管吸氧 4L/min

青霉素(benzylpenicillin)静脉推注 1.2g,每 6 小时一次

多西环素(doxycycline)口服第一天 200μg,然后 100μg 每天,连续 5 天

沙丁胺醇(万托林)5mg 配入 1ml 生理盐水雾化吸入

胸部物理治疗

问题　决定 Fulton 先生住院依据的是哪些因素? 请从以下选项中选择 3 项。

　　a. 体温:38.8℃　　　　　　　　b. 尿量:40ml/h

　　c. 疼痛评分:2 分　　　　　　　d. 血压:100/60mmHg

　　e. 呼吸:31 次 /min　　　　　　f. 脉搏:128 次 /min

　　g. 意识清楚,定向力正常　　　　h. 食欲减退

> 根据肺炎严重程度指引(PSI)计算 Trent 的危险分数。

以人为中心的照护

　　了解属于 Fulton 先生的独特生活史可以与他建立起治疗性关系。Fulton 先生对于被急诊科收住院特别不能接受,这时这种治疗性关系对他后续的护理很重要。当 Fulton 先生感觉 Fulton 先生的称呼太正式且使他显老,要你叫他 Trent 而不是 Fulton 先生时,这种治疗性

关系就开始了。

　　Trent 出生于 Tamworth，在那里上学上到 12 年级。他有一个姐姐，现在仍和他父母住在 Tamworth。他姐姐结婚了，有两个女儿。在校期间，尽管他有运动诱发性哮喘，他在体育上和学业上同样出类拔萃。他 18 岁时去悉尼上大学，毕业于会计专业。在一家市中心的办公室工作多年后，他决定辞职，重新接受培训后获得 4 级健身教练证书。现在他作为资深导师，正和他多年的伙伴 Ian 一起成立自己的健身馆。Trent 和 Ian 都有健身意识，素食。因为开馆日期将近，他们最近非常辛苦地改造买来的旧仓库，要把它改造成一个健身馆。Trent 还一直在刻苦训练，他想参加即将到来的马拉松。他说自己没有宗教信仰但是在罗马天主教的氛围中长大。

1. 考虑患者状况

晨间交班报告

　　Trent 昨晚在他的同伴离开后很不安。夜间 8 点护士发现他离开床旁，氧管戴着，但是另一端脱离中心供氧装置。护士花了 20~25 分钟安置他。最后让他回到床上，吸上氧气，但是他总想坐起来，不愿意躺下去。昨晚他休息很少，睡眠很差。在交接班时很难监测他的氧饱和度，因为他不停地把指头上的探头拔掉。凌晨 2 点他的体温为 39℃，呼吸 33 次 /min，氧饱和度在 80%~92% 之间，我想氧管可能刺激他的鼻子，因此我给他把鼻导管换成面罩给氧 6L/min。由于医生整晚都在手术室，我没有通知医生，因为 Trent 昨晚的血气分析和白天差不多，所以我想等到今天早上再报告也没太大关系。

　　交班后在去病房看 Trent 前，你先查看了他的入院记录。

小 测 试 ！

　　入院记录和交班报告使用了一些缩写和医学术语。在进入到临床推理环的下一个环节前，测试你对这些术语的理解。

　　问题 1　将下列医学术语与正确的定义配对

发汗剂	呼吸频率增加
发热	动脉血中气体和 pH 的测定
心动过速	在胸片上因为液体、黏液和水肿导致的局部密度增高
呼吸过速	出汗
氧饱和度	心率很快
血气分析	咳血性痰
粗湿啰音	因为血液中缺氧引起嘴唇边发青
咯血	一系列短而低的爆破音，也叫爆裂音
发绀	体温升高
实变	氧和血红蛋白的氧含量的检测

　　问题 2　当夜班护士交班时，她犯了什么诊断错误？

　　　　a. 模式匹配　　　b. 诊断冲动　　　c. 锚定　　　　d. 选择主义

　　问题 3　Trent 用面罩吸氧的氧流量是 6L/min，则吸入氧浓度分数（FiO_2%）或吸氧浓度是多少？

　　问题 4　Trent 的气促、咳嗽最有可能是以下哪种原因导致？

　　　　a. 上呼吸道感染　　　　　　　　　　b. 吸烟史

　　　　c. 早期肺水肿　　　　　　　　　　　d. 以上都不是

问题5　肺炎影响以下肺部哪部分的结构的气体交换?

  a. 胸膜　　　　　　　　　　　b. 肺泡

  c. 支气管和细支气管　　　　　d. 气管

2. 收集线索 / 信息

你回到 Trent 的房间,他躺在床上,仍然是面罩吸氧。你决定再次对他进行一系列的观察,有以下结果:

体温:38.8℃

脉搏:110 次 /min

呼吸:33 次 /min

血压:100/50mmHg

氧饱和度:92%

你确认 Trent 有呼叫器,然后返回护士站。

(a) 阅读当前资料

当你在思考 Trent 的护理时,你看了 Trent 的胸部 X 线片。

问题　你觉得健康人的胸部 X 线片上会有肺实变的区域吗?

  a. 是　　　　　　　　　　　b. 不是

(b) 收集新信息

问题1　对疑似肺炎患者进一步评估包括很多方面,请从以下选项中选出 5 项

  a. 尿量

  b. 白细胞计数

  c. 既往心脏病史

  d. 心电图

  e. 尿液分析

  f. 精神状态

  g. 全血细胞计数和血清电解质

  h. 口渴的程度

  i. 呼吸音

  j. 缩唇呼吸和 / 或使用呼吸辅助肌的评估

问题2　在对肺炎患者进行听诊时,可能会听到湿啰音

  a. 正确　　　　　　　　　　　b. 错误

问题3　在对肺炎患者进行叩诊时,叩诊音可能为过清音

  a. 正确　　　　　　　　　　　b. 错误

问题4　胸部视诊时,下列哪项结果不正常?

  a. 成人呼吸频率 12~20 次 /min　　b. 腹式呼吸

  c. 用嘴呼吸　　　　　　　　　d. 吸气时长约为呼气时长的 2 倍

问题5　人体的呼吸中枢主要是由以下哪项刺激

  a. 心率增加　　　　　　　　　b. 血中二氧化碳浓度增加

  c. 血氧含量降低　　　　　　　d. 以上都是

问题6　列出引起低氧血症的 4 个常见原因

收集线索/信息

阅读《NSW 健康检查手册》中"我无法呼吸"单元。

为了帮助回答这个问题,请了解阅读胸部 X 线片的系统方法。

想要更新呼吸和通气知识吗?

问题7　肺炎的炎症主要可能引起哪项改变

　　　　a. 肺循环　　　　　　　　　　　　b. 气体的弥散

　　　　c. 呼吸功能　　　　　　　　　　　d. 呼吸调节

问题8　呼吸困难的患者可能在呼吸间只能说一两个单词

　　　　a. 正确　　　　　　　　　　　　　b. 错误

问题9　当收集气短严重患者的信息时,询问_____问题是很重要的

问题10　当收集气短严重患者的信息时,针对_____或_____的限制预期的答案是很重要的

(c) 知识回顾

护理呼吸困难的患者需要广博的知识,如生理学、病理学、药理学、病因学、治疗学等。呼吸护理具有挑战性是因为它需要分析气体性质和气体交换的特性、肺容量、呼吸机制和把这些知识应用到常常是比较复杂和变化迅速的临床情境中的能力。

小 测 试 ！

在你理解了呼吸困难和缺氧的关键概念的基础上,测试以下肺炎相关的问题。

问题1　从以下人群中选择最容易罹患肺炎的4组人群

　　　　a. 老年人　　　　　　　　　　　　b. 男/女运动员

　　　　c. 嗜酒者　　　　　　　　　　　　d. 年轻女人

　　　　e. 免疫功能低下者　　　　　　　　f. 健康的中年男人

　　　　g. 澳洲原住民　　　　　　　　　　h. 患有慢性疾病的人

　　　　i. 患有癌症的人　　　　　　　　　j. 10岁以下的儿童

问题2　将下列描述与正确的定义配对

胸壁和肺之间的腔隙产生液体	不适
胸壁和肺之间的腔隙产生脓液	菌血症/败血症
痰液从肺中咳出来	肺脓肿
肺本身产生脓液	咳痰
病毒感染之后继发的细菌性肺部感染	脓胸
缺氧的临床表现,表现为气短的感觉	因药物原因引起的继发性感染
患者诉耐力下降的主观感觉	呼吸困难
不舒服的一般感觉	疲乏

3. 整理信息

(a) 阐释

回顾并解释你所知道的Trent的呼吸状况的所有信息。

问题1　Trent的呼吸频率可以描述为呼吸过速(31次/min)。这个频率对于35岁的健康男性来说是不正常的

　　　　a. 正确　　　　　　　　　　　　　b. 错误

问题2　回顾Trent的入院血气分析。他的PaO_2是55mmHg。Trent这个年龄的健康男性的正常PaO_2应是_____到_____之间

问题3　对于Trent来说,正常的$PaCO_2$应是_____到_____之间,pH是_____到_____之间

问题 4　Trent 入院时的 $PaCO_2$ 低,他的 pH 显示碱中毒。这个结果最可能的原因是

  a. 因为缺氧和低 PaO_2,Trent 的呼吸频率增加。他的 pH 升高以维持 CO_2

  b. 当 Trent 缺氧和低 PaO_2 时,他的呼吸频率增加,这导致他呼出 CO_2 因此也升高了 pH

  c. Trent 的呼吸频率下降,因此他维持了 CO_2,pH 也随之升高

  d. Trent 的呼吸频率加快,低氧导致 pH 升高

问题 5　Trent 因为肺炎在发热,在这种情况下你预期下列哪项结果

  a. 血红蛋白将释氧减少,更容易结合氧气

  b. 血红蛋白将释氧增多,结合氧气减少

  c. 血红蛋白将释氧减少,结合氧气减少

  d. 以上都不是

> 提示:阅读《NSW 健康检查手册》第 2 章 "我不能呼吸" 单元和调整氧血红蛋白解离曲线。

(b) 筛选

从现有的线索和信息中,你需要把最重要的信息找出来。

问题 1　从以下列表中找出你认为与 Trent 缺氧评估最相关的 4 条线索

  a. 血压:100/60mmHg

  b. 呼吸:31 次 /min

  c. 体温:38.8℃

  d. 脉搏:128 次 /min

  e. 头痛

  f. 氧饱和度:92%

  g. 意识清楚,定向力正常

  h. 食欲减退

  i. 血气分析:PaO_2 55,$PaCO_2$ 32,pH7.48,碳酸盐 24mEq/L

  j. 尿量:40ml/h

  k. 胸片:左中叶肺实变

  l. 皮肤颜色:粉色、潮红

问题 2　当 Trent 说在急诊科初次评估有些胸痛时,护士让他描述疼痛,疼痛是否转移到下颌或左臂。护士的问题是想明确胸痛是否因为以下哪种疾病

  a. 心肌梗死　　　　　　　　b. 充血性心力衰竭

  c. 支气管炎　　　　　　　　d. 肺炎

(c) 关联

把线索归拢到一起并确定它们彼此间的联系很重要(基于你已经获取的所有信息基础上)。

问题 1　判断对错

  a. Trent 呼吸急促是因为发热

  b. Trent 缺氧是由于黏液部分阻塞气道,阻挡了气体交换

  c. Trent 的脉搏增快是增加气体交换的补偿机制的结果

问题 2　为肺炎患者选择最重要的线索群

  a. 浓痰、杵状指、发绀、咳嗽、过清音、烦渴

  b. 咳嗽、低氧饱和度、高 BSL,体重增加作为证据的水肿、过清音、触觉语颤

  c. 呼吸急促、发热、浓痰、咳嗽、湿啰音、氧饱和度低于正常

  d. 体重减轻超过一周、疲乏、低氧饱和度、粉红色泡沫痰

(d) 推理

是时候考虑你收集到的 Trent 的所有信息,并基于你的分析进行推论和解释那些线索。

问题 1　从你收集到的 Trent 的病史、体征和症状,你觉得 Trent(从下列选项中选择 2 项)

a. 无热、呼吸过速　　　　　　　b. 高血压、心动过速

c. 呼吸过速、心动过速　　　　　d. 高血压、无热

e. 低氧、发热　　　　　　　　　f. 低血压、无热

g. 心动过缓、发热

问题 2　从下列选项中选择 5 项缺氧的早期体征

a. 呼吸过速或呼吸过缓　　　　　b. 呼吸困难

c. 心动过速或心动过缓　　　　　d. 低血压

e. 疲乏　　　　　　　　　　　　f. 发绀

g. 高血压或低血压　　　　　　　h. 心律不齐

i. $PaCO_2$ 50~60mmHg　　　　　j. PaO_2 50~60mmHg

k. 意识障碍

问题 3　Trent 的 SpO_2 和 PaO_2 都低于正常,提示低氧血症或缺氧。你觉得哪些因素导致他缺氧(选择 2 项)

a. 年龄

b. 部分气道被黏液阻塞

c. 吸烟史

d. 肺泡内有黏液引起的气体交换受损

e. 哮喘病史

f. 身体健康的既往史

(e) 预测

在这一步,你要通过预测你的患者可能的结局,来考虑你的干预的重要性。

问题 1　如果你这时候不采取恰当的措施,Trent 的缺氧没有得到纠正,将会发生什么(选择 2 项)

a. 在接下来的几天里他将逐渐好转

b. 他的体温可能会更高并出现神志不清

c. 他的胸痛可能恶化,引起心脏停搏

d. 他的缺氧将恶化,可能导致呼吸骤停

问题 2　从下列选项中选出判断即将发生呼吸骤停的最有意义的临床指征

a. 脉搏减少　　　　　　　　　　b. 低血压

c. 低呼吸频率　　　　　　　　　d. 低尿量

4. 分析问题

现在把你收集到的所有依据和你做的所有推断归拢到一起(综合),对 Trent 的主要问题下一个明确的护理诊断。

问题 1　Trent 的缺氧是由于气体交换受损

a. 正确　　　　　　　　　　　　b. 错误

问题 2　Trent 也有可能会出现以下哪些问题（选择所有你觉得恰当的）
　　　　a. 清理呼吸道无效
　　　　b. 活动无耐力
　　　　c. 急性疼痛
　　　　d. 有营养失调：低于机体需要量的危险
　　　　e. 无效清除
问题 3　Trent 不停地拔掉氧饱和度的探头和起床是因为他觉得探头不舒服
　　　　a. 正确　　　　　　　　　　　　b. 错误

5. 设立目标

在你采取任何行动去改善 Trent 的病情前，将你想要达到的目标和何时达成理清楚并且具体化很重要。
　　问题　目前对于 Trent 的治疗，从下列选项中选择最重要的短期目标
　　　　a. Trent 在 20 分钟内热退，疼痛消失
　　　　b. Trent 在 3~5 天内感染得到控制
　　　　c. Trent 退热，氧饱和度 >95%
　　　　d. Trent 的血压、血容量恢复正常
　　　　e. Trent 感觉好多了，出院回家

6. 采取行动

现在你已经考虑了到目前为止患者的情况，你必须决定哪些措施要优先执行，为什么和什么时候进行。
　　问题 1　你在制订 Trent 的护理计划。将下表中的护理原因与相应的护理措施进行匹配

护理措施	原因
规律监测氧饱和度和血气分析	焦虑和烦躁可能会加重缺氧
规律检查认知状态	保持心理健康
半卧位或半坐卧位	有变化可能提示缺氧加重
教患者深呼吸和咳嗽	减少肺实变，防止肺不张
保持患者清洁	减少疼痛，增加舒适性
持续鼻导管或面罩吸氧	增加肺泡内氧压和促进氧气向毛细血管内的弥散
鼓励胸部物理治疗	帮助分泌物变稀薄
安慰患者，减轻焦虑	减少耗氧量
给予患者扑热息痛	帮助排出分泌物

呼吸状况可以迅速改变，到目前为止你还没有采取行动。你决定再次评估 Trent……
你发现 Trent 倒在地板上，他的氧气已经脱开。他口唇青紫，不能应答，你注意到他有喘鸣。经过观察，你发现下列结果：

呼吸	不规则,5 次 /min
脉搏	38 次 /min
血压	75/60mmHg
氧饱和度	85%

问题 2   考虑 Trent 的脉搏和呼吸频率,选择 3 项首要的护理措施

    a. 安抚患者

    b. 跑去找其他护士来帮助你

    c. 快速急救或者打电话给急救团队

    d. 重新接上氧气

    e. 准备 CPR(心肺复苏)

    f. 将 Trent 抬回床上

    g. 确定 Trent 是舒适的

    h. 监测 Trent 的疼痛评分

    i. 监测 Trent 的生命体征和氧饱和度

问题 3   从以下选项中选择 7 个缺氧晚期的体征

    a. 呼吸困难   b. 呼吸过速或呼吸过缓

    c. 发绀   d. 对口头指令无反应

    e. 心动过速或心动过缓   f. 高血压

    g. 心律失常   h. 疲乏

    i. 低血压   j. $PaO_2 < 50mmHg$

    k. $PaCO_2 > 60mmHg$ l. $SpO_2 < 90\%$

    m. 气道部分阻塞

问题 4   确定可能导致 Trent 呼吸状况恶化,引起重度缺氧和急性呼吸衰竭的 3 个因素

    a. Trent 输注太多静脉液体和喝水过多,导致体液过多和肺水肿

    b. Trent 黏液分泌物增加,导致气体交换减少

    c. 进行性的意识障碍和氧气面罩持续被拿开导致缺氧加重

    d. 进行性的未处理的胸痛使得胸壁扩张减弱,从而通气减少

    e. 意识状态恶化是由于中枢神经系统抑制剂吗啡,其影响脑干,减慢心率

    f. 意识不清加重和低血氧饱和度都证实 Trent 有进行性的呼吸衰竭,这却没有被病房护士察觉

提示:阅读 Wong & Elliott (2009), *The use of medical orders in acute care oxygen therapy*。

在等待急救团队时,一位年长护士冲进来帮忙,把 Trent 的面罩换成非重复呼吸面罩,氧流量调至 12L/min。一位年轻的同事把你叫到一旁,说护士只允许给予鼻导管吸氧 2L/min。你被这二者的矛盾搞糊涂了。阅读思考空白处标注的文章,然后决定如果遇到类似的情况,你最有可能会怎么做。

问题 5   将下列输氧装置与相应的氧流量和氧浓度进行匹配

输氧装置	氧流量	氧浓度
鼻导管	6~15L/min	0.24~0.36
面罩	10~15L/min	0.4~0.6
非重复呼吸面罩	2~4L/min	0.6~0.9

7. 评价

问题 1   如果 Trent 的病情改善,你预期他的血氧饱和度将会上升至 97%,呼吸频率减

少至 12~18 次 /min

  a. 正确   b. 错误

问题 2 将下列预期结果与相应的护理干预进行匹配

将面罩换成非重复面罩是为了增加氧气

  浓度，以促进 Trent 的氧和   Trent 报告有足够的睡眠和休息

把 Trent 置于高坐卧位是为了帮助肺的扩张 血氧饱和度上升至 94%~97%

每小时监测 Trent 的生命体征   Trent 能够有效咳痰

促进足够的休息，以帮助 Trent 恢复   病情变化早期发现并采取相应措施

问题 3 从下列选项中选择 3 项你觉得 Trent 早该得到的护理

  a. 应给予镇静剂帮助 Trent 安静下来

  b. 应该更频繁地观察血氧饱和度和生命体征

  c. 应该已经检查了血气分析

  d. 应该已经呼叫医生来看 Trent

  e. 应该增加 Trent 的液体量

  f. 应该通过给予 Trent 更多的抗生素治疗感染来改善缺氧

问题 4 下表比较了 Trent 的各班观察结果。请用一句话评价病情趋势

观察		
入院时	第二天早上	你的班上
体温 38.8℃	体温 38.8℃	体温 39℃
脉搏 128 次 /min	脉搏 110 次 /min	脉搏 38 次 /min
呼吸 31 次 /min	呼吸 33 次 /min	呼吸 5 次 /min
氧饱和度 92%（未吸氧）	氧饱和度 92%（Hudson 面罩给氧 6L/min）	氧饱和度 88%（面罩给氧 6L/min）
血压 100/60mmHg	血压 100/55mmHg	血压 78/50mmHg
		出现发绀
		出现喘鸣

  急救团队迅速回应了你的电话，对 Trent 进行通气，并将他转移到重症监护室（ICU）进一步治疗。他在 ICU 待了几天，情况好转后返回普通病房。在普通病房继续住院 5 天，这期间恰当及时的护理使他逐渐恢复。

8. 反思

思考你从这个案例中学习到什么并考虑下列问题。

问题 1 哪些因素导致 Trent 的病情恶化？它们是否可以预防？

问题 2 从这个案例中你学到的最重要的 3 点是什么？

问题 3 作为你从这个案例中学习到的结果，你将在临床实践中采取哪些护理措施？

问题 4 将来，如果你确信你的同事做了错误的临床决策，你将如何应对？

场景 4.2 护理呼吸窘迫的患者

1. 考虑患者状况

Trent 的治疗情况良好,他现在准备回家。尽管过去几天他的体温突然升高,但是现在没有发热。他说他感觉好多了,恨不得马上回家,因为健身馆很快就要开业了,Ian 也需要他一起完成装修。然而,Trent 跟你透露在过去两天里,他有阵发性加重的"胸部发紧"。他看起来烦乱和焦虑。

问题 1　根据症状和体征之间的区别,下列哪项是呼吸困难的症状

　　　　a. 成年患者脉搏增快　　　　　　　b. 呼吸节律改变
　　　　c. 患者主诉气短　　　　　　　　　d. 患者体位为前倾坐位

问题 2　为进一步了解 Trent 的"胸部发紧",你会收集下列哪些信息(选出所有你觉得恰当的)

　　　　a. 循环　　　　　　　　　　　　　b. 呼吸
　　　　c. 舒适　　　　　　　　　　　　　d. 皮肤
　　　　e. 疼痛　　　　　　　　　　　　　f. 睡眠 / 休息模式
　　　　g. 排泄　　　　　　　　　　　　　h. 营养
　　　　i. 支持　　　　　　　　　　　　　j. 应对策略
　　　　k. 骨骼肌肉系统

问题 3　在评估 Trent 的"胸部发紧"时,你可能使用哪些沟通技巧(选择所有你可能用到的)

　　　　a. 用平静的语调
　　　　b. 告诉 Trent 你认为他的问题是什么
　　　　c. 观察 Trent 的行为和呼吸运动
　　　　d. 在处理其他任务和患者的同时,评估 Trent 的担忧
　　　　e. 保持目光接触
　　　　f. 问开放性的问题
　　　　g. 问闭合式问题

2. 收集线索 / 信息

(a) 阅读当前资料

问题 1　你看了 Trent 的病历,确定了下列观察结果

　　　　体温:37℃

　　　　脉搏:110 次 /min

　　　　呼吸:24 次 /min

　　　　血压:140/85mmHg

　　　　氧饱和度:94%(未吸氧)

　　　　每小时平均尿量:40ml/h

　　　　呼吸音:听诊闻及哮鸣音

　　　　血糖:6.2mmol/L

以上哪些结果不在正常范围内？

问题 2　在你与 Trent 沟通时，他向你透露当他在 ICU 里时他有幻觉，感觉有天使来看他和照顾他。从下列选项中选择你可能的应对

　　a. 你有可能出现幻觉，因为你缺氧

　　b. 你那个时候病得很重，但是相信有人在照顾你一定让你很舒服

　　c. 有可能那是个护士，因为天使并不存在

　　d. 只有天主教徒才能相信他们见到了天使

（b）收集新信息

问题　你注意到 Trent 还有些呼吸困难，从下列选项中选择 7 项现阶段最恰当的症状和体征

　　a. Glasgow 昏迷评分：15 分

　　b. 颜色：正常

　　c. 疼痛评分：0/10

　　d. 使用呼吸辅助肌：最少

　　e. 奇脉：无

　　f. 听诊呼吸音：湿啰音

　　g. 瞳孔反应：瞳孔等大，对光反射灵敏

　　h. 说话用短句

　　i. 咳嗽：有，干咳

　　j. 肺活量：占 50% 第一秒用力呼气量预计值

　　k. 疲乏：无

　　l. 意识水平：神志清楚，对时间、空间和人定向清晰

（c）知识回顾

小　测　试！

问题 1　哮鸣音的形成原因是

　　a. 肺泡陷闭　　　　　　　　　　b. 肺泡内有液体

　　c. 气道狭窄　　　　　　　　　　d. 肺萎陷

问题 2　哮喘发作是因为肥大细胞释放一些物质，这些物质引起

　　a. 平滑肌舒张　　　　　　　　　b. 支气管扩张、毛细血管通透

　　c. 支气管狭窄和炎症　　　　　　d. 毛细血管通透性下降，液体渗出

问题 3　有确切的证据表明

　　a. 不能在运动前使用 β_2 受体拮抗剂

　　b. 很多类型的身体训练改善有氧适能

　　c. 只有游泳改善有氧适能

　　d. 身体训练降低生活质量

问题 4　最大呼气流速可以定义为

　　a. 正常呼吸时肺泡内气体交换的比率

　　b. 用力呼气时能呼出的最大气量

　　c. 最大用力呼吸末肺内残留的气量

　　d. 在一次呼吸循环中吸入和呼出的气量

问题 5   呼气出现在

    a. 肋间肌和膈肌松弛时

    b. 肋间肌和膈肌收缩时

    c. 膈肌上抬,肋骨向上向外移动时

    d. 胸腔内压力减少,形成负压时

整理
信息

3. 整理信息

(a) 阐释,(b) 筛选和(c) 关联

问题 1   下列肺容量的指标中,哮喘发作时空气陷闭引起的最具特征性的改变的是哪一项

    a. 潮气量   b. 补吸气量

    c. 补呼气量   d. 功能余气量

问题 2   下列哪项对诊断哮喘是必须的

    a. 气道阻塞的可逆性   b. 第一秒用力呼气量下降

    c. 用力呼气量下降   d. 气道阻塞的不可逆性

问题 3   下列哪项不提示哮喘

    a. 胸部紧缩感   b. 咳嗽夜间加重

    c. 喘鸣   d. 喘气

问题 4   下列哪些是哮喘的特征(选 4 项)

    a. 杵状指   b. 气短

    c. 咳嗽   d. 血压 >140/90mmHg

    e. 胸部紧缩感   f. 桶状胸

    g. 喘气   h. 端坐呼吸

(d) 推理

问题   下列哪些因素可以识别哮喘(选择所有你认为合适的)

    a. 粗湿啰音

    b. 服用阿司匹林或 β 受体阻滞剂后症状加重

    c. 暴露于可识别的过敏源后症状、体征加重

    d. 既往曾有过一次过敏反应

(e) 预测

问题   从下列因素中选出 4 项可置 Trent 于较高的病情恶化的风险

    a. 既往 ICU 住院史

    b. 偶尔、轻度哮喘发作

    c. 既往频繁的住院史

    d. 哮喘需要一个月使用一次气雾剂

    e. 正在或最近使用糖皮质激素

    f. 既往重度哮喘发作(需要住院)史

    g. 既往无住院史

(f) 匹配

问题   你见过与 Trent 有相同症状和体征的患者吗? 如果有,当时是怎么处理的

4. 分析问题

再次检查 Trent 先生的相关信息：

体温：37℃

脉搏：110 次 /min

呼吸：24 次 /min

血压：140/85mmHg

氧饱和度：93%（未吸氧）

每小时平均尿量：40ml/h

血糖：6.2mmol/L

呼吸音：听诊闻及哮鸣音

Trent 诉"胸闷"

问题　从这些信息中，确定对于 Trent 的 3 条正确的护理诊断

a. 因为压力引起的高血糖症　　　　b. 低氧

c. 无效性呼吸形态　　　　　　　　d. 焦虑

e. 清理呼吸道无效　　　　　　　　f. 气体交换受损

5. 设立目标

在你采取任何行动去改善 Trent 的病情前，将你想要达到的目标和何时达成理清楚并且具体化是很重要的。

问题 1　目前对于 Trent 的治疗，从下列选项中选择 4 项最重要的护理目标

a. 哮鸣音减弱或消失　　　　　　　b. 经口摄入食物和水

c. 生命体征正常范围　　　　　　　d. 皮肤粉色

e. 不发热　　　　　　　　　　　　f. 氧饱和度 >95%

g. 呼吸率 <10 次 /min　　　　　　h. 呼吸音消失

i. 患者平静放松　　　　　　　　　j. 咳嗽消失

问题 2　对于支气管扩张剂的副作用，你要监测的是

a. 失眠和坐立不安　　　　　　　　b. 口干、口臭

c. 心悸和震颤　　　　　　　　　　d. 流眼泪、鼻涕

6. 采取行动

问题 1　将下列护理原因与相应的护理措施进行匹配

高半坐卧位	帮助分泌物变稀薄
给氧	帮助舒张支气管
遵医嘱给予雾化吸入治疗	保存精力，减少疲劳
遵医嘱湿化气道	促进休息
监测生命体征和实验室检查结果	在恢复和康复阶段促进自我管理
必要时协助日常生活活动	改善缺氧
在计划的活动之间休息，减少过多 　的环境刺激	减少恐慌发作

提示：阅读 Osmond & Diner（2004）。

<table>
<tr><td>评估焦虑水平</td><td>检查有无渐进性的呼吸过速、心动过速和呼吸窘迫</td></tr>
<tr><td>评估对哮喘知识和管理的了解水平</td><td>减少呼吸功,增加肺扩张</td></tr>
</table>

Trent 已经进行了医疗回顾,现在开始使用预防性治疗药物孟鲁斯特(顺尔宁),一种白三烯受体拮抗剂。他还被推荐给哮喘教育师,和他一起回顾哮喘管理计划,为出院做准备。

7. 评价

问题 1 观察 Trent 的体征和症状,列出 5 个以确定他的病情在临床回顾和采取恰当的护理措施后是否改善

问题 2 对 Trent 的哮喘进行长期管理,从下列选项中选出最恰当的护理措施

    a. 提供书面或口头指示作为将来的参考

    b. 提供辅助供氧

    c. 告知最大呼气风流速仪的正确使用方法

    d. 使用方法减轻焦虑

    e. 帮助患者理解要避免运动

    f. 教育患者即使症状好转也要持续使用预防性药物

    g. 讨论生活方式的变化如在寒冷天气运动前要缓慢热身

    h. 讨论饮食改变如低盐低脂饮食

    i. 如果超重,讨论减肥方法

8. 反思

思考 Trent 发生了什么,受到哪些护理。回答下列问题。

问题 1 怎样可以预防 Trent 的病情加重?

问题 2 你从这个案例中学到哪些知识可以用于你将来的临床实践?

问题 3 为什么有些哮喘患者在急性呼吸道感染后会发展为哮喘的加重?

问题 4 你会应用哪些你学到的知识去教育其他哮喘患者?

结语

Trent 在恢复,健身馆不得不推迟了几周开放,然而,2 个月后它还是成功地开张了。Trent 一直保持健康,没有再患呼吸道感染。他去看他的全科医生和哮喘教育师,在他们的帮助下制定了基于国家哮喘委员会六步哮喘管理计划(Button 2003)的哮喘管理计划。他一直在使用预防性药物,改变了一些生活方式。在寒冷天气时,他跑步前花了更多的时间热身,如果确实很冷,则与 Ian 去遛狗。Trent 和 Ian 装修了他们的家,把地毯换成了抛光的木地板。他们还为两条狗造了狗屋,这样狗可以睡在外面。Trent 现在意识到哪些因素可以诱发哮喘,正在逐步避免这些因素。他延迟了跑马拉松的计划,但是准备参加明年的城市冲浪赛。

(王爱玲　译　刘燕群　校)

拓展阅读

Cretikos, M.A., Bellomo, R., Hillman, K., Chen, J., Finfer, S. & Flabouris, A. (2008). Respiratory rate: The neglected vital sign, *Medical Journal of Australia* 188(11), 657–59.

Jenkins, C.R., Thompson, P.J., Gibson, P.G. & Wood-Baker, R. (2005). Distinguishing asthma and chronic obstructive pulmonary disease: Why, why not and how? *Medical Journal of Australia* 183(1), S35–S37.

Johnson, P., Irving, L. & Turnidge, J. (2002). Community-acquired pneumonia, *Medical Journal of Australia* 176(7), 341–47.

Parkes, R. (2011). Rate of respiration: The forgotten vital sign. *Emergency Nurse* 19(2), 12–18.

Wisc-online (2011). *Respiratory Basics*. Accessed September 2011 at <www.wisc-online.com/Objects/ViewObject. aspx?ID=AP15104>.

参考文献

Australian Institute of Health and Welfare (2010a). *Australia's Health 2010*. Australia's Health, no. 12, cat. no. AUS 122. Canberra: AIHW, 181–83 (June 2010). <www.aihw.gov.au/publications/aus/ah08/ah08-c05.pdf>.

Australian Institute of Health and Welfare (2010b). *Asthma, chronic obstructive pulmonary disease and other respiratory diseases in Australia*. Asthma series, cat. no. ACM 20. Canberra: AIHW. <www.aihw.gov.au/publication-detail/?id=6442468361>.

Button, D. (2003). National Asthma Council Australia's six step asthma management plan: Is it working for young adults? *Collegian* 10(4), 37–42.

Get Body Smart (2011). *A Review of the Structures and Functions of the Respiratory System*. Accessed September 2011 at <www.getbodysmart.com/ap/respiratorysystem/menu/menu.html>.

Jacques, T., Fisher, M., Hillman, K., Hughes, C., Lam, D., Manasiev, B., Morris, R., Pandit, R., Pile, A. & Saul, P. (eds) (2009). *NSW Health DETECT Manual*. Accessed September 2011 at <http://nswhealth.moodle.com.au/DOH/DETECT/content/index.htm>.

LeMone, P., Burke, K., Dwyer, T., Levett-Jones, T., Moxam, L., Reid-Searl, K., Berry, K., Hales, M., Luxford, Y., Knox, N. & Raymond, D. (eds) (2011). *Medical–Surgical Nursing: Critical Thinking in Client Care* (Australian edn). Frenchs Forest, NSW: Pearson.

md+calc.com (2009). *PSI/PORT Score: Pneumonia Severity Index for Adult CAP*. Accessed September 2011 at <www.mdcalc.com/psi-port-score-pneumonia-severity-index-adult-cap>.

National Health and Medical Research Council (NHMRC) (2011). *Asthma*. Accessed September 2011 at <www.nhmrc.gov.au/grants/research-funding-statistics-and-data/funding-datasets/asthma>.

NSW Health (2007). *NSW Health, Avoidable Admissions Model, Community Acquired Pneumonia*. Accessed September 2011 at <www.archi.net.au/documents/resources/hsp/avoid/nswstrategy/clinical_evidence/pneumonia-clinical.pdf>.

Osmond,M. & Diner, B. (2004). Nebulizers versus inhalers with spacers for acute asthma in pediatrics, *Annals of Emergency Medicine* 43, 413–15. <http://extranet.hospitalcruces.com/doc/adjuntos/inhaladores.pdf>.

Patient.co.uk. *Chest X-ray – Systematic Approach*. Accessed September 2011 at <www.patient.co.uk/doctor/Chest-Film-%28CXR%29-Systematic-Approach.htm>.

RnCeus.com (2009). *Respiratory Assessment: Adult and Child*. Accessed September 2011 at <www.rnceus.com/course_frame. asp?exam_id=26&directory=resp>.

Wisc-online (2011). *Respiratory Basics*. Accessed September 2011 at <www.wisc-online.com/Objects/ViewObject. aspx?ID=AP15104>.

Wong, M. & Elliott, M. (2009). The use of medical orders in acute care oxygen therapy, *British Journal of Nursing* 18(8), 462–64.

第五章

心血管疾病患者的护理

Kerry Hoffman, Jennifer Dempsey,
Raelene Kenny

学 习 目 标

完成本章学习后,读者能够:

- 解释理解心肌缺血和心律失常对提供有效照护的重要性(回顾和应用)
- 识别胸痛的临床表现,以指导线索的收集和分析(收集、回顾、阐释、筛选、关联和推理)
- 识别心血管疾病的危险因素(匹配和预测)
- 回顾临床信息以确定心血管疾病患者的主要问题(综合)
- 描述照护心血管患者时需要优先考虑的问题(设立目标和采取行动)
- 确定临床标准,以评价对胸痛与心律不齐的护理措施的有效性(评价)
- 将所学到的关于心脏与心肌缺血的知识应用到新的临床情景中(反思和转化)

导 言

本章是关于 David Parker 先生的护理。David Parker,男,55 岁,因胸痛持续发作入住其住所附近的地方医院。在胸痛事件中,早期就诊已被确认是影响临床结局的关键因素之一(National Heart Foundation of Australia 2011a)。对于有胸痛症状患者的精准评估需要成熟的临床推理技能与牢固的专业知识基础。

虽然 66% 有胸痛症状的患者会收治入院,但只有 15% 的患者确诊为急性心肌梗死。然而,没有入院的胸痛患者的死亡率却是入院胸痛患者的 4 倍,因为有高达 5% 的胸痛患者是漏诊的急性心肌梗死患者。地理位置同样会影响临床结局,住在偏远地区的患者出现急性心肌梗死后其死亡率要明显高很多(在澳大利亚,偏远地区比城市地区要高 10%,极偏远地区要高 30%)。急性心血管事件不良结局的原因有:距离(延迟就诊),患者就诊的农村或偏远地区的健康服务设施完善程度,以及患者知识与决策(Aroney et al. 2008)。

主要概念

胸痛,心律失常,缺血,心脏骤停,心力衰竭,康复

推荐阅读

P. LeMone, K. Burke, T. Dwyer, T. Levett-Jones, L. Moxam, K. Reid-Searl, K. Berry, M. Hales, Y. Luxford, N. Knox & D. Raymond (eds) (2011). *Medical–Surgical Nursing: Critical Thinking in Client Care* (Australian edn). Frenchs Forest, NSW: Pearson.
Chapter 30: Assessing clients with cardiac disorders
Chapter 31: Nursing care of clients with coronary heart disease
Chapter 32: Nursing care of clients with cardiac disorders

场景 5.1   照顾缺血性胸痛的患者

设置场景

你在雪山区一所区域医院的急诊科工作,这时一个中年男性被救护车人员送进来。他的妻子 Sophie 从大门进来,几乎同时到达。他端坐在救护推车上,带着氧气面罩,面色惨白。他冒着汗,右手紧紧抓着救护推车,左手拿着呕吐碗紧靠着身体。他看上去很害怕。他的妻子冲上前告诉他:"一切都会好的,你会好起来的。"这时她转向你:"他会吧?"

救护车人员告诉你,Parker 先生之前在物业区维修篱笆,当他举起一些比较重的栅栏柱时,突然出现胸痛。他回到农舍吃了一些抗酸药,但是疼痛仍在。在 12:00 他倒下之前,他经历了大概 2 小时的心前区胸痛。但他没有失去意识。Parker 先生的妻子打电话叫了救护车,虽然她丈夫以"还有很多事情要做"为由反对。救护车人员估计胸痛始于 10:00,大概需要 90 分钟来回于物业和农场。Parker 先生现在的疼痛位于心前区,自述是压榨性。疼痛放射到左臂、颈部和牙齿。他非常焦虑,担心他的农场,那里养了一大群的美利奴绵羊。他现在心动过速且有血压偏高。他既往有高血压史但控制良好。

农场

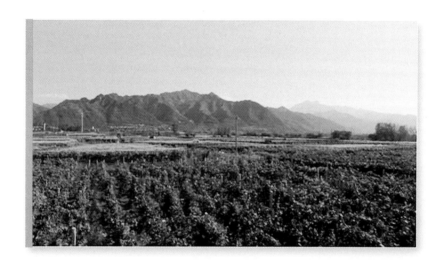

缺血性胸痛与心力衰竭的流行病学

收集并学习心血管疾病死亡率以及不同年龄组的趋势。

冠心病,也称为缺血性心脏病,是最常见的一种心脏病。主要有两种临床类型——心脏病发作即急性心肌梗死(acute myocardial infarction,AMI)和心绞痛。冠心病占了澳大利亚总死亡人数的 17%。在 2006 年,22 983 例死亡归因于冠心病,比其他任何单个疾病都多;且在 2006—2007 年间有 162 328 人因冠心病入院。死亡率从 70 年代开始下降,不是因为心脏病发作减少而是因为生存率的提高。冠心病最常发生于老年人(55~64 岁的澳大利亚人中有 7.5% 的人患有冠心病,而 75 岁以上则高达 20.3%)。较女性而言,男性冠心病患者更为常见。土著居民是非土著居民的两倍。在 2007 年,土著居民冠心病死亡数是非土著居民的两倍多(Australia Institute of Health and Welfare 2010a)。

缺血性胸痛与心力衰竭的病因学与病理学

冠心病主要的病因是动脉粥样硬化,即脂类堆积在动脉形成斑块,使动脉管腔变小,冠状动脉血流可能会因此受阻。斑块有可能出现溃疡,导致血栓形成,可能造成血管完全阻塞。

冠心病的主要临床表现有心绞痛、急性冠状动脉综合征和 / 或心肌梗死。运动（需氧量增加）可加重胸痛，而休息则可缓解胸痛（供氧量满足心肌需求），这是心绞痛的主要特点（LeMone et al. 2011）。当冠状动脉完全阻塞时，心肌供血就会受阻，受累组织就会出现缺血（急性冠状动脉综合征）。如果供血不能及时恢复，这些缺血组织就会死亡（心肌梗死）。危险因素包括可控的因素或不可控的因素，如年龄、遗传、高血压、高血清胆固醇、糖尿病，生活方式因素如吸烟、肥胖以及缺乏锻炼。有些危险因素在土著居民和托雷斯海峡岛人更常见，比如糖尿病患者是普通人群的四倍，吸烟与肥胖是普通人群的两倍。

了解更多关于风险预防的信息。

　　心力衰竭是最常见的心脏功能失调。它是心肌收缩功能受损的结果，心脏不能有效充血或没有足够力量，导致泵血功能受损。泵血衰竭导致心输出量下降，组织灌注减少。高血压是心力衰竭的主要原因，冠心病是最常见的危险因素。

收入急救中心

　　收入急救中心的时候 Parker 先生正冒汗，脸色苍白。他神志清楚，有定向力，但非常焦虑，且有心前区胸痛。医生检查后给他开了吗啡静脉注射。Parker 先生的心电图胸前导联结果显示缺血性损伤（ST 段抬高）。医生问 Parker 先生既往有无头部损伤、恶性肿瘤、卒中或胃出血的情况以确定 Parker 先生是否有溶栓治疗的禁忌证。未发现有危险因素。

入院观察

体温：36.8℃

脉搏：108 次 /min

呼吸：24 次 /min

血压：150/90mmHg

血氧饱和度：95%（室内空气）

血糖：14.1mmol/L

疼痛评分：8

格拉斯哥昏迷评分（Glasgow coma scale，GCS）：15

合并症

骨关节炎

高血压

高血脂

2 型糖尿病

医嘱

全血细胞计数（full blood count，FBC）

尿素，电解质，肌酐（urea，electrolytes and creatinine，UECs）

动脉血气分析（arterial blood gases，ABGs）

心肌酶（cardiac enzymes，CEs）

静脉滴注硝酸甘油，根据血压和疼痛调整滴速；维持舒张压在 60mmHg 以上

吗啡 2.5mg，静脉注射，必要时

给予重组组织型纤溶酶原激活剂（rTPA）

收入心内科监护中心（CCU）

小 测 试！

问题 1　心脏的四个腔中_____壁最厚，它将血液泵入_____。请选择正确的答案

　　　　a. 右心房，体循环　　　　　　　b. 右心室，肺循环

　　　　c. 左心房，肺循环　　　　　　　d. 左心室，体循环

问题2　刚刚氧化的血通过_____进入心脏,且被泵入到_____。请选择正确的答案
　　　　a. 右心房,主动脉　　　　　　　　b. 左心房,主动脉
　　　　c. 右心室,肺动脉　　　　　　　　d. 右心室,肺动脉
问题3　你认为为什么急救车人员在陈述入院史时,对于准确评估时间这么在意呢

以人为中心的照护

　　了解 Parker 的生活史可以帮助你理解他对自己病情的反应,且有利于提供以人为中心的照护。Parker 先生是个原住民,属于是"被偷走的一代"[①],且在寄养家庭长大,现在仍住在那个区域。虽然他完成了学业,他的童年与青少年生活是混乱的。他和家庭成员没有任何联系,也不知道他的家族史。他相信过去应该保持"不被伤害"的状态。

　　Parker 先生的寄养家庭拥有混合型的农业财产,所以他培养了多种畜牧业的技能,包括培育细羊毛美利奴绵羊。他这方面的兴趣使他能在农场里有一席之地,并且他后来成为了所住地的农场经理。无论是对待他的雇员还是对待他的动物,Parker 先生都有非常强的职业道德与责任心。Parker 先生娶了一名当地女子 Sophie,她是学校老师,工作的地方与 Parker 先生住的医院在同一个镇。Parker 夫妇有两个小孩(青少年),且在妻子工作的学校上学。

　　Parker 先生的家庭描述他为"被驱动型",很难从工作中停下来。Parker 先生抽烟,偶尔喝一点酒。

1. 考虑患者状况

　　从确诊 Parker 先生患有急性心肌梗死已经过去了 8 个小时。自从入院后他变得越来越激动,他想打电话到农场,检查他的员工,因为现在是产羊羔的季节。他一直粗鲁地命令他的妻子 Sophie 把他的移动电话拿过来,且对工作人员越来越无礼。

14:00——交班报告

　　我是 Thomas,我这星期刚来 CCU;我来自心内科病房。Parker 先生,男,55 岁,急性冠状动脉综合征,今天早前因胸痛被救护车送入院。他有 2 型糖尿病,控制饮食,他的医生正在控制和监测他的高血压和高胆固醇。入院时,他的疼痛评分是 7/10,心前区胸痛,放射到下颌,伴有呕吐与喘气;在急诊科用了硝酸甘油和吗啡得到初步缓解,但仍持续静脉滴注硝酸甘油以控制血压。他是 ST 段抬高型心肌梗死并在急诊科接受了重组组织型纤溶酶原激活剂治疗。他上个月本该进行心血管检查,但是他没空离开他的工作。他管理着一个绵羊农场,他的妻子在这个小镇工作。

小 测 试!

检查你对交班报告中的缩写和术语的了解程度,请选择想要正确的答案。
问题1　ACS 是指
　　　　a. 急性心脏综合征(acute cardiac syndrome)
　　　　b. 实际的冠状动脉疾病(actual coronary sickness)
　　　　c. 急性冠状动脉综合征(acute coronary syndrome)
　　　　d. 急性心脏疾病(acute cardiac sickness)

---

① "被偷走的一代"是澳大利亚历史上一群充满悲剧色彩的人,是 20 世纪初澳政府推行的"白澳政策"的牺牲品。澳大利亚政府为了对土著实施同化政策,在 1910 年,澳大利亚通过一项政策,以改善土著儿童生活为由,规定当局可以随意从土著家庭中带走混血土著儿童,把他们集中在保育所等处,接受白人文化教育。从 1910—1970 年,全澳大利亚有近 10 万名土著儿童被政府从家人身边强行带走,这些人后来被称为"被偷走的一代"。

问题 2　GTN 是什么意思

 a. 硝酸甘油（glycerol trinitrate） b. 酒石酸甘油（glycerine tartrate）

 c. 甘油酒石酸酯（glycerol tartrate） d. 甘油三硝酸酯（glycerine trinitrate）

问题 3　心肌梗死在心电图上的两个特征是什么

 a. ST 段压低   b. ST 段抬高

 c. 异常 Q 波   d. 异常 P 波

问题 4　STEMI 是指

 a. 标准整体急性心肌梗死（standard total emergency myocardial infarction）

 b. ST 段抬高性心肌梗死（ST elevation myocardial infarction）

 c. ST 段急性心肌梗死（ST emergency myocardial infarction）

 d. 标准化完全发展的心肌梗死（standard total evolving myocardial infarction）

问题 5　正常的肌钙蛋白水平小于 14μg/L

 a. 正确   b. 错误

2. 收集线索 / 信息

问题 1　从下列选项中，选出你认为评估 Parker 先生当时病情最相关的 5 个线索

 a. 12 导联心电图   b. 血钾水平

 c. 血压   d. 手脚温度

 e. 认知水平   f. 血钠水平

 g. 疼痛评分   h. 酒精戒断评分

问题 2　待 Parker 先生病情平稳后，你打算收集以下信息来完成危险因素评估。以下哪个线索你可能没办法收集

 a. 体重   b. 吸烟史

 c. 饮酒史   d. 家族心脏病史

 e. 抑郁史

问题 3　正常的 ST 段是在等电位线上的

 a. 正确   b. 错误

一天快结束时，你在 Parker 先生病房外面准备药物，听到他对他的妻子 Sophie 说："我的手机在哪里？我 1 小时前就让你把我的手机带过来。为什么孩子在这里？他们不需要因为我生病在这里就请假离校一天！告诉我我很好。为什么每个人都唠唠叨叨？" Parker 先生停下来（你认为他是停下来呼吸），然后 Sophie 喊着说："David？护士！快！David 情况不好啦！"你进入到房间，发现他瘫在床上，心电监护上显示的心律如下图（图 5.1）。

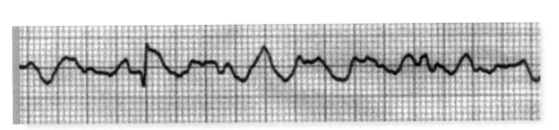

图 5.1　EKG 室颤

（a）阅读当前资料

当你看到 Parker 先生的监护仪时，你考虑发生了什么？

收集线索/信息

> 缺失线索：阅读 *NSW Health DETECT module "Warm hands, warm feet"*。

> 澳大利亚国家心脏基金会（2011b），《心脏病事实》2011 年 10 月发布。

> 查阅关于心脏节律的资料。

（b）收集新信息

问题 1   心输出量的计算方法是

      a. 心率减去心搏量　　　　　　b. 心率除以心搏量

      c. 心率加上心搏量　　　　　　d. 心率乘以心搏量

问题 2   心电图上的 T 波表示

      a. 心房已经去极化　　　　　　b. 心室正在去极化

      c. 心室已经复极化　　　　　　d. 心房正在复极化

问题 3   Parker 先生处于心脏骤停

      a. 正确　　　　　　　　　　　b. 错误

（c）知识回顾

照顾冠心病患者需要相关知识和对心脏生理学、病理学、药理学、流行病学以及治疗的了解。

小 测 试！

为了能夯实你对冠心病关键概念的理解，自我测试以下有关冠心病的问题。

问题   从以下条目中选择 5 类最有可能患冠心病的人群

      a. 年龄超过 55 岁　　　　　　b. 男 / 女运动员

      c. 嗜酒者　　　　　　　　　　d. 男性

      e. 肥胖　　　　　　　　　　　f. 健康的中年妇女

      g. 原住民与托雷斯海峡岛人　　h. 糖尿病患者

      i. 癌症患者　　　　　　　　　j. 骨关节炎患者

3. 整理信息

（a）阐释

回顾并解释所有你知道的关于 Parker 先生的情况。

问题 1   监护仪显示室颤

      a. 正确　　　　　　　　　　　b. 错误

问题 2   你回顾 Parker 先生目前的治疗。出现这种心律最可能的原因是什么

      a. 由于硝酸甘油输注导致他正经历再灌注心律失常

      b. 由于重复剂量的吗啡导致他正经历过敏反应

      c. 在重组组织型溶血酶原激活剂治疗后他正经历再灌注心律失常

      d. 因为急性心肌梗死，心脏处于组织缺氧状态而导致心律失常

问题 3   紧急救援小组接替你继续心肺复苏。将下列操作重新排序以反映推荐的操作流程

      a. 查看监护仪，评估心律是否可导致休克

      b. 电击

      c. 继续心肺复苏

      d. 贴除颤片

问题 4   基础生命支持时呼吸与按压的比是

      a. 1 : 15　　　　　b. 2 : 15　　　　　c. 2 : 30　　　　　d. 2 : 40

问题 5　以下哪种心律可导致"休克"

　　　　a. 无收缩　　　　　　　　b. 室速,有脉搏

　　　　c. 室速无脉搏　　　　　　d. 无脉性电活动

(b) 筛选

根据你现有的线索与信息,你需要筛选,把最重要的留下来。

问题 1　此时你觉得什么信息并不是特别重要

　　　　a. 再灌注心律失常引起的心脏传导受损

　　　　b. 循环受损引起的缺氧

　　　　c. 心输出量受损

　　　　d. 糖代谢受损

问题 2　以上选项中,哪项此时是最重要的

(c) 关联

理解并聚集你现在收集的线索是很重要的。

问题 1　判断下列陈述的对错

　　　　a. 室颤导致心室无效颤动　　　b. 室颤有规律的模式

　　　　c. 室颤心率超过 300 次 /min　　d. 室颤可见 R 波

问题 2　选择对于室颤患者最重要的线索

　　　　a. 心跳可闻及,脉搏不可触,正常的呼吸,无反应

　　　　b. 心跳未闻及,脉搏微弱平稳,没有呼吸,反应性不断下降

　　　　c. 心跳未闻及,脉搏不可触,没有呼吸,反应正常

　　　　d. 心跳未闻及,脉搏不可触,没有呼吸,无反应

(d) 推理

思考你收集到的所有关于 Parker 先生的线索,根据你对这些线索的分析与解释作出推断。

问题　思考以下两个陈述选出你认为最正确的一个

　　　　a. Parker 先生正在经历心脏骤停,将会进行除颤,以将电流传导到他的左心室,这样他的心脏就可以重新建立起泵血功能,并提高心输出量

　　　　b. Parker 先生正在经历心脏骤停,将会进行除颤,将电流传导到心脏细胞关键的一块使其除极化,这样当细胞复极的时候,窦房结能够重得它作为起搏点的角色

紧急救援小组对 Parker 先生除颤成功,他的心律重新恢复为窦性心律。你得到以下另一组观察数据。

脉搏:65 次 /min

呼吸:24 次 /min

血压:100/60mmHg

血氧饱和度:100%(普通面罩给氧 15L/min 时)

紧急救援小组将患者交班给治疗小组就离开了。你和医生一起去与 Parker 夫人谈话。医生告诉她 Parker 先生目前情况稳定了。起初,Parker 先生的心脏有局部缺血改变并导致心电图改变,这表明他冠状动脉左前降支有堵塞,从而损害了他的心脏功能,这与肌钙蛋白水平提示一致。目前看起来溶血栓药已经确实解除了堵塞,从而导致他心脏节律的改变。你解释说要确定心脏损害程度需要更多的时间。

(e) 预测与(f)匹配

在此阶段,你开始考虑你的患者可能出现的结果,这将会指导你下一步的行动。

问题 由于急性心肌梗死和室颤,Parker 先生可能会经历如下的状况。请将下列可能出现的结果和最相符的情况匹配起来

结果	情况
在接下来的几天里 Parker 先生的状况可能会逐渐好转,没有不良反应	如果他遭受相当大的心肌损伤和左心室泵血功能降低
Parker 先生的生命体征可能维持在正常参考值之内	除非他的家人能够想出解决措施来缓解他的担忧
Parker 先生可能会出现心力衰竭的体征	如果他没有经历进一步的心律失常
由于担心农场,Parker 可能会经历更多的胸痛	如果他的心肌缺氧能通过供氧、药物和卧床休息降低

4. 分析问题

现在综合你收集到的所有事实和你做的推断,对 Parker 先生的主要问题提出明确的护理诊断。

问题 1 Parker 先生有缺血性胸痛,与冠状动脉血流量增加导致的心脏无效灌注有关

    a. 对   b. 错

问题 2 尽管 Parker 先生目前的情况稳定,他有潜在并发症的危险。从下列答案中选出最可能发生的并发症

    a. 急性肺水肿   b. 心源性休克

    c. 进一步的心律失常和心脏骤停   d. 心包积液

    e. 上述所有

5. 设立目标

在采取措施改善 Parker 先生的状况之前,有必要清楚说明你希望发生的情况和什么时候发生。

问题 从这一时期对 Parker 先生管理的长期目标列表上选出 6 个最重要的短期目标

    a. Parker 先生的胸痛将在 20 分钟内消失

    b. 入院期间 Parker 先生维持他日常的液体限制

    c. 在 1 小时内 Parker 先生没有气体交换受损的迹象

    d. Parker 先生将参与健康教育并在出院后依从自我照顾计划

    e. Parker 先生在 2 小时内血压将恢复正常并且脉率波动在可接受的参考值范围内

    f. 5 天内 Parker 先生能够通过减压技巧解除焦虑

    g. Parker 先生的下一次心电图将没有心肌缺血迹象

    h. 在出院前 Parker 先生能够理解他每项药物的治疗原理

    i. Parker 先生在 30 分钟内将会被密切观察和指导

    j. 出院的时候 Parker 先生和他的家人将会获取社区的帮助支持

6. 采取行动

既然你对患者情况的考虑已经到了这一步,你将不得不决定所采取的措施的优先次序,应该注意到的问题和时间。

问题 用上面的短期护理目标为 Parker 先生制订一个照顾计划。用下表来构造你的照顾计划,将目标和相应的护理措施搭配起来

护理目标	护理措施

7. 评价

问题 运用下表,从 Parker 先生的症状和体征中识别出能够提示临床疗效的趋势

症状或体征	预期的观察
例如:血压	在正常范围内波动并且没有体位性降低
脉搏	
呼吸	
体温	
血氧饱和度	
意识水平	
胸痛程度	
尿量	

8. 反思

回顾你从这一情景中学到的知识并考虑以下问题。

问题 1 什么因素导致 Parker 先生的情况紧急——心肌梗死恶化? 这些因素是可预测和预防的吗

问题 2 你从这一情景中学到的最重要的 3 件事是什么

问题 3 如果你发现自己处在和情景中相同的处境下,你认为焦虑会多大程度上影响你作决策和采取措施? 你会采取什么措施来处理你的焦虑

情景 5.2　照顾心力衰竭患者

1. 考虑患者状况

　　Parker 先生恢复出院,被转诊给他的全科医生、心脏病专科医生并进入门诊心脏康复项目。回家后,随着"产育季节"的开始,Parker 先生几乎是立即开始在农场工作。他没有参与心脏康复,并解释说开车到镇上来回需要耗费太多的时间。很快 Parker 先生躺下来的时候就出现比以前更严重的气喘,并且休息也没办法缓解。他也出现了咳嗽和疲乏加重。

　　Parker 先生去看他的全科医生,全科医生将他转至心脏病科医生。心脏病科医生给他安排了超声心动图,12 导联心电图,胸部 X 线片,全血计数、尿素、肌酐和电解质检查。Parker 先生的左心室射血百分数通过超声心动图确定是 38%。心脏病科医生给他的诊断是心力衰竭,并且给他开始使用一系列新的药物。医生再次强调 Parker 先生应该参加心脏康复项目,这样他就可以学习尽可能独立地管理他的心力衰竭。

小 测 试！

问题 1　记住症状和体征的区别,下面哪项是心力衰竭的体征
　　　　a. 患者自述感觉气喘
　　　　b. 护士注意到患者的体重增加了 2kg
　　　　c. 患者自述夜间下肢肿胀
　　　　d. 患者自述感觉越加疲惫

问题 2　下面关于心力衰竭描述哪一项是不正确的
　　　　a. 心力衰竭导致循环血量增加
　　　　b. 局部缺血性心脏病和高血压是导致心力衰竭的常见原因
　　　　c. 心力衰竭诱发的代偿机制之一是肾素 - 血管紧张素系统
　　　　d. 随着心肌适应增加的液体量和压力,会发生心室重塑

问题 3　左心室射血百分数最恰当的描述是每次心脏搏动从左心室泵出的血量的百分比,等于心搏量除以舒张末期容量
　　　　a. 对　　　　　　　　　　　　b. 错

问题 4　正常的左心室射血分数大于 40%
　　　　a. 对　　　　　　　　　　　　b. 错

问题 5　确诊心力衰竭最具信息量的检查是
　　　　a. 胸部 X 线片　　　　　　　　b. 验血
　　　　c. 超声心动图　　　　　　　　d. 心电图

问题 6　从下列选项中选出所有正确的描述
　　　　a. 心力衰竭在原住居民中在较早的年龄发生
　　　　b. 原住居民中心力衰竭的死亡率高于普通人群
　　　　c. 心力衰竭在原住居民中进展更快
　　　　d. 一般而言原住居民由于心力衰竭导致的住院要少于非原住居民
　　　　e. 住在偏远和农村地区的人可获得的心脏病康复服务机构更少
　　　　f. 如果原住居民的健康照顾者陪伴他们进行心脏病康复,他们会觉得更加舒适

　　Parker 先生被心脏病科医生转至你所在的心脏康复机构。第一次去的时候 Parker 先生很沉默寡言,思虑重重。他告诉你被诊断为心力衰竭对他来说是很大的一个打击,但是他很

渴望做一切他可以做的来改善他的情况,因为他需要尽快返回去经营他的农场。他问你这个康复项目能否"治愈"他的心力衰竭。

问题 7　简短写下你将给 Parker 先生的解答

2. 收集线索 / 信息

(a) 阅读当前资料

问题 1　回顾 Parker 先生的既往史,从以下列表中识别出 3 个导致他心力衰竭的危险因素

　　a. 年龄大于 65 岁　　　　　b. 高血压病史
　　c. 心肌梗死病史　　　　　　d. 受损的心脏瓣膜
　　e. 心脏杂音病史　　　　　　f. 心肌肥大
　　g. 心肌肥大家族史　　　　　h. 2 型糖尿病

查阅心力衰竭相关的信息。

Parker 先生去他的全科医生和心脏病科医生处就诊,检查结果如下:

体温:37℃

脉搏:68 次 /min

呼吸:24 次 /min

血压:140/85mmHg

左心室射血百分比:38%

血氧饱和度:95%(室内空气)

胸部 X 线片局部弥散性肺部渗透

血红蛋白:150g/L

白细胞计数:9.2×10^9

尿素:5mmol/L

肌酐:0.7mg/dl

钾:4.0mmol/L

钠:128mmol/L

医嘱

地高辛 250μg/d,每天 1 次(每天在同一时间点服用)

美托洛尔 12.5mg/d,每天 2 次

培哚普利 4mg/d,每晚 1 次

呋塞米 40mg/d,早晨

阿司匹林 150mg/d,每天 1 次

辛伐他汀 40mg/d,每天 1 次

每天液体限制量,1500ml

每年接种流行性感冒疫苗和肺炎球菌疫苗

问题 2　回顾 Parker 先生的症状,根据纽约心脏病协会对心力衰竭的分级,从下列列表中选出 Parker 先生所属的级别

　　a. Ⅰ级:体力活动不受限,日常活动不引起过度的乏力、呼吸困难或心悸。即心功能代偿期

　　b. Ⅱ级:体力活动轻度受限。休息时无症状,日常活动即可引起乏力、心悸、呼吸困难或心绞痛。亦称 Ⅰ度或轻度心力衰竭

　　c. Ⅲ级:体力活动明显受限,休息时无症状,轻于日常的活动即可引起上述症

状。亦称Ⅱ度或中度心力衰竭

  d. Ⅳ级:不能从事任何体力活动,休息时亦有充血性心力衰竭或心绞痛症状,任何体力活动后加重。亦称Ⅲ度或重度心力衰竭

(b) 收集新信息

在 Parker 先生对门诊心脏病康复单元的陈诉中,医护人员将在他开始这个康复项目之前对他进行评估。

  问题 从以下列表中选出不合适的评估

   a. 活动不受限

   b. 情绪 / 抑郁

   c. 健康素养(药物作用机制的知识和对于药物的考虑)

   d. 休息和睡眠模式

   e. 认知功能

   f. 全面神经功能评价

   g. 合理饮食的知识

   h. 病史(包括心血管病史)

   i. 心血管危险因素既往史(包括吸烟、酒精摄入、高血脂)

   j. 体质指数(BMI)和体重

   k. 血糖水平

   l. 压力及压力管理技巧

   m. 社会饮食(家庭和人际关系,职业)

   n. 支持结构和照顾者应对

   o. 关于性生活的担忧

   p. 活动能力(6 分钟步行测试和纽约心脏病协会 NHYA 分级)

> 阅读澳大利亚国家心脏基金会(2011e),《慢性心力衰竭患者的多学科照护》。

(c) 知识回顾

小 测 试!

  问题 1 心力衰竭患者会认为自己患了"流感",因为他们出现以下症状

   a. 发烧   b. 咳嗽

   c. 头痛   d. 出汗和恶心

  问题 2 充血性心力衰竭是由于心脏泵血不足导致过量液体聚集在肺部而引起的一种状况

   a. 对   b. 错

  问题 3 肺水肿更容易伴随什么发生

   a. 高血压 b. 右心衰竭   c. 心房颤动   d. 左心衰竭

  问题 4 全身性水肿更容易发生于

   a. 高血压 b. 右心衰竭   c. 心房颤动   d. 左心衰竭

  问题 5 下列关于心力衰竭的陈述哪一项是正确的

   a. 心力衰竭导致同时去极化

   b. 心力衰竭主要由肥胖引起

   c. 左心衰竭能导致右心衰竭

   d. 当心力衰竭患者气喘加重的时候除颤是必要的

问题 6　心脏病康复项目是患者恢复的重要组成部分因为
    a. 仅仅在开始的几天为患者提供健康教育
    b. 帮助患者恢复到活跃的满意的生活并且帮助患者预防心血管事件的复发
    c. 让患者依从治疗
    d. 上面所有

问题 7　左心衰竭中压力聚集在_____

问题 8　右心衰竭中压力聚集在_____

3. 整理信息

在以护士为主导的心脏病康复机构就诊时,Parker 先生已经被多学科的治疗小组评估过。在评估过程中发现 Parker 先生有良好的认知能力和来自妻子的支持。然而他仍然抽烟并解释说抽烟帮助他缓解压力。他表示他经常会为农场的运营和资金问题感到有压力。他偶尔饮酒,通常是星期五晚上在"当地"和朋友们一起。他对有关糖尿病管理和心脏疾病的饮食知识所知甚少,他说 Sophie 负责所有的做饭和买菜工作。他不做特别的运动,他说他在运营农场过程中的运动量已经够了。Parker 先生不感觉抑郁并且表示他有强烈的动机来提高他的健康状况,因为"农场不会自己照顾自己"。他对于药物知识所知甚少并且他不知道当他的情况恶化的时候做什么。他还说他很难坚持液体限制,尤其是当他在田地里工作的时候。他也承认他的性生活存在一些问题。

(a) 阐释,(b) 筛选和(c) 关联

问题 1　起初 Parker 先生没有参与心脏病康复项目最有可能是因为
    a. 他忙于农场的工作几乎没有时间
    b. 他没有意识到他自身情况的严重性以及加重的可能性
    c. 心脏病康复机构离他家太远
    d. 上述所有

问题 2　如果进一步发展成右心衰竭,从以下列表中选出你认为 Parker 先生可能会出现的症状或体征

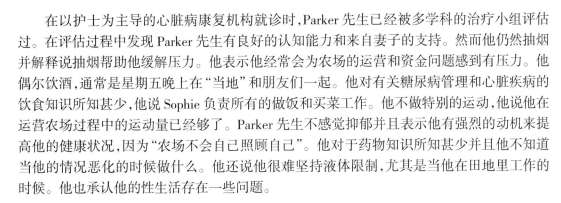

a. 端坐呼吸	b. 颈静脉扩张
c. 局部区域水肿	d. 发绀
e. 恶心和食欲缺乏	f. 肝部缺血导致的右上区域疼痛
g. 夜尿	h. 听诊湿啰音

问题 3　Parker 先生正在服用培哚普利,一种血管紧张素受体抑制剂。他将需要有规律的化验血液来监测
    a. INR　　　　　　　　b. 血钾水平和肾功能
    c. 白细胞计数　　　　　d. 血糖水平和糖化血红蛋白

问题 4　关于 Parker 先生每天服用地高辛,他应当接受如下健康教育
    a. 抑酸剂和缓泻剂能与地高辛一起服用
    b. 向医生汇报重复发作的眩晕症状
    c. 如果发现心悸、恶心、视力模糊或者彩色视觉,应当继续服用地高辛,但是在下次拜访医生的时候应当告诉他
    d. 避免使用像橘子、香蕉、土豆和花椰菜这样的高钾食物

问题 5　Parker 先生应当被教会_____来每天检查是否有体液潴留以预防进一步恶化

问题 6   感染会导致 Parker 先生心力衰竭情况恶化。因此应当对他进行有关感染的症状和体征的教育。从下列选项中选出恰当的 3 条

a. 体温升高   b. 体重增加

c. 踝关节肿胀   d. 尿痛

e. 咽喉疼痛和咳嗽   f. 肠鸣音减弱

(d) 推理

问题   Parker 先生的心力衰竭情况可能由于他不依从心脏病康复计划,不依从行为包括

	正确	错误
停止吸烟		
维持低盐饮食		
适量的活动及休息间隔		
通过压力管理计划降低压力		
对糖尿病和心脏病饮食的依从		

(e) 预测

问题   从以下列表中选出 3 个 Parker 先生需要知道来判别他情况恶化的症状或体征

a. 新发和加剧的胸痛   b. 活动耐力提高

c. 体重缓慢平稳下降   d. 呼吸短促加剧

e. 体重快速增加   f. 体温升高

(f) 匹配

问题   你曾经见过和 Parker 先生有相同症状或体征的人吗? 如果见过,这一情况是怎样进行处理的? 结果如何

4. 分析问题

问题   重新检查你所有的关于 Parker 的信息,包括他的体格检查、检查结果和他在心脏病康复单位做的评估。从这些信息中为 Parker 先生提出 4 个正确的护理诊断

a. 血糖过多,与压力有关   b. 血氧过少

c. 压力,与生活方式有关   d. 体液过多

e. 焦虑   f. 知识缺乏——药物,饮食,运动

g. 清理呼吸道无效   h. 心输出量减少

5. 设立目标

在采取措施改善 Parker 先生的状况之前,有必要清楚说明你希望发生的情况和什么时候发生。

问题   从以下列表中为 Parker 先生选出 5 个长期目标

a. 胸痛将在 20 分钟内消失

b. 维持他日常的液体限制

c. 没有气体交换受损的迹象

d. 参与健康教育并依从自我照顾计划

e. 血压将恢复正常并且脉率波动在可接受的参考值范围内

f. 通过减压技巧解除焦虑

g. 下一次心电图将没有心肌缺血迹象

h. 理解他每项药物的治疗原理

i. Parker 先生将被密切观察和指导

j. Parker 先生和他的家人能够获取社区的帮助支持

参考澳大利亚国家心脏基金会(2011a),《澳大利亚慢性心力衰竭预防、发现和管理指南》。

6. 采取行动

运用你从以上列表中选出的正确的长期护理目标为 Parker 先生制订照顾计划。你的照顾计划应该包括护理目标和相应的护理措施。

7. 评价

为了确定 Parker 先生在参加心脏病康复计划后状况是否得到改善,列出 5 项你将要评价的结果。

8. 反思

回顾发生在 Parker 先生身上的事以及他接受的治疗照顾,回答下列问题

问题 1 在 Parker 先生心脏病发作之后,怎样预防他病情恶化?

问题 2 你从这一情景中学到了什么知识能运用到你以后的实践中?

问题 3 哪些因素会影响到人们对慢性疾病和生活受限制情况的适应?

问题 4 对于那些觉得过渡到慢性疾病状态有困难的人,你将采取什么措施来帮助他们?

结语

Parker 先生继续从心脏病发作中恢复,并且他正学着在家庭成员的支持下管理他的心力衰竭。一次拜访他的全科医生时,他表达了他对于有机会重新评价他的人生和当务之急的感激之情。他现在感觉自己对于自己的产业有着正确的心态,并且他正在咨询怎么追溯他的家庭成员。他现在已经成了当地"心脏病互助小组"的成员,并且帮忙拜访其他因为心脏病住院的农户,包括其他的原住居民。尽管他委托了很多经营农场的重活给他的雇工,他仍然继续他的绵羊育种计划。最近他在皇家复活节展中赢得了细毛美丽奴羊奖项。

(喻惠丹 译 王爱玲 校)

拓展阅读

Baker T., McCoombe S. & Brumby S. (2011). Heart Foundation Conference: From Access to Action abstract. *Farmers and Chest Pain: The Difficulty of Decisions, Distance and Delay.* Accessed October 2011 at <www.heartfoundation2011.org/abstract/43. asp>.

Boufous S., Kelleher P.W., Pain, C.H., Dann, L.M., Ieraci, S., Jalaludin, B.B., Gray, A., Harris, S.E. & Juergens, C.P. (2003). Impact of a chest-pain guideline on clinical decision-making. *Medical Journal of Australia* 178(8), 375–80.

Decker, C., Garavalia, L., Chen, C. et al. (2007). Acute myocardial infarction patients' information needs over the course of treatment and recovery. *Journal of Cardiovascular Nursing* 22(6), 459–65.

Driscoll, A., Parkerson, P., Clark, R., Huang, N. & Ahod, Z. (2009). Tailoring consumer resources to enhance self-care in chronic heart failure, *Australian Critical Care* 22, 133–40. Accessed October 2011 at <www.heartfoundation.org.au/ SiteCollectionDocuments/Tailoring-consumer-resources.pdf>.

Leung, Y. W., Brual, J., McPherson, A. & Grace, S.L. (2010). Geographical issues in cardiac rehabilitation utilisation: A narrative review. *Health & Space* 16, 1196–205. Accessed October 2011 at <http://uhn.academia.edu/YvonneLeung/ Papers/351489/Geographic_Issues_in_Cardiac_Rehabilitation_Use_A_Narrative_Review>.

参考文献

Acute Coronary Syndrome Guidelines Working Group (2006). Guidelines for the management of acute coronary syndromes 2006, *Medical Journal of Australia* 184(8 Suppl): S1–S32. Accessed October 2011 at <www.mja.com.au/public/ issues/184_08_170406/suppl_170406_fm.html>.

Aroney, C., Aylward, P., Chew, D.P., Huang, N., Kelley, A-M., White, H. & Wilson, M. (2008). 2007 Addendum to the National Heart Foundation of Australia/Cardiac Society of Australia and New Zealand Guidelines for the management of acute coronary syndromes 2006. *Medical Journal of Australia* 188(5), 302–03.

Australian Institute of Health and Welfare (2010a). *Australia's Health 2010.* Australia's Health, no. 12, cat. no. AUS 122. Canberra: AIHW. Accessed September 2011 at <www.aihw.gov.au/publications/aus/ah08/ah08-c05.pdf>.

Australian Institute of Health and Welfare (2010b). *Cardiovascular disease mortality: Trends at different ages.* Cardiovascular disease series, no. 37. cat. no. CVD 47. Canberra: AIHW. Accessed September 2011 at <www.aihw.gov.au/publication-detail/?id=6442468344&tab=2>.

Australian Resuscitation Council (ARC) (2010). *Advanced Life Support for Adults.* Accessed October 2011 at <www.resus.org. au/public/arc_adult_cardiorespiratory_arrest.pdf>.

Jacques, T., Fisher, M., Hillman, K., Hughes, C., Lam, D., Manasiev, B., Morris, R., Pandit, R., Pile, A. & Saul, P. (eds) (2009). *NSW Health DETECT Manual.* Accessed September 2011 at <http://nswhealth.moodle.com.au/DOH/DETECT/content/ index.htm>.

LeMone, P., Burke, K., Dwyer, T., Levett-Jones, T., Moxam, L., Reid-Searl, K., Berry, K., Hales, M., Luxford, Y., Knox, N. & Raymond, D. (eds) (2011). *Medical–Surgical Nursing: Critical Thinking in Client Care* (Australian edn). Frenchs Forest, NSW: Pearson.

National Health & Medical Research Council (NHMRC) (2007). *Cardiac Rehabilitation Geographic Information System.* Accessed October 2011 at <www.nhmrc.gov.au/_files_nhmrc/publications/attachments/ind2.pdf>.

National Health & Medical Research Council (NHMRC) (2005). *Strengthening Cardiac Rehabilitation and Secondary Prevention for Aboriginal and Torres Strait Islander Peoples.* Accessed October 2011 at <www.nhmrc.gov.au/_files_nhmrc/publications/ attachments/ind1.pdf>.

National Heart Foundation of Australia (2011a). *Guidelines for the Prevention, Detection and Management of Chronic Heart Failure in Australia.* Accessed October 2011 at <www.heartfoundation.org.au/SiteCollectionDocuments/Chronic_Heart_Failure_ Guidelines_2011.pdf>.

National Heart Foundation of Australia (2011b). *Heart Attack Facts.* Accessed October 2011 at <www.heartattackfacts.org.au/ heart-attack-facts/>.

National Heart Foundation of Australia (2011c). *Heart Conditions.* Accessed October 2011 at <www.heartfoundation.org.au/ information-for-professionals/Clinical-Information/Pages/acute-coronary-syndrome.aspx>.

National Heart Foundation of Australia (2011d). *Heart Failure*. Accessed October 2011 at <www.heartfoundation.org.au/information-for-professionals/Clinical-Information/Pages/heart-failure.aspx>.

National Heart Foundation of Australia (2011e). *Multidisciplinary Care for People with Chronic Heart Failure: Principles and Recommendations for Best Practice*. Accessed October 2011 at <www.heartfoundation.org.au/SiteCollectionDocuments/Multidisciplinary-care-for-people-with-CHF.pdf>.

National Heart Foundation of Australia (2008). *Reducing Risk in Heart Disease 2007: Guidelines for Preventing Cardiovascular Events in People with Coronary Heart Disease*. Accessed October 2011 at <www.heartfoundation.org.au/SiteCollectionDocuments/Reduce-risk-in-heart-disease-guideline.pdf>.

National Heart Foundation of Australia & Australian Cardiac Rehabilitation Association (2004). *Recommended Framework for Cardiac Rehabilitation*. Accessed October 2011 at <www.heartfoundation.org.au/SiteCollectionDocuments/Recommended-framework.pdf>.

RnCeus.com (1999). *EKG Strip Identification and Evaluation*. Accessed October 2011 at <www.rnceus.com/course_frame.asp?exam_id=16&directory=ekg>.

第六章

获得性颅脑损伤患者的护理

Kerry Hoffman, Nathan Haining

学 习 目 标

完成本章学习后,读者能够:

- 解释为什么理解神经功能恶化对提供有效照护很重要(回顾和应用)
- 识别意识改变的临床表现及恶化的神经状态,以指导线索的收集和分析(收集、回顾、阐释、筛选、关联和推理)
- 识别颅内压增高的高危人群(匹配和预测)
- 回顾临床信息以确定获得性颅脑损伤、意识改变及残障患者的主要问题(综合)
- 描述照护获得性颅脑损伤、意识改变及残障患者需要优先考虑的问题(设立目标和采取行动)
- 确定临床标准,以评价获得性颅脑损伤、意识改变及残障患者护理措施的有效性(评价)
- 将所学到的关于获得性颅脑损伤、意识改变及残障患者的知识应用到新的临床情境中(反思和转化)

导　言

本章关注对脑卒中患者的护理。你将遇到 Iosefa Apulu 先生，并随他一起经历从急诊到康复的医疗过程。在澳大利亚，脑卒中是重要的健康问题，脑卒中死亡人数占每年死亡总人数的第二位，并导致严重的发病率及致残率（Perry，2006；McCann et al.，2009；AIHW，2010a）。预计未来十年将有超过 500 000 澳大利亚人患脑卒中（AIHW，2010a）。伴随脑卒中的发生，神经功能会迅速恶化，并导致严重的并发症及长期危害。然而，早期干预可能会避免疾病的发生，降低长期残障的严重性（Brainlink，2011）。脑卒中是医疗急症；意识到脑卒中的症状体征，尽早救治是关键（Perry，2006）。良好的临床推理能力将帮助你识别神经功能恶化的高危人群及照护获得性颅脑损伤的患者，从而避免或减少不良预后的发生。

主要概念

脑卒中，获得性颅脑损伤，意识改变，神经功能恶化，颅内压增高，残障

推荐阅读

P. LeMone, K. Burke, T. Dwyer, T. Levett-Jones, L. Moxam, K. Reid-Searl, K. Berry, M. Hales, Y. Luxford, N. Knox & D. Raymond (eds) (2011). *Medical–Surgical Nursing: Critical Thinking in Client Care* (Australian edn). Frenchs Forest, NSW: Pearson.
Chapter 43: Assessing clients with neurological disorders
Chapter 45: Nursing care of clients with cerebrovascular and spinal cord disorders

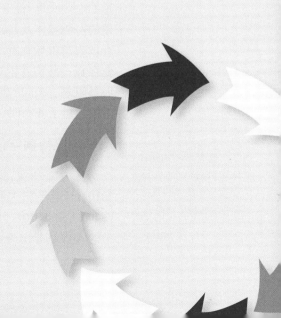

场景 6.1   照顾获得性颅脑损伤伴有意识改变的患者

设置场景

Iosefa Apulu 先生是一位 52 岁的萨摩亚人,他对家庭医生说头昏头疼,但没有出现面瘫、偏瘫或言语障碍等问题。经过检查,医生说他有"轻微脑卒中"发生,即短暂性脑缺血发作。CT 检查结果正常。Apulu 先生开始遵医嘱服用阿司匹林,100mg,每天一次。但是,他的头昏仍然存在,医生给他开了奋乃静。

老年患者正面照

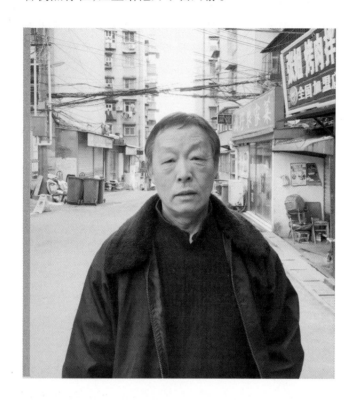

Apulu 先生有高血压史和肥胖,家庭医生给他开了 Avapro HCT(厄贝沙坦 + 双氢克尿噻)片 300/25,每天一次,苯磺酸氨氯地平片 5mg,每天一次。

今天早上 Apulu 先生 4 点钟起床,帮儿子们准备好工作的东西。但 5 点钟时他出现严重的左侧头疼。他 10 点钟来到医院,当时疼痛评分是 8/10,无发热、畏光、恶心、呕吐等。然而,他的左侧肢体及面部出现过短暂的无力。Apulu 先生说自己有间歇性的复视及眩晕。CT 检查没有急性脑血管意外的指征。神经系统评估发现 Apulu 先生左上肢无力及肌张力缺失。他存在一些构音困难及感知觉障碍,左侧肢体温度下降。他的悬雍垂偏向左侧。怀疑有基底部阻塞。Apulu 先生被收治入院,但没有给予溶栓药物,因为从症状发生到来医院诊治的时间超过了 4 小时。

脑卒中流行病学信息

登陆 the National Stroke Foundation 获得更多关于澳大利亚脑卒中流行病学资料。

在澳大利亚,每年因脑卒中死亡的人数为 48 000,是导致残障的首要原因(AIHW,2010a)。老年澳大利亚人更容易患有脑卒中,80% 的患者年龄超过 55 岁(National Stroke Foundation,2010)。女性因脑卒中死亡人数高于男性,当地土著及托雷斯海峡岛居民患脑卒中的人数是非土著民的 2 倍(Brainlink,2011)。太平洋岛居民脑卒中的患病率也很高。1/5

的脑卒中患者将在 1 个月内死亡,1/3 的患者将在 3 年内死亡(National Stroke Foundation, 2010)。大多数(88%)脑卒中患者康复后回归家庭,但经常会带有不同程度的残障(National Stroke Foundation,2010)。

脑卒中的病因及发病机制

当脑供血突然被阻断时,脑卒中(又被称为脑血管意外,CVA 或中风)发生。供血可能通过两种途径中断。阻塞的动脉(缺血性脑卒中)可以发生阻断,或脑出血(出血性脑卒中)也可发生。脑供血中断使脑细胞缺氧缺葡萄糖,从而导致脑缺血及梗塞(Brainlink,2011)。

缺血性脑卒中可以由栓子或血栓引起,占脑卒中的 80%~85%。发病机制包括动脉粥样硬化及形成的斑块导致凝血块。出血性脑卒中发生于血管破裂,长期以来高血压被认为会影响血管,而导致血管破裂(Brainlink,2011)。

导致脑卒中发生的高危因素包括高血压、肥胖、吸烟、高胆固醇饮食、饮酒、缺乏运动、糖尿病及房颤(Brainlink,2011)。

入住病房

Apulu 先生在神经科医生的照顾下,由急诊科转入卒中病房。脑血管造影显示椎动脉阻塞,有血栓存在,未发现出血。因为没有在溶栓时间窗内得到治疗,Apulu 先生现在不适合进行血栓切除术、支架植入或使用组织纤溶酶原激活剂进行溶栓治疗。给予静脉点滴肝素以抗凝治疗,并使用他汀类药物。护士为他抽血进行一系列检查。心电图(ECG)显示 Apulu 先生呈窦性心律。

入院观察
体温:36.5℃

脉率:73 次 /min,律齐

呼吸:15 次 /min

血压:170/90mmHg

氧饱和度:室内环境下 94%

血糖:6.5mmol/L

瞳孔对光反射:双侧对光反射相同,灵敏

瞳孔大小:双侧瞳孔为 3mm

肢体:左侧上下肢严重无力,右侧上下肢肌力正常

GCS 评分:15,睁眼 =4(自发睁眼);最好的言语反应 =5(正常交谈);最好的运动反应 =6(按命令运动)

BMI:35kg/m²

入院时血标本报告
胆固醇:5.9mmol/L

甘油三酯:1.35mmol/L

PT:14s

APPT:29s

INR:1.0

Hb:170g/L

Urea:8.7mmol/L

eGFR:86mmol/L

K⁺:4.0mmol/L

Na⁺:139mmol/L

登陆 Brainlink 获得更多关于获得性颅脑损伤及脑卒中的信息。

缩写词 FAST 已被广泛用于民众教育以识别脑卒中的症状及迅速就医的重要性。它代表:

面部(face)——他们的嘴是否下垂?

胳膊(arms)——他们是否能上举双臂?

说话(speech)——他们说话是否含糊不清?他们能听懂你的话吗?

时间(time)——非常关键。如果发现上述任何症状,立即拨叫急救电话

动脉血气：$PaO_2=75$，$PaCO_2=37$，pH=7.38

合并症

2 型糖尿病(饮食控制)

高血压

右腿复发性蜂窝织炎(目前没有发现蜂窝织炎)

吸烟

肥胖(体重 110kg)，身高 1.70m，BMI38.1kg/m²

骨关节炎(Apulu 先生需要时服用非处方药扑热息痛片)

医嘱

保持收缩压在 160~180mmHg

氧疗，保持氧饱和度在 95% 以上

继续给予阿司匹林

持续肝素静脉滴注使 APPT 达到 60~80s

神经系统监测

禁止经口进食

静脉输液

言语病理医师复查

问题　回顾 Apulu 先生的病史，从下列选项中确定导致 Apulu 先生发生缺血性脑卒中的所有危险因素

　　a. 年龄大于 65 岁　　　　　　　b. 高血压病史

　　c. 之前短暂性脑缺血发作　　　　d. 吸烟

　　e. 饮酒　　　　　　　　　　　　f. 脑卒中家族史

　　g. 心律失常(房颤)　　　　　　　h. 糖尿病

　　i. 肥胖

以人为中心的照护

Apulu 先生出生在萨摩亚独立国。当他还是孩子的时候，随家人移民到新西兰奥兰克市。在他十几岁的时候来到澳大利亚建筑工地工作。从那时开始，他主要在悉尼的建筑工地工作。后来，他娶了 26 岁的澳大利亚女孩 Susan，成为澳大利亚公民。Apulu 先生与 Susan 是在当地的教堂小组中认识的。Susan 经历了多年的多发性硬化症的折磨，于两年前去世。Apulu 先生目前和两个儿子——Jonah 和 Joshua 住在一起，他们也在建筑工地工作。因为疾病原因，Apulu 先生已经病退但还在照顾他的两个儿子，叫他们起床、做饭、收拾卫生。他岳母在空闲的时候过来帮忙，但她已经 76 岁了，身体不是很好。Apulu 先生和儿子们有艘小船，周末的时候他们可以出去钓鱼。他有个大家族，教堂的朋友也很乐意帮忙。Apulu 先生让你叫他 Joe，因为他说绝大部分澳大利亚人都不会念他的萨摩亚名字。

1. 考虑患者状况

Apulu 先生入住卒中病房 48 小时。你刚刚接班，收到以下交接报告。

早班交接报告

　　Joe Apulu 先生住在 10 号病房。他今年 52 岁，是椎动脉型脑卒中。主管医生是 Isaacs 医生。他左侧肢体无力，现禁止经口进食。Apulu 先生已经接受了言语病理学检查，行鼻饲饮食，在等营养师的检查。他患有 2 型糖尿病，饮食控制。目前进行静脉点滴，生理盐水 84ml/h，静滴肝素。APPT 保持在 60~80s。最近一次检查 APPT 为 75s，今早要

再进行 APPT 的检查。他晚上睡得很好,但早上 6 点钟检查时显得有些意识不清,不能确定这是新出现的症状还是他在睡梦中。目前,他经鼻导管吸氧 4L/min,氧饱和度为 96%。昨天测得血糖值比较稳定,今早 6 点钟的血糖为 6.5mmol/L。下一次检查时间是 8 点钟。他和两个儿子生活在一起,他的妻子几年前过世。他的儿子们今天晚些时候可能会过来。

椎动脉阻塞导致的脑卒中并不像大脑中动脉阻塞导致的脑卒中常见。了解椎动脉型脑卒中,请查阅 LeMone et al(2011),第 45 章。

小测验!

问题 1　APPT 是一种检查凝血的方法,代表

    a. 预约时间　　　　　　　　　　　　b. 活化部分凝血活酶时间

    c. 高级并行处理时间

问题 2　正常的 GCS 评分是

    a. 10　　　　　　b. 12　　　　　　c. 13　　　　　　d. 15

问题 3　脑卒中应该被认为是紧急病症,因为

    a. 在症状出现的 3 小时内需要进行多学科的评估以确保最佳恢复

    b. 当患者发生脑卒中时,家人会非常苦恼。对患者的早期关注可以减轻他们的苦恼

    c. 出现症状 4.5 个小时内需要明确诊断,并使用组织纤溶酶原激活物(tPA)治疗

    d. 脑卒中患者病情经常会迅速恶化,常常需要心肺复苏

问题 4　栓子脱离,随血流移动,称之为

    a. 血栓　　　　　b. 栓子　　　　　c. 阻塞　　　　　d. 血块

问题 5　粥样硬化指

    a. 因为血块导致的静脉阻塞　　　　b. 因为血块导致的动脉阻塞

    c. 动脉壁的无力导致破裂　　　　　d. 动脉壁上的脂肪斑

问题 6　关于短暂性脑缺血发作(TIA)或小的脑卒中,下列说法不正确的是

    a. 短暂性脑缺血发作是一种症状比较轻微不容易察觉的脑卒中

    b. 短暂性脑缺血发作是一种持续时间小于 24 小时的短暂性局限性缺血

    c. 短暂性脑缺血发作经常是即将发生的缺血性脑卒中的危险信号

    d. 短暂性脑缺血发作的患者可能有与脑卒中患者相似的症状及体征

问题 7　进展性脑卒中是一种栓塞性脑卒中,它发生很快但进展很慢,超过 2~3 年

    a. 正确　　　　　　　　　　　　　　b. 错误

问题 8　对脑卒中紧急治疗包括

    a. 口服阿司匹林,叫救护车

    b. 行 CPR

    c. 一旦进行 CT 检查后,在急诊室进行溶栓治疗

    d. 以上都是

问题 9　患者进行 GCS 评分时,疼痛刺激睁眼,对疼痛刺激定位反应及言语无法理解,GCS 评分为

    a. 7　　　　　　b. 9　　　　　　c. 11　　　　　　d. 15

关于肥胖的信息,请阅读 LeMone et al(2011),第 22 章及 AIHW(2010b)。

问题 10　下列关于肥胖的结论哪些正确,哪些错误

    a. BMI<30kg/m² 被认为是一度肥胖

    b. 肥胖增加某些疾病发生的可能性,如糖尿病、心脏病、睡眠呼吸暂停、癌症及骨质疏松

    c. 肥胖是全世界最可能被预防的疾病之一

　　　　d. 中央肥胖的人们(苹果型)有更大的可能出现如糖尿病及心脏病等并发症

　　　　e. 外周性肥胖在男性更常见

问题 11　术语"脑血管意外"目前很少用于脑卒中,而术语"脑发作"常被采纳。从下列选项中选出对使用术语"脑发作"原因的正确解释

　　　　i. 脑卒中不是真正的意外

　　　　ii. 脑血管意外太长不容易记

　　　　iii. 术语"脑发作"强调脑卒中的紧急,就像"心脏病发作"一样,并鼓励人们尽快接受治疗

　　　　a. i 和 ii　　　　　b. i 和 iii　　　　　c. ii 和 iii　　　　　d. i,ii 和 iii

问题 12　在脑卒中急性期的紧急处理阶段,哪个是最重要的目标

　　　　a. 确保患者舒适及关注即将发生的情况

　　　　b. 最大程度给氧,尽量减少对氧的需求

　　　　c. 进行呕吐及咳嗽反射,并实施适宜的防范

　　　　d. 尽可能减少对外周的损害,尽快建立再灌注

问题 13　简要解释为什么组织纤溶酶原激活物治疗既可以用于心肌梗死也可以用于缺血性脑卒中,列出它的主要作用方式及相关护理实践

收集线索/信息

2. 收集线索 / 信息

　　你走进病房向昨晚照顾过的 Apulu 先生问好。你发现与之前相比,他意识障碍的情况更糟糕了。你查看他的观察记录。

(a) 阅读当前资料

　　回顾并考虑 Apulu 先生目前的观察记录:

　　体温:36.8℃

　　脉率:68 次 /min,律齐

　　呼吸:13 次 /min

　　血压:175/85mmHg

　　氧饱和度: 鼻导管吸氧 4L/min 情况下为 97%

　　血糖:6.5mmol/L

　　瞳孔对光反射:左侧瞳孔对光反射迟钝

　　瞳孔大小:左侧瞳孔 5mm

　　肢体:左侧上下肢严重无力,右侧上下肢肌力正常

　　GCS 评分:12,睁眼 =3(听命令);最好的言语反应 =2(不适当的反应);最好的运动反应 =6(按命令运动)

　　当前 APPT:75s

问题 1　收缩压与舒张压的差值为

　　　　a. 平均动脉血压　　　　　　　　　　b. 血压

　　　　c. 脉压　　　　　　　　　　　　　　d. 心室末压

　　　　e. 以上都不是

问题 2　Apulu 先生入院时的脉压是

　　　　a. 60mmHg　　　b. 70mmHg　　　c. 80mmHg　　　d. 90mmHg

问题 3　现在 Apulu 先生的脉压是

　　　　a. 60mmHg　　　b. 70mmHg　　　c. 80mmHg　　　d. 90mmHg

问题 4　Apulu 先生的 GCS 评分改变了＿＿＿＿＿＿分
问题 5　写出你关注到的 Apulu 先生入院后的其他改变

（b）收集新信息

你还需要收集哪些评估信息？

问题　从下列选项中确定你认为与评估 Apulu 先生最相关的 4 条线索（及还没有评估到的）

a. 呼吸形态　　　　　　　　　　b. 体温
c. 口腔黏膜状况　　　　　　　　d. 经口摄入量
e. 头疼　　　　　　　　　　　　f. 恶心 / 呕吐
g. 肤色　　　　　　　　　　　　h. 对侧肢体肌力进行性下降
i. 皮肤状况　　　　　　　　　　j. 口渴程度
k. 存在视神经盘水肿

（c）知识回顾

小 测 验 ！

为了确保你对脑卒中相关的核心概念及恶化神经状况有充分了解，回答下列问题进行自测。

问题 1　列出损害大脑自控能力的三个影响因素
问题 2　供应大脑营养的是哪两根主要动脉
问题 3　Cushing 三联征与什么有关

a. 张力性气胸　　　　　　　　　b. 心包填塞
c. 大量血胸　　　　　　　　　　d. 颅内压增高

问题 4　从下列选项中确定 Cushing 三联征包含

a. 体温增高　　　　　　　　　　b. 体温降低
c. 脉压增高　　　　　　　　　　d. 脉压降低
e. 脉搏加快　　　　　　　　　　f. 脉搏减慢
g. 正常呼吸形式　　　　　　　　h. 异常呼吸形式

问题 5　甘露醇是一种渗透性利尿剂。它常用于

a. 脑水肿　　　　　　　　　　　b. 外周水肿
c. 肺水肿　　　　　　　　　　　d. 以上都不是

问题 6　颅腔内包含三个不可压缩的成分，＿＿＿＿＿（80%），＿＿＿＿＿（8%）及＿＿＿＿＿（12%）

问题 7　如果其中一种成分容积增大，为保持平衡，其他成分的容积必须减小。这就是 M＿＿＿＿＿假设

问题 8　正常的颅内压是

a. 0~3mmHg　　　b. 0~5mmHg　　　c. 0~10mmHg　　　d. 0~20mmHg

3. 整理信息

（a）阐释

问题 1　对 Apulu 先生而言，以下哪些参数在正常范围？确定所有参数

a. 体温:36.8℃

b. 脉搏:68 次 /min,律齐

c. 呼吸:13 次 /min

d. GCS 评分:12

e. 氧饱和度:4L/min 吸氧情况下为 97%

f. 血糖:6.5mmol/L

问题 2   Apulu 先生表现出高血压,但医嘱要求保持收缩压在 160~180mmHg。简单解释为什么医疗团队决定保持他的血压高于正常值

问题 3   GCS 评分是重要的神经系统监测指标。如果 Apulu 先生的 GCS 评分下降 2 分以上,护士应该做什么

a. 让患者躺平,并抬高双脚   b. 让患者保持半坐卧位

c. 立即通知内科医生   d. 继续监测 GCS 评分直至下降更多

(b) 筛选

问题 1   从下列选项中选出你认为此时与 Apulu 先生神经状况最相关的 5 个指征

a. 血压   b. 呼吸

c. 体温   d. 脉搏

e. 伤口情况   f. 氧饱和度

g. 口腔黏膜情况   h. 意识水平

i. 瞳孔大小及反应   j. 食欲

k. 尿量   l. 疼痛

m. 肤色

问题 2   从下列选项中,确定出 3 个不常造成意识不清或意识状态改变的原因

a. 疼痛   b. 缺氧

c. 低血压   d. 高血压

e. 低钾 / 高钾   f. 体温过低

g. 低血糖 / 高血糖   h. 癫痫

i. 感染   j. 心力衰竭

k. 脑卒中   l. 心动过速

m. 低钠血症   n. 中毒

o. 高碳酸血症   p. 停药 / 药物过量

q. 出血 / 头部受伤

问题 3   列出能够确定最可能造成 Apulu 先生意识不清或意识状态改变原因的方法

(c) 关联

造成 Apulu 先生脑卒中最可能的原因是动脉粥样硬化导致的椎动脉血栓形成。

问题   下列哪项不是导致动脉粥样硬化的高危因素

a. 男性   b. 糖尿病

c. 吸烟   d. 高 HDL(高密度脂蛋白)水平

e. 饮食中高脂摄入

回顾 The NSW
health DETECT 单元
"The confused patient"。

(d) 推理

问题 1   意识改变的早期预警症状有哪些(确定 4 个)

a. 脉压增高   b. GCS 评分 <12

c. GCS 评分降低 2 分   d. 对言语命令无反应

e. 血糖为 1~2.9mmol/L   f. 血压下降

g. 癫痫发作

问题 2 意识改变的后期预警症状有

a. 脉压增高   b. GCS 评分 ≤8

c. 对言语命令无反应   d. 无法理解的言语

e. 呼吸 <9 次 /min   f. 血糖 <1mmol/L

问题 3 目前对 Apulu 先生最需要关注的状况是

a. 他不发烧,血压正常

b. 他血压高,不发烧

c. 他的 GCS 评分下降,瞳孔有改变

d. 他血压高,心率正常

（e）预测

问题 如果你没有采取适宜的干预措施,如果 Apulu 先生意识改变没有被重视,将会发生什么

> 注意:Apulu 先生意识的改变可能是个危险信号,显示因为脑卒中导致脑水肿后发展而来的颅内压增高。脑水肿是大脑细胞内 / 外液体量的累积。脑卒中可以由脑缺血引起,而导致脑水肿及颅内压增高。如果不加干预,持续的颅内压增高会导致严重后果(包括死亡),因为压力会反作用于脑干(LeMone et al,2011)。

4. 分析问题

将你所收集到的主客观资料总结成护理诊断。

问题 从下列选项中,选出 Apulu 先生最紧迫的 8 个护理诊断

a. 有排尿形态障碍的危险

b. 有便秘的危险

c. 言语沟通障碍

d. 有组织灌注失效的危险(脑部)

e. 吞咽障碍

f. 自理能力缺失

g. 有心输出量减少的危险:与高血压有关

h. 有感染的危险

5. 设立目标

问题 从下面选项中,选出此次对 Apulu 先生的护理管理中最重要的 5 个短期目标

a. 在未来 24 小时内 Apulu 先生的脉压下降

b. 在未来 24 小时内 Apulu 先生的 GSC 评分改善

c. 在未来 24 小时内 Apulu 先生恢复血容量

d. 在未来 24 小时内 Apulu 先生意识开始恢复

e. 在未来 24 小时内 Apulu 先生血压恢复正常

f. Apulu 先生可以进行有效沟通

g. 在未来 24 小时内 Apulu 先生瞳孔大小为 3mm,对光反射灵敏

h. 半小时内 Apulu 先生氧饱和度大于 95%

i. 癫痫发作时,Apulu 先生可保持安全状态

6. 采取行动

内科医生看了 Apulu 先生,并下医嘱行急诊 CT。诊断为脑水肿继发神经功能恶化。内科医生下医嘱静脉滴注甘露醇。如果 Apulu 先生情况持续恶化,他的气道及呼吸将受到影响,将转入 ICU 进行气管插管。

问题　将下表中的护理措施及实施依据配对

护理措施	实施依据
向 Apulu 先生的主管医生或救治团队成员汇报他的情况	建立基线数据,神经系统的突然变化可提示病情恶化
重新评估 Apulu 先生	这种渗透性利尿剂通过增加血液的渗透压将脑细胞中的液体排出
检查 IV 管道,确保没有扭折或堵塞	确保患者体内没有存留过多的液体或使用渗透性利尿剂后导致脱水,目的是保证等容状态
遵医嘱给予静脉滴注甘露醇	忧虑情绪可使颅内压升高
摇高 Apulu 先生床头为 30°,并保持他的头颈在中线位置	颅内压增高的患者会发生癫痫,如果癫痫发作,要保证患者避免受到伤害
保持安静环境	便秘及膀胱充盈会使颅内压增高,使静脉回流受损
严格监测 Apulu 先生的入量及测量每小时尿量	当 GCS 评分改变超过 2 分时,应立即通知内科医生,如果可能,通知救治团队成员
集中进行护理操作	操作程序及患者经常性被打扰都会使患者颅内压增高
监测 Apulu 先生的意识水平	生命体征及行为的改变均可提示颅内压的增高及病情进一步恶化
监测 Apulu 先生的疼痛情况	促进静脉回流,避免颈静脉的阻塞,否则会导致颅内压增高
监测 Apulu 先生生命体征、氧饱和度及行为的变化	颅内压会因为有害刺激物包括噪声及难过等的刺激而升高
监测 Apulu 先生的动脉血气及电解质变化	严重的头疼可提示病情加重并使患者焦虑,从而增高颅内压
防止癫痫发作	过量的 CO_2 或血氧不足会导致血管扩张及进一步颅内压增高
监测膀胱充盈及便秘情况	确保 IV 管道通畅

7. 评价

Apulu 先生行甘露醇输液后两小时。Apulu 先生每一个症状和体征都为你提供数据显示所做的干预是否有效以及他的状况是否改善。

问题　评价以下的症状或体征是"未改变""改善"或"恶化"

  a. 认知状态:患者焦躁不安及焦虑

  b. GCS 评分:13

  c. 脉搏:70 次 /min

  d. 尿量:60ml/h

  e. 左侧瞳孔:4mm

  f. 瞳孔反应:双侧反应灵敏

  g. 血压:175/85mmHg

　　h. 言语:不适宜的言语

　　i. 氧饱和度:4L/min 吸氧情况下为 97%

8. 思考

思考在这个场景中所学到的知识,并回答以下问题:

问题 1　如果 Apulu 先生及家人对其脑卒中早期症状及体征有所察觉,结果也许会不同。为什么?

问题 2　你将如何在你的社区促进居民对 FAST 法的理解和使用?

问题 3　入院后什么因素导致了 Apulu 先生神经功能恶化? 是否可以避免?

问题 4　从这个场景中你所学到的最重要的三件事情是什么?

问题 5　通过这个场景的学习,你将在临床工作中实施怎样的护理措施?

场景 6.2　照顾脑卒中后的患者

1. 考虑患者状况

　　因为脑水肿导致 Apulu 先生病情恶化至今已经 48 小时了。虽然目前病情稳定,但由于肌力及视觉问题,他仍存在表达性及接受性言语障碍。Apulu 先生还有冲动的表现,而且在试图自行去上厕所时发生过一次跌倒。

　　Apulu 先生的静脉输液及静脉点滴肝素已经停了。每日经鼻饲管服用阿司匹林 100mg,并经鼻饲管鼻饲糖尿病饮食。

　　Apulu 先生的儿子们认为他可能有抑郁,因为他很容易哭,并且对周围发生的事情不感兴趣。他们很苦恼父亲发生了跌倒,并想知道如何防止跌倒的再次发生。他们还对现在与父亲进行沟通困难而苦恼。虽然 Apulu 先生的儿子们在他们母亲去世前的一段时间帮忙照顾,对照顾残障人士有一定的了解,但他们不能确定如何在家里照顾他们的父亲。

　　问题　对于 Apulu 先生儿子们的担忧,你将对他们说什么? 在讨论中你可能还会邀请谁参加,为什么?

2. 收集线索 / 信息

(a) 阅读当前资料

　　你回顾 Apulu 先生的病历,确定以下信息:

体温:37℃

脉率:67 次 /min(律齐)

呼吸:16 次 /min

血压:150/95mmHg

氧饱和度:室内环境下为 96%

GCS 评分:13

每小时尿量(平均):40~50L/h

血糖:6.1mmol/L

血清钾：3.8mmol/L

血清钠：130mol/L

问题1　将以下术语及定义配对

术语	定义
1. 偏瘫	a. 无法认出之前熟悉的事物
2. 失语症	b. 单侧或双侧的重视
3. 构音障碍	c. 对一侧躯体不注意
4. 偏盲	d. 说话或发音困难
5. 单侧忽略	e. 左侧或右侧肢体瘫痪
6. 失认症	f. 吞咽有困难
7. 复视	g. 说话困难，表述无法理解的话语或无法理解他人的谈话内容
8. 吞咽困难	h. 单眼或双眼失去一半的视野

问题2　脑卒中可以影响多个系统，由于脑部受损部位不同而造成患者一系列的残障。残障可以是短暂的但很多时候是长期存在的。确定 Apulu 先生目前存在的问题（根据现有和之前了解到的信息）

了解更多信息，请查看 the National Stroke Foundation (2010)，脑卒中管理临床指南。

a. 失认症	b. 言语障碍
c. 构音障碍	d. 复视
e. 偏盲	f. 记忆力丧失
g. 关注力下降	h. 辨别力下降
i. 定向障碍	j. 害怕
k. 情绪不稳定	l. 抑郁
m. 吞咽困难	n. 尿失禁
o. 偏瘫	p. 感知觉丧失（疼痛，温度，触觉）

这是一个忙碌的早班，你正在护理 Apulu 先生。当你走进他的房间时，发现他正试图自己站起来。他很焦躁，当你问他想做什么时，你听不懂他的回答。正在铺床的另一个护士用很大的声音重复了你的问题。你指了指尿壶，Apulu 先生点点头。

问题3　冲 Apulu 先生喊的护士的假设是什么？这个例子反映了怎样的临床推理错误

（b）收集新信息

问题　从下面选项中选择该阶段最适宜的 8 个评估

 a. GCS 评分：13

 b. 瞳孔反应：瞳孔等大，对光反射存在

 c. 跌倒的危险（安大略分级修订版）：高

 d. 疼痛评分：1

 e. Waterlow 评分：高危

 f. 精神健康评分：情绪不稳

 g. 血糖：6.1mmol/L

 h. 膀胱扫描：残余尿 130ml

 i. 体温：37℃

j. 意识水平:有反应但意识不清,对简单的问题能用点头摇头表示是或否

k. 氧饱和度:室内环境下为 96%

l. 肌力:左侧严重肌力不足

m. 呼吸:16 次 /min

n. 运动评估:需要两个人辅助

o. 言语病理学评估:禁止经口进食,鼻饲管鼻饲

(c) 知识回顾

小 测 试 !

问题 1 当脑卒中患者是以下哪种情况时,最容易发生深静脉血栓(DVT)

  a. 他 / 她吸烟或曾经吸烟　　　　　b. 他 / 她患有高血压

  c. 他 / 她活动减少　　　　　　　　d. 他 / 她体重过重

问题 2 当监测发生血栓性静脉炎时,肢体评估发现

  a. 皮温下降,泛红加重,小腿直径变小

  b. 皮温增高,泛红加重,小腿直径变小

  c. 皮温增高,泛红加重,小腿直径增大

  d. 皮温下降,泛红变浅,小腿直径增大

问题 3 因为下丘脑的损伤,脑卒中患者可能出现体温过高

  a. 正确　　　　　　　　　　　　　b. 错误

问题 4 Apulu 先生在急性期进行持续心电监护,原因是

  a. 脑卒中很可能导致危及生命的室颤

  b. 脑卒中可能直接造成心脏损伤

  c. 脑卒中可能导致心律不齐,如心动过缓或房室传导阻滞

  d. 脑卒中可能造成心脏肥大,心电图上可以显示出变化

问题 5 脑卒中患者如果是优势侧肢体功能受损,他们会更容易学习如何用弱势侧肢体完成活动

  a. 正确　　　　　　　　　　　　　b. 错误

问题 6 辨别下列结论哪些"正确",哪些"错误"

  a. 无论脑卒中患者是否缺氧,都应该提供辅助给氧

  b. 对所有脑卒中患者都应进行早期血糖监测,如果已知为糖尿病患者,要保持血糖控制在正常范围

  c. 对发热的脑卒中患者应常规使用退烧药

  d. 脑卒中后患者发生癫痫,不应该给予抗惊厥药物

  e. 所有脑卒中患者都应进行吞咽功能的评估后方可给予经口食物、饮料,及药物

  f. 咽反射是对吞咽困难的有效检查方式

问题 7 当与 Apulu 先生交流时,你应该做以下事情,除了

  a. 把他当成一个成年人

  b. 不让他知道你不懂他说的话

  c. 用简单短小的语句

  d. 使用可替代的方式进行沟通,如写字板、图片及闪存卡

问题 8 如果 Apulu 先生在失败的沟通中变得沮丧及愤怒,你将运用哪些策略帮助他

整理
信息

3. 整理信息

(a) 阐释

指出下列结论正确(T)还是错误(F)。

问题 1   Apulu 先生的功能缺失导致他存在跌倒的危险

问题 2   Apulu 先生患肢感觉及温度丧失不会造成伤害

问题 3   Apulu 先生的视觉问题不会造成跌倒或伤害的危险

问题 4   Apulu 先生肢体肌力不足给他的运动造成困难

问题 5   脑卒中后患者情绪不稳定是很常见的

(b) 筛选，(c) 关联和(d) 推理

问题 1   Apulu 先生肢体肌力不足更容易导致

    a. 关节脱位   b. 足下垂   c. 足痛   d. 以上都不是

问题 2   存在吞咽困难的脑卒中患者可能会变得

    a. 体重过重   b. 饥饿

    c. 营养不良   d. 以上都正确

问题 3   尿失禁的脑卒中患者应该留置导尿管,如果出现以下哪种情况

    a. 紧急的失禁   b. 尿潴留

    c. 经常性失禁   d. 以上都不是

问题 4   Apulu 先生显示出的哪两个信号说明他有情绪上的紊乱

    a. 焦虑   b. 情绪不稳定

    c. 攻击   d. 愤怒

    e. 易激惹

(e) 预测

问题   像很多脑卒中患者一样,Apulu 先生存在发生严重并发症的危险。在下表中,脑卒中患者最容易发生哪些并发症

跟其他患者比,脑卒中患者发生跌倒的概率高出两倍。脑卒中患者应该使用诸如 Barthels 指数进行跌倒风险评分。跌倒预防应该包括锻炼以增强肌力(Dean et al., 2009)。其他干预措施包括使患者容易接触到呼叫铃、使用矮床、避免使用约束用具、增加观察次数、规律如厕、保持用物整齐、当患者行走或淋浴时要关注。

并发症	高危	非高危
肩关节脱位		
出血		
吸入性肺炎		
癫痫		
气胸		
深静脉血栓(DVT)		
肝昏迷		
肺水肿		
脑卒中再次发生		

(f) 匹配

问题 你是否护理过与 Apulu 先生有同样或类似症状的患者？如果是，你是怎么护理的

4. 分析问题

问题 从下列选项中，选出 Apulu 先生最紧迫的 8 个护理诊断
 a. 排尿形态障碍
 b. 有便秘的危险
 c. 言语沟通障碍
 d. 组织灌注失效：与脑水肿有关
 e. 吞咽障碍
 f. 自理能力缺失
 g. 有心输出量减少的危险：与高血压有关
 h. 有感染的危险
 i. 有跌倒的危险
 j. 身体活动功能障碍

Apulu 先生是萨摩亚人，治疗团队成员尊重他的文化是很重要的。文化安全包括承认主流文化与不同种族背景文化间权力的差异。了解更多信息，请阅读 ACT Government Health (2007), Cultural Safety。

5. 设立目标

问题 从下列选项中，选出此次对 Apulu 先生的护理管理中最重要的 8 个长期目标
 a. 在未来 24 小时内 Apulu 先生的脉压下降
 b. Apulu 先生保持良好的营养状况
 c. 在未来 24 小时内 Apulu 先生的 GSC 评分改善
 d. Apulu 先生可进行有效沟通
 e. 在未来 24 小时内 Apulu 先生恢复血容量
 f. 在未来 24 小时内 Apulu 先生意识开始恢复
 g. Apulu 先生可控制排尿，无便秘发生
 h. 在未来 24 小时内 Apulu 先生血压恢复正常
 i. Apulu 先生无跌倒发生
 g. 在未来 24 小时内 Apulu 先生瞳孔大小为 3mm，对光反射灵敏
 k. Apulu 先生可安全活动
 l. 半小时内 Apulu 先生氧饱和度为大于 95%
 m. 癫痫发作时，Apulu 先生可保持安全
 n. Apulu 先生没有感染发生
 o. Apulu 先生未再次发生脑卒中

6. 采取行动

为经历脑卒中的患者提供优质护理的关键在于为其在急性期、康复期及社区康复提供适宜护理团队成员的适时转介。这要求护士应知晓每个护理团队成员的角色及职责，及何时如何协助转介。

问题 1   完成以下表格,将护理团队中的成员及其角色职责进行配对

工作人员	角色及职责
社工	帮助患者重新学习如何进行日常活动并教患者进行常规的自我护理活动
心理学家	帮助失语患者重新学习如何沟通及评估其吞咽能力
营养师	帮助患者重新训练运动及感知损伤,并评估优势及耐受性
语言治疗师	帮助评估患者的认知能力
PT 治疗师	管理及协调照顾的主力
OT 治疗师	帮助患者选择合适的食物及进食的连贯性
医生,神经科医生等	帮助提高运动技能及完成洗漱、做饭及打扫房间等的能力
康复护士	帮助患者管理经济、旅游及医疗转介事宜

问题 2   在下面的表格中,将你对 Apulu 先生所实施的措施及依据进行配对

护理措施	实施依据
常规胸部物理治疗	保持口腔清洁,防止感染及吸入性肺炎
抗血栓袜及早期运动	保持患者的尊严,减少沟通过程中出现的挫败感
常规监测生命体征及呼吸状态	帮助促进再训练膀胱功能
评估小腿的温度、红肿程度	避免胸部感染,如吸入性肺炎
面对患者,语速缓慢,给患者足够的时间回答问题	保持及提高肌力及关节灵活性
鼓励患者进食高纤维饮食及液体的摄入(如果需要,提供高纤维鼻饲饮食)	避免静脉炎形成及肌肉挛缩
口腔护理,包括对患侧进行抽吸	协助交流
每两小时更换体位一次	监测静脉炎的发展
使用图片卡、手势、写字板及计算机	发现肺炎或出血等并发症的早期发展
促进肢体运动,并使关节及肢体在休息时呈功能位	防止便秘
使用正向强化方法鼓励患者规律每两小时排尿	避免受压范围扩大

7. 评价

评价

问题   简要描述你是如何确定之前表格中每个护理行为的有效性

8. 反思

反思

通过这个场景的学习,考虑以下问题:

问题 1   你将让 Apulu 先生和他的儿子们为出院做怎样的准备?

问题 2   你将如何帮助 Apulu 先生应对由于残障及改变的生活质量所造成的精神上的悲痛?长期照护中,哪些因素可能显示他不能很好应对?

问题 3   从该场景中,你所学到的最重要的三件事是什么?

问题 4   通过这个场景的学习,你将在临床工作中实施怎样的护理措施?

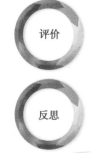

照顾患有脑卒中患者的家人是很困难的,Gillespie and Campbell (2011)这篇文章总结了脑卒中对家庭照顾者及家庭关系的影响。

结语

　　Apulu 先生在急性脑卒中病房住了两个星期,在这期间,他接受了多学科卒中护理团队的评估及管理。随后,他被转到康复病房。

　　在康复病房接受治疗期间,在职业治疗师的建议下对 Apulu 先生的家进行了改造,家里配备了马桶增高器、淋浴椅及协助其日常活动的辅助用具。两个月后,Apulu 先生出院,他的儿子们照顾他,另外,一个来自新西兰的阿姨也将会来照顾他几个月。每天早上一位社区护士上门为 Apulu 先生进行沐浴,他的儿子们则在周末帮他沐浴。来自教堂的萨摩亚朋友有空会探望他并提供帮助。

　　他的儿子们在上班之前帮 Apulu 先生把移动板装好,虽然活动有些慢,但他可以独立移动。目前,Apulu 先生仍存在构音障碍,但他的说话及理解力都有了明显的进步。视觉问题仍然存在,但 Apulu 先生已经学会如何应对,他从图书馆借了大字体的书籍。

　　Apulu 先生现在进食糊状食物及浓稠汤汁。因为不喜欢这种饮食,起初他瘦了很多。但是后来,他明白了这对保持其足够的营养非常重要。他已经戒烟,血糖值保持稳定。他每天服用阿司匹林、降压药及他汀类药物。

　　Apulu 先生每周进行一次水疗。他加入了缓解小组,很喜欢其中的活动。而且他还是当地卒中支持小组中的一员,喜欢所安排的郊游活动。他的朋友周五晚上接他去当地酒吧玩,虽然不能再喝啤酒,但他很喜欢和朋友外出活动。他回家后一直和儿子们钓鱼,但他们只能在码头钓鱼。Apulu 先生很想乘小船外出钓鱼,但对于他的儿子们来说,把他从小船上挪进挪出太困难了。

　　Apulu 先生仍为丧失正常功能而难过,但他说他正学着适应残障的现状。他已经不能重返工作岗位。他很难接受儿子们需要照顾他的现实,因为他觉得应该是他照顾他们。然而,他对儿子们及其为他做的一切感到非常自豪。

(孟宪梅　译　喻惠丹　校)

　　对很多脑卒中幸存者而言,返回工作岗位是很困难的。而失去工作又会产生经济问题。脑卒中患者可能需要获得诸如残疾人津贴的补助金。他们可能需要社工帮助申请。了解脑卒中后经济及工作相关问题,可查询 National Stroke Foundation (2007) 和 (2009)。

拓展阅读

Considine, J. & McGillivray. B. (2010). An evidence-based practice approach to improving nursing care of acute stroke in an Australian emergency department. *Journal of Clinical Nursing* 19(1–2), 138–44.

Cross, S. (2008). Stroke care: A nursing perspective. *Nursing Standard* 22(23), 47–56.

Draper, R. (2009). *Vertebrobasilar Occlusion and Vertebral Artery Syndrome*. Accessed March 2011 at <www.patient.co.uk/doctor/Vertebrobasilar-Occlusion-and-Vertebral-Artery-Syndrome.htm>.

National Stroke Foundation (2009). Position statement on the implementation of intravenous tissue plasminogen activator in acute ischaemic stroke. *Internal Medicine Journal* 39, 317–24.

National Stroke Foundation (2007). *Make Yourself Stroke Safe. Understand and Prevent Stroke.* Accessed October 2011 at <www.strokefoundation.com.au/what>.

Stroke Society of Australia (2010). Find a stroke care unit and stroke care rehabilitation. Accessed October 2011 at <www.strokesociety.com.au/index.php?option=com_content&view=article&id=169&Itemid=190>.

Williams, J. (2005). Advances in prevention and treatment of stroke and TIA. *Nursing Times* 101(4), 30–32.

参考文献

ACT Government Health (2007). *Cultural Safety*. Accessed December 2011 at <www.health.act.gov.au/professionals/student-clinical-placements/cultural-safety>.

Australian Institute of Health and Welfare (AIHW) (2010a). *Australia's Health 2010.* Australia's health series no. 12. cat. no. AUS 122. Canberra: AIHW. Accessed November 2011 at <www.aihw.gov.au/publication-detail/?id=6442468376>.

Australian Institute of Health and Welfare (AIHW) (2010b). *What are the Causes of Overweight and Obesity?* Accessed December 2011 at <www.aihw.gov.au/obesity-health-priority-area/>.

Brainlink (2011). *Acquired Brain Injury.* Accessed November 2011 at <www.brainlink.org.au/>.

Dean, C.M., Rissel, C., Sharkey, M., Sherrington, C., Cumming, R.G., Barker, R.N., Lord, S.R., O'Rourke, S.D. & Kirkman, C. (2009). Exercise intervention to prevent falls and enhance mobility in community dwellers after stroke; a protocol for a randomised controlled trial. *BMC Neurology* 9(38).

Draper, R. (2009). *Vertebrobasilar Occlusion and Vertebral Artery Syndrome.* Accessed March 2011 at <www.patient.co.uk/doctor/Vertebrobasilar-Occlusion-and-Vertebral-Artery-Syndrome.htm>.

Gillespie, D. & Campbell, F. (2011). Effect of stroke on family carers and family relationships. *Nursing Standard* 26(2), 39–46.

LeMone, P., Burke, K., Dwyer, T., Levett-Jones, T., Moxam, L., Reid-Searl, K., Berry, K., Hales, M., Luxford, Y., Knox, N. & Raymond, D. (eds) (2011). *Medical–Surgical Nursing: Critical Thinking in Client Care* (Australian edn). Frenchs Forest, NSW: Pearson.

McCann, L., Groot, P., Charnley, C. & Gardner, A. (2009). Excellence in regional stroke care: An evaluation of the implementation of a stroke care unit in regional Australia. *Australian Journal of Rural Health* 17, 273–78.

National Institute of Neurological Disorders and Stroke (2011). *Post Stroke Rehabilitation Fact Sheet.* Accessed December 2011 at <www.ninds.nih.gov/disorders/stroke/poststrokerehab.htm>.

National Stroke Foundation (2010). *Clinical Guidelines for Stroke Management.* Accessed November 2011 at <www.strokefoundation.com.au/news/welcome/clinical-guidelines-for-acute-stroke-management>.

National Stroke Foundation (2009). *Long-term Recovery.* Accessed December 2011 at <www.strokefoundation.com.au/strokemanagementgp/module4/NSF-LTR-Facilitators.pdf>.

National Stroke Foundation (2007). *Walk in Our Shoes.* Accessed December 2011 at <www.strokefoundation.com.au/component/option,com_docman/task,doc_view/gid,54/Itemid,39/>.

NSW Health (2009). *DETECT Manual.* Chapter 5, 'The confused patient'. Available at <http://nswhealth.moodle.com.au/DOH/DETECT/content/shared/documents/ch5_confused.pdf>.

Perry, L. (2006). Promoting evidenced-based practice in stroke care in Australia. *Nursing Standard* 20(34), 35–42.

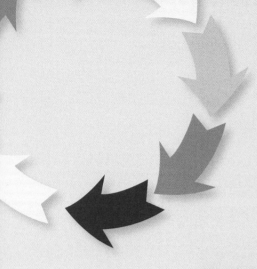

第七章

具有"挑战性"患者的护理

Teresa Stone, Rachel Rossiter

学 习 目 标

完成本章学习后,读者能够:

- 定义术语"物质滥用"和"双重诊断"(收集、阐释、筛选)
- 解释理解物质滥用及广泛性焦虑障碍对提供有效照护的重要性(回顾和应用)
- 概述物质滥用和广泛性焦虑障碍的临床表现,这些信息有助于收集恰当的线索(收集、阐释、筛选)
- 识别物质滥用的危险因素(匹配和预测)
- 描述照护一名易激惹、正经历焦虑的患者时需要优先考虑的问题(设立目标和采取措施)
- 考虑与物质滥用相关的歧视如何阻碍"以人为中心的照护"(反思和转化)
- 思考在照顾存在酒精滥用或其他药物滥用的患者过程中的自我反应,识别恰当的自我管理策略(反思和转化)

人们通常会简单地认为自己所见到的就是或者应当是事物的本来面目。而我们的态度和行为就是从这种假设当中发展而来的(Stephen Covey 2004)。

导　言

本章中的两个场景所关注的是照顾一名在大多数护士看来有"挑战性"的患者。这其中的困难在于当面临一名诸如 Shawn Bolton 这样的人时，人们需要在照护与回避当中寻找平衡。任何人都可以照护一个心存感激及依从的患者，但需要一名具备同理心的专业护士来照顾 Shawn 这一类的患者。这类人总是不停地抱怨、咒骂并且要求持续关注，因此看起来他们并不值得被照顾，而护士可能会发现很难与他们建立并维持一种治疗性的同盟关系。再加上一些文身，犯罪记录和由物质滥用或精神疾病等导致的病耻感可能会使他得不到应得的照顾(Stone, McMillan & Hazelton 2010)。本章阐明了护士在经常会遇到的处理复杂的心理社会和病理生理需求的过程中面临的伦理问题和冲突。然而，卓越的临床推理技能可以帮助你识别并处理上述的进退两难的困境，从而提供同理的、精确的、及时的、以人为中心的照护。

那些有复杂需求以及"挑战性"行为的患者可能会被卫生保健人员认为是耗费时间，难以管理的。由于他们的疾病经常复发，不断出现在急诊科，因而通常被冠以"病房常客(frequent flyers)"的称号(Sitharthan et al. 1999)。当听到诸如"病房常客"的称呼时，我们便知道其中包含歧视。Goffman(1986)将"病耻感"定义为一种"名声受损"的特性，使携带它的人"不同于他人，处于一种不太理想的状态"。病耻感会降低人的自尊，由此带来的刻板印象、偏见和歧视也会剥夺人的社交机会(Corrigan 2004)。在公众和卫生保健人员中存在的歧视意味着那些具备病耻感特征的人群，如 Shawn 的案例所展示的药物和酒精滥用者，甚至于出现一般的躯体问题如尿失禁者，都可能由于病耻感而无法得到他们需要且应得的健康照护。

主要概念

焦虑,物质滥用,病耻感

推荐阅读

P. LeMone, K. Burke, T. Dwyer, T. Levett-Jones, L. Moxam, K. Reid-Searl, K. Berry, M. Hales, Y. Luxford, N. Knox, D. Raymond (eds) (2011). *Medical–Surgical Nursing: Critical Thinking in Client Care* (Australian edn). Frenchs Forest, NSW: Pearson. Volume 1, Chapter 6: Nursing care of clients with problems of substance abuse

T.E. Stone & M. Hazelton (2008). An overview of swearing and its impact on mental health nursing practice. *International Journal of Mental Health Nursing* 17, 208–14.

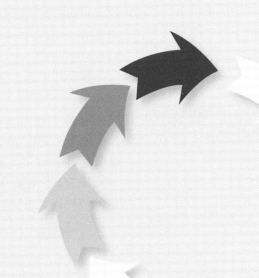

场景 7.1   照顾一名存在物质滥用问题的人

设置场景

Shawn 先生,男,25 岁,在骑摩托车时发生车祸被急救车送入院。接受了胫骨、腓骨的内固定手术。发生车祸时,Shawn 的血酒精浓度为 0.08mmol/L,被指控为中度酒驾。这不是他第一次违法,在 15 岁的时候他就因暴力殴打他人而被指控。

由于这次车祸和酒驾的指控,Shawn 的老板告诉他不用再去上班了。自入院以来,Shawn 不停抱怨病房不准吸烟这一规定,频繁使用污言秽语,并且两次被发现躲在浴室抽烟。

Shawn 承认他每天都喝啤酒,但不承认吸毒。护士们质疑这一说法,因为一位访客在探望 Shawn 的时候身上携带了大麻,并且很多人都说这个人是个毒贩子。

Shawn 的骨折正在恢复中,尽管从临床治疗角度而言他的物质滥用问题还没有解决,但是护士们认为他应该尽早出院空出病床,以收治其他更有价值的患者。

酒精滥用是否改变了澳大利亚的年轻人?想要获知,请参考 Australia Psychological Society(2008), "Substance use in 21ˢᵗ century: Different or more of the same?"

物质滥用障碍的流行病学

在西方文化中,物质滥用和物质依赖是一个主要的问题。青少年酗酒的问题一直以来备受关注。男性只要饮用五杯乃至更多,女性只要饮用三杯乃至更多即可被定义为酗酒(National Health & Medical Research Council 2001)。酒精滥用是一种对人的健康、人际关系和工作能力产生损害的饮酒形态。你需要自测的问题之一便是 Shawn 是否存在物质滥用的问题。

2003 年,酒精使用障碍(包括滥用和依赖)和与毒品有关的疾病被归类为精神疾病。在澳大利亚,精神疾病居于疾病负担的首要原因的前十位,占总疾病负担的 13%(Australian Institute of Health and Welfare 2006)。物质滥用障碍是第二位流行的精神障碍,影响着 5% 的澳大利亚人(Australian Bureau of Statistics 2008)。存在物质滥用障碍的人群中,约有 25% 的男性和 50% 女性也同样存在焦虑障碍或抑郁症。

如何获取更多关于大学生大麻使用情况的信息?

大麻的使用始终是一个存在争议的热点话题。其中争论较多的是认为应当将大麻的使用剔除出刑事范围,因为相对而言大麻的危害性要小。然而,长期滥用所导致的远期的、累加的、潜在的永久性效应会导致一系列问题,如:成瘾;支气管炎;肺气肿;免疫系统的不利影响;脑部、颈部和肺部癌症的风险性增加;雄性激素分泌减少;以及精子数目减少、精子活动性下降。"2010—2015 年澳大利亚国家毒品管理策略(National Drug Strategy, NDS)"(Common Wealth of Australia)报道,酒精是使用最广泛的物质。相反,有数据表明,烟草和违禁药品的使用率远远低于酒精的使用。报告近期使用过违禁药品的人群的比例从 1998 年的 22% 下降至 2007 年的 13.4%。大麻这一使用最广泛的违禁药品的使用率也从 1998 年的 17.9% 下降至 2007 年的 9.1%。

你对物质滥用了解多少?

澳大利亚的人均酒精消耗量在世界范围内居于 23 位,大麻和致幻剂使用居于首位;而每天的烟草使用量在经济合作与发展组织(Organization for Economic Cooperation and Development, OECD)的所有国家中最低(Australian Institute of Health and Welfare 2005)。土著居民及托雷斯海峡岛的居民烟草使用量是澳大利亚其他地区的 2 倍,其中一半目前仍是吸烟者,这一比例是澳大利亚其他地区的 2 倍。尽管同澳大利亚其他地区的居民相比,土著居民及托雷斯海峡岛的居民更容易戒酒,但是他们也更易酗酒,比例高达 17%,其他地区仅有 8%(Australian Drug Foundation 2011)。

物质滥用障碍的病因及发病机制

影响物质使用形态的因素有很多,且形式多样,包括:可获得性、遗传背景、文化、家庭系统、社交关系、创伤、精神障碍和躯体疾病(Johnson,2003)。导致物质使用不当或滥用的原因很难说清,但是双胞胎研究得出的可靠证据表明遗传因素是其中之一(Sadock & Sadock 2003)。行为主义模型认为物质的使用是一种习得性行为。"生理—心理—社会"模型则整合了许多可能影响到物质滥用障碍发展的因素,包括神经化学因素(Johnson,2003)。

1. 考虑患者状况

现在是 7:00,在早班的时候 Shawn 被分配给你照顾,你听到了一份交班报告,具体内容如下:

晨间交班报告(7:00)

  Shawn Bolton 住 4 号房间,摩托车车祸导致胫骨、腓骨骨折,行内固定术后两天。生活自理,所有观测指标正常。患者主诉头痛以及咽部不适,因为流感正在流行,因此他有可能是感冒了。整晚上都不睡并且总是要求去外面抽烟,易激惹,咒骂我。我告诉他咒骂别人是不好的行为之后就走出去了,让他一个人待着。我认为他目前还待在这里的唯一原因是他出院后没有地方去,他才得知和他一起合租的人把他的东西都扔了,因为他没有续交房租。社工今天晚些时候会过来处理他的住宿问题,希望他好运,自求多福。大家对 Shawn 一定要特别注意,因为他有点冲动——以前有过犯罪记录的。

医嘱

盘纳德因(Panadeine)每晚一次,控制疼痛

与理疗师一起进行活动锻炼

观察酒精戒断的症状

在进入到下一个临床推理环之前,针对 Shawn 的这份交班报告,请讨论这份报告的潜在影响。

问题 1 这份交班报告的语气和内容对接班的护士会有怎样的潜在影响?

问题 2 根据护士的职业规范和要求,做报告的护士是否体现出了恰当的职业照护?

问题 3 如果你是照顾 Shawn 的夜班护士,对于如上所述的他的行为,你会提供怎样的照护?

对于无法接受的工作场所的冲动行为,大部分医疗机构都引入了对暴力行为的"零容忍"政策。NSW 卫生部将暴力定义为"导致个体受虐待、被威胁和攻击的任何事件,包括口头的、躯体的或心理的虐待,威胁或其他的威吓行为,蓄意的躯体攻击,严重攻击,持进攻武器威胁,性骚扰或性侵犯"(NSW Department of Health 2003,p.5)。零容忍政策顺承了其他法律的相应要求,如 1990 年的《精神卫生法》(NSW)和 1997 的《反歧视法》(NSW),并且声明"应当总是考虑可能的临床表现,**"因为行为"**可能继发于很多医疗状况,躯体的或者精神的,并且最初的临床评估和及时的治疗应当是首要考虑的"(NSW Department of Health 2003,p.29)。

需要思考的……

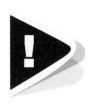

  患者、访客及工作人员对于政策规定的清晰理解确保服务使用者能够意识到他们的权利与义务,明白破坏规则的后果,并且他们可以通过平等对待每一个人以降低歧视。然而,"零容忍"这一术语本身就表明护士缺乏自由裁量权,可能会导致对规则的盲从,以致对患者抱有对抗的态度。

收集线索/
信息

2. 收集线索 / 信息

（a）阅读当前资料

你意识到自己对 Shawn 的情况还不是很了解，于是回顾了他的生命体征：

体温：36.7℃

脉搏：112 次 /min

呼吸：22 次 /min

血压：125/80mmHg

疼痛评分：3/10，采用疼痛数字评分法，10 分表示所经历过的最剧烈的疼痛，0 分表示没有疼痛

> 如果 Shawn 正在尝试戒断酒精，你还可以获得哪些观察结果？

（b）收集新信息

问题 1　你认为目前是否已经收集到了足够的信息？ 你还需要收集其他哪些临床评估资料？

问题 2　你意识到你对 Shawn 的药物和酒精滥用史的了解还存在不足，你准备以怎样的方式向他询问以获取所有相关的信息？

　　a. "Shawn，我注意到你的病历上缺少一些信息，现在能问你更多问题吗？"

　　b. "Shawn，你能告诉我你具体喝了多少酒吗？ 你确定你每晚都只喝了几杯酒吗？"

　　c. "你看起来易激惹也比较冲动，我可以知道你具体吸食了多少大麻吗？"

　　d. "你好，Shawn，如果我带你到外面抽根烟，你能告诉我你喝酒和吸毒的信息吗？"

毒品和酒精评估的目的是获取相关的毒品和酒精使用的历史，并且对患者改变的准备程度进行分级。这些信息随后可用于在患者的需求的基础上制订管理计划。以往在处理物质滥用的过程中会采取对抗性的措施，但是评估本身就是治疗性的过程，是促使患者去思考自身物质滥用的机会。护士可以从解释他 / 她为何要收集病史着手进行处理，同时设定恰当的保密性。

你需要确定患者现在及以往的毒品和酒精滥用的情形，下列问题有助于你进行思考：

- 有哪些用药的类型和途径？
- 用药后患者是否经历了何种躯体及心理社会状况的改变？
- 他们药物滥用的动机是什么？ 使用之后起到了什么效果？
- 使用的频率、时间、量？
- 以往是否尝试减量甚至戒断？ 患者是否想要停止使用？

青少年使用毒品和酒精的原因各不相同，部分可以视为是对其所处的混乱的环境作出的反应，或者不好的学校经历、同伴和社会态度的影响。毒品和酒精使用与犯罪之间存在着强烈的关联，有 70% 的青少年在他们的最后一次犯罪时处于醉酒状态（Prichard & Payne 2005）。然而，大多数青少年在受控出庭之后没有再犯（Prichard & Payne 2005）。

（c）知识回顾

为了确保你对于物质滥用这一概念有很好的理解，请用接下来的这些问题对你自己进行测试。

问题 1　酒精 影响大脑的机制归因于

　　a. 释放 γ-氨基丁酸（GABA）　　　　b. 释放多巴胺

　　c. 抑制乙酰胆碱　　　　　　　　　　d. 释放肾上腺素

问题 2　请在横线上填空

　　a. 30% 的自杀归因于如下物质：_____

　　b. 40% 的死亡由于意外跌倒,归因于如下物质：_____

　　c. 被认为是对人体致癌的化学制品：_____

　　d. 使用的这种物质比其他任何物质都易与暴力犯罪相关联：_____

　　e. 使用这种物质会导致不安全性行为,增加患 AIDS、其他性传播疾病以及怀孕的风险：_____

　　f. 这种物质会比其他任何物质更容易对胎儿的大脑发育造成损害：_____

问题 3　吸烟会导致下列哪些改变

　　a. 大脑中的让人感觉愉悦的化学物质的量（多巴胺）

　　b. 脑部的血供

　　c. 酒精吸收的速度

　　d. 肝脏的血流

问题 4　下述关于大麻的描述,请判断哪些是正确的,哪些是错误的

　　a. 同 20 世纪 60 年代相比,大麻中的四氢大麻酚（tetrahydrocannabinol,THC）含量高了很多倍

　　b. 更高的 THC 含量意味着更低的效能,更易导致耐受和成瘾

　　c. 更高的 THC 含量意味着更高的效能,更易导致耐受和成瘾

　　d. 大麻会损害协调和平衡（通过影响小脑和基底核）

　　e. 大麻会影响储存和提取记住的信息的能力而非记忆力

　　f. 大麻会加快心率（通过影响下丘脑和脑干）

　　g. 大麻会导致焦虑和惊恐发作（通过影响杏仁核）

问题 5　Shawn 的朋友问你吸食大麻是否安全。下列哪项是最合适的回答

　　a. 这取决于大麻是溶液培养的还是自然生长的

　　b. 大麻属于违禁药品,因此我不适合回答你这个问题

　　c. 吸毒谈不上安全,使用任何毒品都存在一些风险

　　d. 跟酒精相比,大麻是安全一点的毒品,只要你在开车的时候不受吸食大麻的影响

问题 6　吸一口烟以后,尼古丁会在大脑中存留多少秒

　　a. 8　　　　　　　b. 18　　　　　　　c. 28　　　　　　　d. 80

问题 7　在大脑中,尼古丁与神经元的受体相结合,使得吸烟者感觉到

　　a. 烦躁易怒　　　b. 嗜睡　　　　　　c. 清醒、满足　　　d. 焦虑

问题 8　中毒还是戒断? 请将左边的症状和体征同右边的术语联系起来

　　i. 困倦　　　　　　　　　　a. 镇静剂戒断,或兴奋剂毒性

　　ii. 躁动不安　　　　　　　　b. 酒精和鸦片的戒断症状

　　iii. 震颤　　　　　　　　　　c. 酒精、镇静催眠类药物、鸦片

　　iv. 发汗　　　　　　　　　　d. 酒精、镇静催眠类药物中毒

　　v. 共济失调　　　　　　　　e. 在鸦片中尤为常见

　　vi. 针尖样瞳孔　　　　　　　f. 酒精、镇静催眠类药物戒断

问题 9　根据图 7.1,请判断下列描述哪些是正确的,哪些是错误的

　　a. 1 标准饮品（a standard drink）的白葡萄酒,其酒精含量要低于 1 标准饮品的烈性酒

b. 比起根据计算喝了多少杯、瓶或者罐比起来,根据标准饮品计算能够得到更为可靠的酒精含量

c. 100ml 的酒 =1 标准饮品

d. 在澳大利亚,酒精饮料的瓶体上都会标明其所含的标准饮品的数目

e 为了减少酒精所致损害的风险,遵循健康生活习惯的人在单一场合的饮酒量不要超过 2 标准饮品

f. 就普通餐酒而言,1 标准饮品对应 100ml 酒,而典型的餐厅服务提供的酒对应 150ml

啤酒		佐餐酒	葡萄酒	烈酒
低酒精浓度	中等酒精浓度			
2.3%左右(按体积计)	4.5%左右(按体积计)	10%左右(按体积计)	20%左右(按体积计)	40%左右(按体积计)
425ml	285ml	100ml	60ml	30ml（1nip）
10g 酒精	10g 酒精	10g 酒精	10g 酒精	10g 酒精

图 7.1　标准饮品中的酒精含量

整理信息

3. 整理信息

（a）阐释

临床推理环的下一个步骤就是阐述你通过仔细分析和比较正常与异常所收集的数据(线索)。

问题　对 Shawn 而言,下列哪些指标是正常的

a. 体温:36.7℃　　　　　　　　b. 脉搏:112 次 /min

c. 呼吸:22 次 /min　　　　　　　d. 血压:125/80mmHg

e. 疼痛评分:3/10

> 当进行"筛选"时,首先审视观察结果是否正常是有帮助的。

（b）筛选

从现有的线索和信息中,你需要缩小范围以获取最重要的信息。

问题 1　在评估 Shawn 的过程中,请在下面的清单中找出你最关注的七个方面的线索

a. 出现幻听和幻视　　　　　　b. 出现震颤

c. 嘴唇和口腔黏膜干燥　　　　d. 低血压

e. 呼吸减缓　　　　　　　　　f. 体温升高

g. 脉搏下降　　　　　　　　　h. 意识波动

　　　　i. 易激惹情况加剧　　　　　　　j. 否认疼痛

　　　　k. 出现头痛　　　　　　　　　　l. 出现咳嗽

　　　　m. 出汗、湿冷　　　　　　　　　n. 恶心、呕吐

问题 2　到目前为止,你所收集的信息是否还存在不足

(c) 关联

　　在前面的"筛选"这一步骤中,我们已经整理了一些重要的线索。然而,在临床推理环的这个阶段中,你需要将线索整合在一起,讲述一个连贯的故事,以确定这些信息之间的联系和模式。

　　问题　针对下面的描述,判断正误

　　　　a. 在同年龄的人群中,Shawn 的血压和脉搏值过高

　　　　b. Shawn 的病史和目前的行为表明他存在长期的人格障碍

　　　　c. Shawn 的心动过速和高血压表明他存在术后出血的情况

　　　　d. Shawn 的烦乱与行为可能与疼痛有关

　　　　e. Shawn 的行为可能和他的药物滥用没有关联

　　　　f. Shawn 的头痛和咽部不适表明他可能感冒了。但他没有体温过高的情况

　　　　g. Shawn 的易激惹、失眠和心动过速的情况表明他可能存在戒断反应

(d) 推理

　　现在是思考你所收集到的 Shawn 的所有线索的时候了,并且在对这些线索进行分析和阐释的基础上作出推理。

　　问题　根据目前你所了解的 Shawn 的情况,识别下列哪一描述是正确的(只选择一个选项)

　　　　a. 他存在反社会型人格障碍

　　　　b. 他正经历酒精的戒断反应

　　　　c. 他正经历术后疼痛

　　　　d. 他正经历尼古丁的戒断反应

　　　　e. 他正患感冒

　　　　f. 他对止痛药盘纳德因过敏

　　　　g. 他对于住院以及住院的规定很不满是因为他的病史

(e) 匹配

　　问题　回想一下你的临床经历,将现在的情况和过去的情况相比,或将现在的患者与过去的患者相比(这通常是基于经验的专家思维过程):你是否见到过同样表现的患者? 他们是怎样被处理的? 专业人员都关注哪些重要方面

(f) 预测

　　现在请开始思考针对你的患者,你做或不做某些处理之后可能导致的潜在结果。

　　问题　Shawn 今天可能就要出院了,如果你什么措施也不采取就让他出院的话,可能会导致哪些后果? 针对下面的这些描述,请使用"非常有可能""可能"以及"可能性较小"这三种表述进行判断

　　　　a. 他的酒精滥用的问题依然没有解决

　　　　b. 由于他糟糕的社会处境,他的酗酒问题会加重

　　　　c. 随着他不断成熟,他会更好地管理自己的生活

  d. 他可能会做出更严重的犯罪行为

  e. 他的药物滥用问题得不到解决

  f. 他的心理社会问题也得不到解决

4. 分析问题

在这一阶段,综合你所有收集到的事实和作出的推断来对 Shawn 的主要问题作出一个确定的护理诊断。

问题 请从下述描述中选出两个恰当的护理诊断

  a. 酒精脱毒

  b. 酒精戒断症状

  c. 使用违禁药品

  d. 疼痛管理不佳

  e. 术后出血

  f. 尼古丁戒断症状

  g. 未确诊的人格障碍

  h. 目前的信息不足以作出一个完整的护理诊断

5. 设立目标

在对 Shawn 采取进一步的处理之前,理清你想做什么,以及什么时候做尤为重要。

"零容忍"政策是否跟全民享有卫生保健的原则一致?

问题 从下列描述中选择三个目前而言对 Shawn 最合适的短期护理目标

  a. 让他尽快出院,这样的话他想吸烟就吸烟

  b. 针对他的吸毒情况进行心理咨询

  c. 评估他的心理社会支持情况,以便他能在出院的时候有合适的住处

  d. 确保 Shawn 能明白,如果他不收敛自己的行为的话,就可能违反医院的暴力零容忍政策

6. 采取行动

这些措施里哪些会适得其反? 为什么?

问题 在目前的情况下,下列哪些护理措施对 Shawn 最有帮助(请选出六个正确答案)

  a. 不要确认或否认他可能经历的任何幻觉情况

  b. 持续监测他的情况并及时记录在酒精戒断反应记录表上

  c. 严肃提醒他医院有相关的关于言语和躯体暴力的零容忍政策

  d. 针对他的情况,与团队成员达成一个清晰的管理方案

  e. 确保他没有访客以防止其携带违禁药品进入病房

  f. 针对 Shawn 这个人进行反应,而不是他身上的一系列标签

  g. 试着与他交朋友,以便帮助他解决问题

  h. 针对他存在的恰当或不恰当的行为设立合适的限制和界限

  i. 针对他进行精神科病史回顾

  j. 与他进行沟通,不评判,以建立治疗性关系

  k. 确保他摄入充足水分,并持续观察

7. 评价

评价

问题　你在和 Shawn 讨论他住院期间,是否选择尼古丁贴剂。你如何确定使用尼古丁贴剂是否有效? 下列评价指标,哪些显示他的情况得到了改善

　　a. 血压升高　　　　　　　　　b. 口渴程度降低
　　c. 易激惹程度降低　　　　　　d. 坐立不安程度增加
　　e. 脉搏下降　　　　　　　　　f. 对尼古丁的渴求降低
　　g. 头痛改善　　　　　　　　　h. 体温降低

烟草成瘾的拓展阅读,见 LeMone et al (2011) 页码Ⅲ。

8. 反思

反思

问题 1　描述在这一案例中,会影响护士对 Shawn 的态度以及随后的照护的三种临床推理失误

问题 2　如何更有效地预防和处理这种失误

问题 3　你从这个推理过程中学习到了哪些有助于你今后实践的内容

　　在思考这个场景的时候,你也需要考虑自身的感受,审视自己对 Shawn 的反应。护理患者是有压力的,我们通常缺乏资源去处理所有我们遇到的有压力的经历。当我们从生理、情绪、心理和精神上都照顾好自己的时候,我们对他人也更有帮助。

详见本章"拓展阅读",获取更多信息。

问题 4　当你照顾 Shawn 这一类人时,问自己以下几个问题

　　a. 自己对于物质滥用的感受(积极的或消极的)是否强大到影响我的推理过程

　　b. 我对于物质滥用是否存在强大的道德信念以至于会影响到我对 Shawn 这一类人的反应

　　c. 我对于自己的吸烟或酗酒行为是否心存愧疚? 是否有其他人建议我戒掉? 当别人对我的吸烟和喝酒行为指指点点的时候我是否感到恼火或生气? 我是否曾经早起的第一件事是喝一杯以平复自己的心情或摆脱宿醉

这些问题来自 CAGE 问卷,如果任意两个答案是肯定的,需要做进一步的评估。

需要思考的……

　　如上述任意一个回答是肯定的,同合适的健康专业人员谈一谈会是一个明智的选择,以获取一些建议和支持。如果你关心自己的吸烟或者喝酒的问题,请利用你的工作场所或者大学咨询室获取帮助。人们频繁地在看到他人在他们的朋友圈里大量饮酒或吸食毒品,并且认为这是正常的。但是你不能因为你的朋友们酗酒了就认为这是安全的。

场景 7.2　**故事正在展开:不仅仅只是物质滥用**

改变场景

考虑患者状况

1. 考虑患者状况

　　在你的班次快结束的时候你感觉到 Shawn 的真正情况可能还没有被处理。同时,当你想起你对 Shawn 的态度可能受到了其他的护士以及之前遇到的"有挑战性的"患者的经历的影响,你可能还会感觉到有一点愧疚。你鼓起勇气,决定与 Shawn 谈谈。由于你是那个

给他解决尼古丁贴剂的护士，他看起来信任你并决定打开心扉。接下来是他的讲述：

母亲和父亲经常争吵不休，并且希望我和我的三个兄弟都能做到很好。几年前他们从一个州搬家到另一个州。我想念母亲但是我父亲认为我是母亲的小跟班。他希望我们都能出人头地，有时候会让我感到提心吊胆。我的三个兄弟都进入了大学，而我只是家庭的失败者。父亲是一家之主，做所有的决定，母亲从来没有工作，因此她不会使用电脑，甚至不会把钱从自动取款机里面取出来。我七岁的时候因为"学校抗拒综合征"(school refusal syndrome)被强制进行心理咨询。事实上我母亲只是希望跟我在一起，但这却阻碍了我接受教育，我在 16 岁的时候离校，做一些失败者做的工作。但是我同样也不适应那里。我想成为一名兽医护士，但被父亲说成是娘们，于是尝试借酒浇愁。总是在出门之前喝很多酒，这样的话感觉没那么焦虑。那位护士总是探究我的犯罪记录问题，但是做这些，是由于讲义气，为了给自己所谓的兄弟帮忙，在酒馆和人打起来了。随后他们责备了我，叫我失败者——就像他们一直做的那样。烟和啤酒成了我消愁的方法和慰藉。我从来没有女朋友，但是如果自己有一个姐姐或妹妹的话，我认为可能会好一些，我不知道该跟异性说些什么。

见鬼，事实上我已经打包好了。我有一条"罗威纳犬"Buster，但是我很担心，不知道我的室友是否会喂它。Buster 可能一直在想我，他是一条很聪明的狗，比任何室友都要好。但是如果我找不到地方住的话，他会怎么样？他甚至在我的床上睡觉。如果警察指控我醉酒驾车的话，我怎样才能找到一份工作呢？你猜怎么着？不管怎样，这是一次警钟。我母亲过来准备帮忙，而且我也不能再搞得这么糟——我再也不接触啤酒了。在这里提醒大家回顾阶段改变模型(LeMone et al.(2011)p.123)可能会有帮助。

> 焦虑障碍的患者通常存在物质滥用。人们会通过酒精来帮助他们应对，但是会加剧焦虑(beyond blue 2011)。

2. 收集线索 / 信息

(a) 阅读当前资料

你认为你需要更多的有针对性的信息以制订 Shawn 的护理计划。你回顾入院评估，在药物和酒精滥用史的资料中，发现他没有任何酒精戒断的症状，但是在入院前，他一天要抽 30 支烟。你记得 Shawn 提到为了解决他和同事的关系问题时才开始饮酒。于是你开始考虑：酗酒是他的主要问题还是只是他尝试解决其他问题的方法。

(b) 收集新信息

你决定通过使用 NSW 临床指南(NSW Health 2009, p.10-11)的筛选性问题对 Shawn 的焦虑状况进行进一步评估。以下是你和 Shawn 的对话：

RN：你有没有就你的情绪问题或者你的"神经紧张 / 焦虑 / 烦恼"问题去看过医生或者精神科医生？

Shawn：有，我去看过医生，我 10 岁的时候去找了学校的咨询师，随后又去了几次。而且我也去我的全科医生那里就诊了几次，试图探讨这个问题，但是因为我的喝酒问题他就没有关注这个问题。

RN：那他们有没有给你开针对情绪问题或者你的"神经紧张 / 焦虑 / 烦恼"问题的药物？

Shawn：没有。全科医生曾经建议我使用抗抑郁药，但是我父亲说那可能会导致我成瘾。如果因为我的神经紧张问题而服用药物，我更加会觉得自己是个失败者。

RN：那你现在有没有一个精神卫生工作者、精神科医生、心理学家、全科医生或者其他的卫生保健工作者？

> 抑郁的自我测试。

Shawn:没有,只有一个全科医生。

RN:你有没有睡眠问题? 能跟我说说这个问题吗?

Shawn:嗯,我躺着睡觉的时候会很清醒,感到烦恼,有时候我会起床喝一杯试图入睡。当我醒来的时候,我的想法就会跑进我脑海里,以致我无法重新入睡。

RN:你的胃口有没有改变? 跟平常比你是吃得多些还是少些?

Shawn:当时真的不怎么饿,我不愿做饭。

RN:你集中注意或完成任务的能力有没有改变?

Shawn:嗯。我没有考虑过这个问题,但是我曾经喜欢阅读而现在不再喜欢了。我也总是让我的朋友们失望。我说我会出去跟他们一起,但是临出门之前又感觉很焦虑。我感到胃不舒服,头很轻,有种眩晕的感觉。当我在家住的时候我妈会给我找借口说我病了。我妈也感到焦虑,我想她是喜欢我待在家里。

你知道的,感觉很艰难,这让我很焦虑。我骂了那个夜班护士,其实那个时候我感到血腥恐怖。自那之后,事情每况愈下。

> 这些症状是不是抑郁的指征?(beyondblue 2012a)。

焦虑障碍有多普遍? 感到焦虑有时是不是积极的?

焦虑障碍是最常见的精神障碍,每年大约七个澳大利亚人里面就有一个正在经历某种形式的焦虑障碍(beyondblue 2011)。焦虑障碍有不同的症状,但是都围绕着极度的、非理性的恐惧和担忧。然而,每个人都会时不时地感受到焦虑,有些人这种感觉太过于频繁和/或强烈,以致会影响到日常生活。在这个阶段的时候我们开始意识到 Shawn 可能正经历焦虑障碍。这就像是隔壁邻居只是打开了灯就触发了你的防窃报警器。正常的焦虑是适应性的——它会防止人们过度冒险且对危险保持警觉——但是焦虑障碍会显著地负面影响人的正常功能,并且导致诸如抑郁和物质滥用等其他问题。

请回顾焦虑障碍的症状和体征。

问题 下列哪些症状和体征与焦虑的诊断相关

a. 感觉无法控制焦虑的心情	b. 感觉郁郁寡欢、烦躁易怒
c. 有夸大的自我意识	d. 饮食形态改变
e. 疲倦	f. 头痛
g. 失眠	h. 恶心和腹部不适
i. 便秘	j. 心动过缓
k. 心动过速	

吸烟和焦虑之间的联系很复杂。存在焦虑障碍的人很难戒烟(Piper et al. 2011)。人们频繁地抽烟以缓解焦虑,可以暂时地平静下来,但是这种感觉非常短暂。在青少年人群中,吸烟会导致广泛性焦虑障碍(generalised anxiety disorder,GAD)(Johnson et al. 2000)。部分与焦虑及吸烟有关的危险因素包括:(a)有压力的童年, (b)难以容忍的负面情绪,以及(c)冲动。人们通常会对诸如广泛性焦虑障碍等焦虑问题通过使用烟草、大麻、酒精以及其他物品进行自我治疗。这种自我治疗的问题在于缓解通常只是暂时的,导致焦虑的原因被忽略了,同时会对躯体健康产生影响。这同酒精使用和焦虑问题之间的"双向影响"相似。焦虑会促使人们去喝酒,而酒精滥用和戒断又会加剧焦虑。

(c) 知识回顾

问题 1 针对 Shawn 的焦虑你可以说些什么? 请对下列描述判断正误

a. 焦虑会持续终生

b. 焦虑很普遍,男性多于女性

c. 有报告显示存在高度或极高程度心理压抑的成人通常每天都吸烟

d. 许多人通过喝酒和吸烟来治疗自身的情绪问题,这样会带来暂时的缓解却会进一步导致持续终生的问题

e. Shawn 可能不会再次饮酒

f. 每个人都会在某个时候感受到焦虑,但是如果你难以完成工作或者跟家人和朋友的互动存在问题,你可能就存在焦虑障碍

g. 焦虑是可以治愈的

h. 当一个人处于中毒状态时不能实施精神状态评估(Mental Status Exam, MSE)

问题 2 焦虑和压力的区别是什么?

问题 3 焦虑和焦虑障碍的区别是什么?

问题 4 焦虑和恐惧的区别是什么?

问题 5 哪些医疗问题也会导致与焦虑相同的症状?

整理信息

Shawn 目前处于改变的哪一个阶段?

3. 整理信息

(a) 阐释

临床推理环的下一个步骤就是在你运用与 Shawn 有关的知识时,阐述你所收集的数据(线索),通过分析和比较正常与异常,你会对 Shawn 的问题有更完整的认识:

问题 使用案例形式的表格有助于对 Shawn 的信息进行查漏补缺。请将下面的表格填写好,不用担心有些内容适合于多个空格

	倾向因素	发病诱因	维持因素	预后指标(包括保护性的)
生理	焦虑的家族史	对酒精的不恰当使用		智能方面的影响
心理			低自尊	
社会				

使用提示:如果其中任何一格是空的,你可能就需要询问你的患者更多问题,以填写缺失的信息。

(b) 筛选

目前需要关注于你拥有的最重要且相关的信息。这个阶段,你需要考虑 Shawn 焦虑的严重程度;这可供你考虑可能的处理方案。

如果 Shawn 的情况持续 6 个月及以上,他可能被诊断为广泛性焦虑障碍,如果大部分的时间,他有如下症状:

- 感到非常担忧
- 难以停止这种担忧
- 发现他的焦虑使他难以处理日常生活

如果 Shawn 对这些问题的回答都是肯定的,我们则要继续评估他是否存在下列三项或以上的情况:

- 感到不安或紧张
- 很容易感觉到累
- 难以集中注意力
- 感觉烦躁

- 有肌肉疼痛（如下巴和背部疼痛）
- 有睡眠问题（如入睡困难、睡不踏实或睡不安稳）

注意：这个清单并不是正式的诊断工具。它主要用于帮助识别潜在的广泛性焦虑障碍的症状。

> beyondblue（2012b）出版了一份广泛性焦虑障碍的症状清单。

（c）关联

问题　根据目前为止你对 Shawn 的发现，对下列描述判断正误
a. 他不恰当的饮酒促发了焦虑问题
b. 他的焦虑促发了酗酒问题
c. 他的焦虑由于酒精戒断变得更严重
d. 他的焦虑由于尼古丁戒断变得更严重
e. 他的酗酒问题使焦虑持续

（d）推理

问题　根据 Shawn 的病史，下列哪些推断是正确的（选择所有合适的答案）
a. 缺乏足够的证据支持他存在酒精戒断症状
b. 很有可能他符合广泛性焦虑障碍的标准
c. 在焦虑问题得到有效处理之前，Shawn 应该停止饮酒
d. Shawn 的酗酒问题应该同他的焦虑问题一起处理
e. Shawn 的违法问题诱发了他的酗酒问题

（e）预测

现在请开始思考针对你的患者，你做或不做某些处理之后可能导致的潜在结果。

问题　如果你没有对 Shawn 采取恰当的处理而让他现在出院的话，会导致哪些情况（选择合适的三个）
a. Shawn 很可能不会针对他的酗酒或焦虑问题寻求治疗
b. Shawn 的酗酒情况很可能会恶化
c. Shawn 很可能在刑事司法系统中终老
d. Shawn 会失掉他的家和他的宠物狗
e. Shawn 是术后并发症的高危人群

4. 分析问题

在这一阶段，综合你所有收集到的事实和做出的推断来对 Shawn 的主要问题做出一个确定的护理诊断。

问题　从下列描述中选择符合 Shawn 情况的最恰当的护理诊断
a. 惊恐障碍
b. 焦虑
c. 酗酒
d. 物质滥用障碍
e. 反社会型人格障碍
f. 焦虑障碍和物质滥用障碍的双重诊断

5. 设立目标

在对 Shawn 采取进一步的处理之前,理清你想做什么,以及什么时候做尤为重要。

问题 从下列描述中选择目前而言对 Shawn 而言最合适的短期护理目标
a. 转诊至心理门诊以了解和改变导致他焦虑的行为、想法和信念
b. 为他的狗及他自己寻找容身之所
c. 服用药物治疗焦虑
d. 保持节制
e. 停止饮酒
f. 收入康复科以确保他尽早脱毒
g. 停止吸烟
h. 组织他和他父母的家庭治疗
i. 恢复正常的睡眠形态

6. 采取行动

想要了解更多关于认知行为治疗的信息吗?

问题 你和 Shawn 探讨他的焦虑问题,下列哪些是适合于处理他焦虑问题的第一步措施(选择所有合适的答案)
a. 与他的全科医生讨论
b. 转诊给精神科医生
c. 贯叶连翘(圣约翰草,St John's Wort)
d. 使用替马西泮改善睡眠
e. 认知行为治疗(cognitive behavior therapy,CBT)
f. 运动
g. 放松训练
h. 冥想,呼吸和放松训练技巧
i. 三环类抗抑郁药
j. 抗焦虑药如阿普唑仑、奥沙西泮、劳拉西泮
k. 避免使用酒精以及其他的违禁药品、糖、咖啡因等
l. 减少酒精的使用,避免其他违禁药品、糖、咖啡因等
m. 长期心理治疗以解决童年期问题

7. 评价

在本场景表述的类似的复杂情况中,短期内很难衡量你的护理效果,这是一种复杂的情况,因为短期内难以有足够的时间去建立治疗性关系。

问题 你如何确定你对 Shawn 实施的护理措施导致了积极的改变

8. 反思

反思你在本场景中的学习过程,考虑下列问题。
问题 1 你从这个推理案例中学到的最重要的三件事是什么?
问题 2 治疗性沟通技巧是如何改善护理效果的?

问题3 如果你下次照顾同样一个不同寻常的患者,你会怎样改变你的方式方法?

问题4 下次你在临床实践时,你会运用从这个推理案例中学到的哪些知识?

问题5 下次当你听到有同样一个"挑战性或麻烦的患者"的时候,你会如何反应?

问题6 如果你受到患者的行为的挑战,你如何确保你继续维持治疗同盟?

需要思考的……

当你在照顾类似于 Shawn 的这类患者时,问一问自己下列问题:

(1) 以我现在的知识和技能,Shawn 的问题是否太困难以致难以解决?

(2) 我是否会考虑自己有可能正在自己的实践范围外?

(3) 我是否过于努力去"拯救"他?

时间到!

当你将所有收集到的事实以及所作出的推断综合起来以后,便是时候检查自己对 Shawn 的反应,同时"测测自己的脉搏"——这意味着,检查自己的感受以及对 Shawn 的反应。我们所有人都有一种趋势,思考自己是否患有正在了解的这种疾病……如果你看了关于广泛性焦虑障碍的清单并且发现自己具备这一疾病的高风险,请记住其他医疗情况可能导致类似的症状,并同你的医生谈一谈。

> 下决心照顾好自己,照顾好他人!

同样也有可能是时候评估你所经受的压力。压力常见的表现包括慢性疲劳,睡眠问题,食欲改变,沮丧,自我批评,消极,无法从工作中抽离出来,对压力源的过度的情感反应以及一些小的躯体疾病(Edward et al. 2011)。你准备如何照顾你自己呢?下列是一些对你可能有用的信息:

- 在工作之余放松
- 同你的同事/导师/教育者进行引导性反馈
- 保持规律的锻炼,充足的睡眠以及均衡的饮食
- 将你的错误看成是可以学习的机会(改自 Muir-Cochrane,Barkway & Nizette,2010)
- 每天做一些令人愉快的事
- 考虑一下冥想、放松、正念或瑜伽

（杨冰香 译 孟宪梅 校）

拓展阅读

Australian Government, Department of Health and Ageing (AGDHA) (2004). *Social Determinants of Drug Use.* Sydney: National Drug & Alcohol Research Centre, University of New South Wales. Accessed September 2011 at <www.med.unsw.edu.au/ndarcweb.nsf/resources/TRES_4/$file/TR+228+EXECUTIVE+SUMMARY.pdf>.

Australian Institute of Health and Welfare (AIHW) (2001). *National Drug Strategy Household Survey: First results.* Drug statistics series no. 9. Canberra: AIHW. Accessed October 2011 at <www.aihw.gov.au/publication-detail/?id=6442468195>.

National Drug and Alcohol Research Centre (2007). *Illicit Drug Use in Australia: Epidemiology, Use Patterns and Associated Harm* (2nd edn). Commonwealth of Australia. Accessed September 2011 at <www.health.gov.au/internet/drugstrategy/publishing.nsf/content/17B917608C1969ABCA257317001A72D4/$File/mono-63.pdf>.

National Drug and Alcohol Research Centre (2003). *Guidelines for the Treatment of Alcohol Problems.* Commonwealth of Australia. Accessed September 2011 at <www.alcohol.gov.au/internet/alcohol/publishing.nsf/Content/2C3FC9166082567DCA257260007F81F8/$File/alcprobguide.pdf>.

Stone, T.E. (2010). Insight on mental health nursing. In T. Levett-Jones & S. Bourgeois (eds), *The Clinical Placement* (2nd edn). Sydney: Elsevier.

参考文献

Australian Bureau of Statistics (ABS) (2008). *National Survey of Mental Health and Wellbeing.* Accessed September 2011 at <www.abs.gov.au>.

Australian Drug Foundation (2011). *Drug Facts.* Accessed September 2011 at <www.druginfo.adf.org.au/>.

Australian Institute of Criminology. Research and Public Policy Series no. 67. Accessed September 2011 at <www.aic.gov.au/documents/7/E/3/%7B7E372CAE-AD71-4DFF-918B-10DAA8851002%7Drpp67.pdf>.

Australian Institute of Health and Welfare (2006). *Australia's Health 2006.* Cat. no. AUS 73. Canberra: AIHW.

Australian Institute of Health and Welfare (2005). *Statistics on Drug Use in Australia (2004).* Cat. no. PHE 62. Canberra: AIHW. Accessed September 2011 at <www.aihw.gov.au/publication-detail/?id=6442467739>.

Australian Psychological Society (2008). *Substance Abuse in the 21st Century: Different or More of the Same?* Available at <www.psychology.org.au/inpsych/substance_use/#s5>.

beyondblue (2012a). *Depression: Signs and Symptoms.* Available at <www.beyondblue.org.au/index.aspx?link_id=89.579>.

beyondblue (2012b). *Anxiety: Signs and Symptoms.* Available at <www.beyondblue.org.au/index.aspx?link_id=90.614>.

beyondblue (2011). *A Guide to What Works for Anxiety Disorders.* Accessed September 2011 at <www.beyondblue.org.au/index.aspx?link_id=7.980&tmp=FileDownload&fid=1747>.

Black Dog Institute (2012). *Self-test for Depression.* Available at <www.blackdoginstitute.org.au/index.cfm>.

Commonwealth of Australia (2011). *National Drug Strategy 2010–2015.* Accessed September 2011 at <www.nationaldrugstrategy.gov.au/internet/drugstrategy/publishing.nsf/Content/nds2015>.

Corrigan, P. (2004). How stigma interferes with mental health care. *American Psychologist* 59(7), 614–25. Accessed September 2011 at <www.lifeatuni.com/media/socwork_podcast_singer/Corrigans%20Stigma%20Article.pdf>.

Covey, S. (2004). *The 7 Habits of Highly Effective People.* New York: Free Press.

Edward, K., Munro, I., Robins, A. & Welch, A.J. (2011). *Mental Health Nursing: Dimensions of Praxis.* South Melbourne: Oxford University Press.

Goffman, I. (1986). *Stigma. Notes on the Management of Spoiled Identity.* New York: Touchstone.

Johnson, J.G., Cohen, P., Pine, D.S., Klein, D.F., Kasen, S. & Brook, J.S. (2000). Association between cigarette smoking and anxiety disorders during adolescence and early adulthood. *JAMA* 284, 2348–51.

Johnson, S.L. (2003). *Therapist's Guide to Substance Abuse Intervention.* San Diego: Elsevier.

KFx (2012). *Drug Facts.* Available from <www.kfx.org.uk/drug_facts.php>.

LeMone, P., Burke, K., Dwyer, T., Levett-Jones, T., Moxam, L., Reid-Searl, K., Berry, K., Hales, M., Luxford, Y., Knox, N. & Raymond, D. (eds) (2011). *Medical–Surgical Nursing: Critical Thinking in Client Care* (Australian edn). Frenchs Forest, NSW: Pearson.

Mental Illness Fellowship of Australia (2008). *Substance Use – Stages of Change Model.* Available at <www.mifa.org.au/sites/ www.mifa.org.au/files/documents/SubstanceUseStagesofChange.pdf>.

Muir-Cochrane, E., Barkway, P. & Nizette, D. (2010). *Mosby's Pocketbook of Mental Health.* Sydney: Mosby Elsevier.

National Health and Medical Research Council (NHMRC) (2001). *Australian Alcohol Guidelines: Health Risks and Benefits.* Canberra: Commonwealth of Australia.

National Institute on Alcohol Abuse and Alcoholism (2012). *Screening Tests.* Available at <http://pubs.niaaa.nih.gov/ publications/arh28-2/78-79.htm>.

NSW Department of Health (2003). *Zero Tolerance: Response to Violence in the NSW Health Workplace.* <ww.health.nsw.gov. au/policies/PD/2005/pdf/PD2005_315.pdf>.

NSW Health (2009). *NSW Clinical Guidelines for the Care of Persons with Comorbid Mental Illness and Substance Use Disorders in Acute Care Settings.* Accessed September 2011 at <www.health.nsw.gov.au/pubs/2009/pdf/comorbidity_report.pdf>.

Piper, M.E., Cook, J.W., Schlam, T.R., Jorenby, D.E. & Baker, T.B. (2011). Anxiety diagnoses in smokers seeking cessation treatment: Relations with tobacco dependence, withdrawal, outcome and response to treatment. *Addiction* 106(2), 418–27.

Prichard, J. & Payne, J. (2005). *Alcohol, Drugs and Crime: A Study of Juveniles in Detention.* Research and Public Policy Series No. 67. Canberra: Australian Institute of Criminology.

Sadock, B.J. & Sadock, V.A. (2003). *Kaplan and Sadock's Synopsis of Psychiatry* (9th edn). Philadelphia: Lippincott Williams and Wilkins.

Sitharthan, T., Singh, S., Kranitis, P., Currie, J., Freeman, P., Murugesan, G. & Ludowici, J. (1999). Integrated drug and alcohol intervention: Development of an opportunistic intervention program to reduce alcohol and other substance use among psychiatric patients. *Australian and New Zealand Journal of Psychiatry* 33, 676–83.

Stone, T.E., McMillan, M. & Hazelton, M. (2010). Swearing: Its prevalence in health care settings and impact on nursing practice. *Journal of Psychiatric and Mental Health Nursing* 17(6), 528–34.

University of Wisconsin-Madison, University Health Services (2011). *Marijuana: Addiction and Other Issues.* Available at <www.uhs.wisc.edu/health-topics/alcohol-and-drugs/marijuana-addiction-and-other-issues.shtml>.

第八章

自身免疫异常患者的护理

Rachel Rossiter, Teresa Stone

学 习 目 标

完成本章学习后,读者能够:

- 解释理解自身免疫疾病及其合并症对患者造成的影响对提供有效照护的重要性(回顾和应用)
- 识别硬皮病、干燥综合征、雷诺病的临床表现,以指导线索的收集和分析(收集,回顾,阐释,筛选,关联和推理)
- 识别硬皮病患者致病的危险因素(匹配和预测)
- 回顾临床信息以确定硬皮病患者的主要问题(综合)
- 描述照护自身多系统免疫异常合并抑郁患者时需要优先考虑的问题(设立目标和采取行动)
- 确定临床标准,以评价针对硬皮病患者临床症状和心理异常所采取护理措施的有效性(评价)
- 将所学到的多系统自身免疫疾病及其合并症的知识应用到新的临床情境中(反思和转化)

导　言

本章介绍的两个场景能够给你提供一个充满挑战性的机会，去探究怎样才能更好地护理患有慢性自身免疫疾病影响多系统的硬皮病患者。接下来，本章的内容会让你应用从硬皮病患者 Elsie Jones 女士身上所学到的护理知识，来应对一系列临床场景中患有不同慢性多系统性自身免疫疾病的患者。患有类似硬皮病的患者会出现多种症状，但他们的医生和护士因为缺乏相关经验而不能提供很好地帮助。对那些患有慢性疾病的患者来说，度过的每一天就是在"生活"和"生病"之间寻找平衡（Whittemore & Dixon 2008），疾病往往成为他们生活的主题（Roos & Neimeyer 2007）。因此，根据这些个性化的需求为患者制订

协调性的护理措施的意义重大。

Martin 和 Peterson（2008）提出"慢性病是一个长期的治疗过程，所以针对慢性病的护理和支持措施也应该是一个长期的、最后能达到最优结果的计划（p. 4）。慢性疾病的复杂性及对患者日常生活的不利影响增加了患者罹患精神疾病，如抑郁症和焦虑症的风险。研究表明，慢性的生理疾病不仅仅和抑郁症及焦虑症之间有显著相关性，同时心理疾病可以反过来负面影响慢性病的治疗效果。但是，出色的临床推理技巧能够让你有条不紊地处理每一个患有严重自身免疫系统疾病患者不同的护理需求，从而能最终改变这些患者的生活。

主要概念

多系统自身免疫性疾病，合并症，多发合并症，慢性病，抑郁

推荐阅读

P. LeMone, K. Burke, T. Dwyer, T. Levett-Jones, L. Moxam, K. Reid-Searl, K. Berry, M. Hales, Y. Luxford, N. Knox & D. Raymond (eds) (2011). *Medical–Surgical Nursing: Critical Thinking in Client Care* (Australian edn). Frenchs Forest, NSW: Pearson.
Chapter 6: Nursing care of clients experiencing loss, grief and death
Chapter 42: Nursing care of clients with musculoskeletal disorders

D.M. Clarke & K.C. Currie (2009). Depression, anxiety and their relationship with chronic diseases: A review of the epidemiology, risk and treatment evidence. *Medical Journal of Australia* 190(Suppl. 7), S54–60.

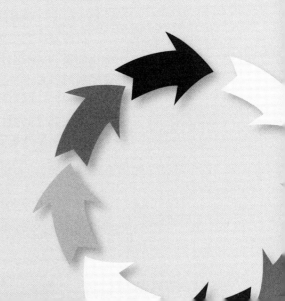

场景 8.1 护理硬皮病患者

设置场景

Elsie Jones,女性,65 岁,有 30 年雷诺病和硬皮病病史。经过了 5 年时间 Elsie 才被确诊。虽然现在要不时地应对疾病的影响,她还是尽量保持充分积极的生活,包括在当地的体育组织中担任领导职务以及继续她的终生爱好——为女儿们和孙子们缝纫。

多系统的自身免疫性疾病和硬皮病的流行病学(系统性硬化症)

> 了解自身免疫性疾病的特点。

"自身免疫性疾病是世界范围内影响人类疾病发病率和死亡率主要原因。很多这类的疾病因为产生了自身免疫应答,形成了无法清除的自体抗原而很难或是无法治愈。"(Rioux & Abbas 2005,p.584)。"据估计每 20 个人中就有 1 人受到自身免疫性疾病的影响,自身免疫性疾病也是澳大利亚和新西兰的主要健康问题之一。"(Australian Society of Clinical Immunology and Allergy 2010,p.1)。现在已知有超过 80 种自身免疫性疾病,疾病严重程度从影响某一个器官或组织到影响多系统功能。多系统自身免疫性疾病包括有系统性红斑狼疮(SLE)、抗磷脂抗体综合征、皮肌炎、硬皮病、结节性多动脉炎、韦格氏肉芽肿、类风湿关节炎、幼年特发性关节炎和干燥综合征。

> 挑战你的能力,请阅读一篇关于自身免疫性疾病遗传基础的文章。

据估算在澳大利亚有超过 5 000 人患有硬皮病(Scleroderma Association 2012)。处在某种自身免疫情况下的患者同时患有另外一种自身免疫性疾病的风险增高。比如,患有影响多系统自身免疫性疾病干燥症的患者会逐步进展为外分泌腺功能紊乱,并常常伴发有硬皮病,呈现出一种自身免疫增强的情况(Salliot et al. 2007)。高达 50% 的硬皮病患者会经历某种干燥症的过程,而干燥症往往是硬皮病的常见的诱因之一(Swaminathan et al. 2008)。

> 在此你需要复习解剖学知识,什么是外分泌腺?

硬皮病的病因和发病机制

当你阅读关于硬皮病的文章以及我们提供的一些不同来源的信息时,你会发现硬皮病根据不同的标准可以分为不同的类型。硬皮病("硬皮")通常被认为是一种结缔组织疾病或者是一种风湿性疾病,但最近,它通常被归类为一种自身免疫状况。硬皮病被划分为不同的类型或亚群。可以分为局部性的(仅侵犯皮肤)或系统性的(如侵犯内脏器官同时皮肤增厚)。硬皮病(系统性硬化)被进一步分为许多亚群,包括弥漫性皮肤系统硬化症和局限性皮肤系统性硬化症(或 CREST 综合征:名字来源于疾病的典型表现,钙质沉着(calcinosis,C)、雷诺现象(Raynaud's syndrome,R)、食道运动功能障碍(esophageal dysmotility,E)、指端硬化(sclerodactyly,S)、毛细血管扩张(telangiectasis,T))。女性的发病率是男性的 3~6 倍。

> 干燥症状指的是眼睛发干和嘴巴发干。该状况的发生率会随着年龄的增加而增加。干燥综合征除了同时有眼睛和嘴巴发干外还伴有全身症状(参见 LeMone et al. 2011,第 42 章,获取详细的资料)。

目前硬皮病的致病模型主要聚焦敏感个体的血管异常、纤维化和炎性进程,导致广泛纤维化的发生、细胞外基质和组织的结构和功能的改变(Derrett-Smith & Denton 2010,p.129)。硬皮病的患者不一定会有家族病史,但他们的家族成员很有何能患有其他自身免疫性疾病,比如系统性红斑狼疮,风湿性关节炎或是甲状腺疾病。

绝大部分局限性皮肤系统硬化症或硬皮病患者中,雷诺病是其首发症状,常早于其他症状出现前多年发生。

小 测 试 !

有些会涉及的医学术语可能你并不熟悉。在继续学习临床推理环的第一个步骤之前,通过选择以下概念的正确释义,测试你对专业术语的掌握情况。

问题 1　"慢性"是指

    a. 短期的   b. 长期的,滞留的

    c. 晚期的   d. 严重的

问题 2　自身免疫是指

    a. 错误的识别自体部分(自体抗原),导致了对自身细胞和组织的免疫应答

    b. 对药物的过敏反应

    c. 减弱的对病原体免疫应答

问题 3　雷诺病

    a. 会被过热的状况引发

    b. 只发生在男性

    c. 血液循环系统功能紊乱,影响手指和脚趾

问题 4　硬皮病 / 系统性硬化是指

    a. 皮肤对抗生素的应答状态

    b. 一种慢性的自身免疫性疾病,影响结缔组织和微血管

    c. 一种炎症状态最终导致髓鞘的损害

问题 5　干燥症是指

    a. 一种自身免疫疾病,影响外分泌腺

    b. 一种病毒感染导致的关节炎

    c. 一种热带传染病

1. 考虑患者状况

预约全科医生的原因

在过去的几个月间,Elsie 的一些令人担心的临床症状一直都被认为是由心脏原因引起的,她已经看过了一名心脏病医生。今天她预约了一名全科医生为她检查,而你则将作为与她的医生一起出诊的实习护士。这是你第一次见到 Elsie,你会在她与医生见面前与她会面并介绍你自己。

你的角色是要整合复杂的慢性病患者的护理问题,包括评估患者的健康需求和患者自我管理疾病的能力,准备护理计划,按要求转诊新患者。你工作的一部分是从为慢性病患者提供护理的不同的医疗人员处收集和整理患者的资料。这对硬皮病患者,特别是因为多组织系统受影响,被转诊到多个医疗机构的不同医学专家的患者尤为重要。有效的慢性病管理最重要的一个方面就是培养患者有效的自我管理能力。

2. 收集线索 / 信息

(a) 阅读当前资料

对 Elsie 的病历及目前状况进行回顾和思考。虽然现在是春天,但气温已经上升到你在办公室可以开空调的程度了。Elsie 来的时候仍然戴着厚厚的手套和围巾。当你要给她量血压的时候,她才小心翼翼地脱掉手套和围巾。她左手无名指的绷带上有浆液性渗出物。Elsie 的手上、脸上和嘴唇上有一些红色的小斑点。你注意到 Elsie 的手从一开始温暖的粉色很快变为手指发白,手掌深蓝色。它双手和前臂上端的皮肤绷紧、发亮并且有些僵硬。

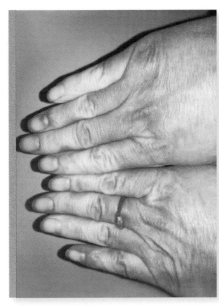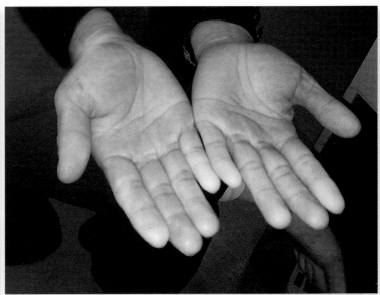

雷诺病患者手指

Elsie 随身带了一瓶水，你发现 Elsie 嘴巴发干的情况十分严重，有好几次她都不能正常地说话，直到她大口地喝完水。你同样发现她的眼睛看起来又红又肿。当你问她眼睛有什么问题时，Elsie 说她感觉就像有沙粒在眼睛里，所以她尽量避免吹风。当她在干燥的天气或开空调时，眼睛的不适会变得更加严重。Elsie 说过去的几周内，她的胃灼痛情况加剧了，并且出现了胃酸反流，而且当她弯腰或仅仅是吃饭后坐在沙发上就会发生。Elsie 采用饭后散步的方法，试图减轻胃部的疼痛和灼烧感。她只能在客厅的躺椅上睡觉，因为她经常咳嗽并感到喘不过气来。

Elsie 的临床病历记录比较有限。她的诊疗记录上显示患有长时间的雷诺病和局限性皮肤系统硬化病。她定期看免疫科医生，几年前也看过胃肠科医生并定时服用质子泵抑制剂——雷贝拉唑（波利特）来治疗胃 - 食管溃疡。心脏病专家的记录显示心脏病检查的结果是阴性的。看起来她的胸痛可能是由胃 - 食管疾病引起的。资料中没有护理记录，Elsie 之前应该也没有见过实习护士。

(b) 收集新信息

Elsie 的生命体征检查结果如下：

体温：36.2℃

脉搏：76 次 /min

呼吸：18 次 /min

血压：135/80mmHg（卧位），130/75mmHg（站位）

问题 1 你作为实习护士，在这种情况下还需要收集哪些线索？从下面的列表中，选出 5 项与你对 Elsie 的评估最相关的线索。

a. 皮肤的情况——完整性和颜色　　b. 口腔黏膜的情况

c. 胃酸反流的情况　　d. 疼痛评分

e. 疲劳状况　　f. 体温

g. 眼部的状况　　h. ECG

问题 2 现阶段你会询问 Elsie 什么问题？

小贴士：回想一下你曾经回顾过的关于雷诺病和硬皮病的知识。

（c）知识回顾

你可能会发现你对如何护理一个多系统受影响的自身免疫性疾病患者如硬皮病患者还有一些未掌握的知识。查阅以下网站然后回答下列问题(每个问题可能会有多个正确答案)。

Scleroderma Australia(www.sclerodermaaustralia.au/)

John Hopkins Scleroderma Center(www.hopkinsscleroderma.org/)

International Scleroderma Network(www.sclero.org/index.html)

问题 1　局限性皮肤系统硬化症,或 CREST 综合征包括
- a. 既往有雷诺病
- b. 钙质沉着症
- c. 毛细血管扩张
- d. 侵犯食管
- e. 高血压肾危象

问题 2　严重的雷诺病会导致
- a. 手指溃疡和组织梗死
- b. 杵状指的指甲
- c. 明显地颤抖
- d. 甲床非色素性的条纹沉着

问题 3　下面哪些因素可以增加手指溃疡的可能性
- a. 某些可以减少手指血流量的活动,如搬重物
- b. 暴露在低温环境下导致频繁的血管痉挛
- c. 慢性的、持续性的高压环境
- d. 咖啡因和尼古丁导致的血管收缩
- e. 以上全部

问题 4　检查硬皮病患者的双手你会发现
- a. 小关节的过度灵活
- b. 指端硬化
- c. 多发性毛细管扩张
- d. 正常手指甲
- e. 钙质沉着症

问题 5　硬皮病的胃肠症状主要表现在
- a. 黑便
- b. 喷射性呕吐
- c. 食欲增加
- d. 吞咽障碍和食管运动障碍

问题 6　硬皮病不会侵犯下列哪些系统
- a. 皮肤系统
- b. 骨骼肌肉系统
- c. 中枢神经系统
- d. 胃肠道系统

问题 7　干燥症会使患者处于哪些风险中
- a. 眼睛有磨砂感
- b. 角膜溃疡
- c. 多涎
- d. 干燥食物吞咽困难

问题 8　硬皮病被认为是自体抗体引起的,将会导致
- a. 感染和黄疸
- b. 自我维持的自身免疫性反应
- c. 局部炎症
- d. 纤维化、组织损伤和器官功能障碍

3. 整理信息

整理
信息

（a）阐释

区分已经稳定和持续很长一段时间的长期症状和体征与新出现的需加以注意的症状是一大挑战。应该注意到对患有类似硬皮病的患者来说,将新出现的健康问题归咎到老的慢性疾病上是很常见的。在这种情况下你要特别注意任何可能导致临床推理错误的趋势,例

如惯性诊断(diagnostic momentum)。患者的其他健康问题与现阶段的慢性病可能相关也可能不相关。多系统自身免疫性疾病,照其定义,可以影响一个人生命健康的许多方面。这就要求我们不仅仅只关注这类患者的单个组织器官。尽管目前医生还是在关注单个组织器官或是一种疾病。但请记得有研究表明,澳大利亚 25.5% 的人同时患有两种及两种以上的疾病(Britt et al. 2008)。

> 惯性诊断:一旦患者打上患有某种疾病的标签,这个标签就会变得越来越牢固。某些在一开始只是可能性的阐述会逐渐成为惯性,直到其变为确定的阐述,其他的可能性则被排除。

最初的评估显示 Elsie 的基本检查结果均在正常范围内。然而你会发现一些线索提示要改善 Elsie 的临床管理。

用你掌握的雷诺病和硬皮病的知识,回答下列问题,确定 Elsie 的临床症状和体征可以提示:

问题 1　手指疼痛、缠有绷带且绷带上还有浆液性渗出物,表明
　　　　　a. 手指溃疡　　　　　　　　　　b. 湿疹
　　　　　c. 溃疡性脓疱病　　　　　　　　d. 单纯疱疹
　　　　　e. 割伤

问题 2　夜间咳嗽和呼吸困难表明
　　　　　a. 睡眠呼吸暂停　　　　　　　　b. 贲门括约肌功能障碍合并胃酸吸入
　　　　　c. 鼻涕倒流　　　　　　　　　　d. 尘螨过敏

问题 3　口干需要经常性的啜饮表明
　　　　　a. 焦虑　　　　　　　　　　　　b. 唾液性炎症导致唾液分泌减少
　　　　　c. 脱水　　　　　　　　　　　　d. 药物的副作用

问题 4　充血发炎的眼睛表明
　　　　　a. 眼泪的生成减少　　　　　　　b. 结膜炎
　　　　　c. 大力揉搓发痒的眼睛　　　　　d. 隐形眼镜的刺激
　　　　　e. 用眼卫生差所导致的睑缘炎

(b) 筛选

> 注意:医务工作者常常低估和忽视那些非致命性症状对患者的影响。

问题　从下面的列表中,选出你认为现在对 Elsie 的健康影响最大的 5 项
　　　　　a. 关节活动受限　　　　　　　　b. 手指溃疡
　　　　　c. 不能释怀的悲伤　　　　　　　d. 双手皮肤颜色的快速改变
　　　　　e. 夜间咳嗽和呼吸困难　　　　　f. 疼痛
　　　　　g. 缺少社会支持　　　　　　　　h. 充血红肿的眼睛
　　　　　i. 口腔黏膜的状况　　　　　　　j. 睡眠困难
　　　　　k. 缺乏食欲　　　　　　　　　　l. 体温
　　　　　m. 疲劳　　　　　　　　　　　　n. 口渴

(c) 关联

问题　你现在将搜集到的线索归类分析,判断以下选项的正误
　　　　　a. Elsie 因为焦虑导致睡眠不好
　　　　　b. Elsie 因为手部血液循环条件不好,所以手指的溃疡愈合过程延迟。
　　　　　c. Elsie 的泪腺不能产生足量的泪水来保持眼睛的湿润和冲洗外界的尘埃
　　　　　d. Elsie 的毛细血管扩张是未预料到的症状
　　　　　e. Elsie 夜间咳嗽的情况因为唾液分泌的减少而加剧
　　　　　f. Elsie 的眼睛充血红肿是因为睡眠不好
　　　　　g. Elsie 的失眠与她的持续性咳嗽相关

h. Elsie 手指关节活动受限是由手部液体滞留引起的肿胀导致

i. Elsie 的疲劳加剧是因为缺少睡眠

(d) 推理和 (e) 匹配

问题　从你所知道的 Elsie 的病史、她的慢性健康问题的症状和体征(包括你所知道的关于雷诺病和硬皮病的知识)出发,确定以下哪些推断是正确的(从中选出 3 项)

a. Elsie 的胃食管反流是由贲门括约肌功能障碍导致

b. Elsie 对尘螨过敏

c. Elsie 的手指溃疡是严重的雷诺病导致

d. Elsie 焦虑症的产生是因为她将太多的注意力放到她的身体疾病上了

e. Elsie 的泪液和唾液的产生减少

f. Elsie 的所有症状对一位 65 岁的妇女来说是很常见的

(f) 预测

问题　如果你不向 Elsie 提供适当的信息和健康教育来帮助她管理自身的症状,什么情况将会发生(从中选出 5 项)

a. Elsie 的手指溃疡会发展为坏疽

b. Elsie 的溃疡会在天气变暖后恢复

c. Elsie 的胃食管反流会引起食管溃疡进而导致食管狭窄

d. Elsie 可能患角膜溃疡

e. Elsie 可能会很快发生蛀牙

f. Elsie 很快会因为不能管理自己的疾病而被转诊到老人院的护理评估小组

g. Elsie 的胃食管反流会引起肺吸入

4. 分析问题

问题 1　从下面的选项中为 Elsie 选择 3 项正确的护理诊断

a. 胃食管反流是由贲门括约肌功能障碍导致

b. 躯体化症状是由长期的慢性疾病的影响导致

c. 手指溃疡与严重雷诺病有关

d. 眼泪和唾液生成的减少是因为同时患有干燥症

e. 雷诺病导致风湿性关节炎症状加重

问题 2　确定可能会导致 Elsie 的症状不能得到足够的管理的因素(至少 4 个)

5. 设立目标

在采取任何可以缓解 Elsie 症状的措施之前,明确指出什么事你希望发生以及何时发生是非常重要的。

问题　从以下选项中,为 Elsie 的个案管理选择 3 个有效的和可实现的短期目标

a. 有效的伤口处理使 Elsie 的手指溃疡得以治愈

b. 让 Elsie 了解到过度关注那些短期内不能改善的临床症状只能使自己更加悲惨

c. Elsie 的食管 - 胃管反流症状将在 1 周内得到改善

d. Elsie 因为泪液唾液生成不足导致的不适将在 2 天内得到缓解

e. Elsie 将在 1 周内会见一名胃肠道方面的专家

f. 在 Elsie 的咨询结束时,她能理解如何管理自己口干和眼红的症状
g. 因为天气已经转暖,Elsie 现在不需戴手套

6. 采取行动

你确定了 3 个需要重点关注的问题。Elsie 的睡眠质量因为夜间的咳嗽和呼吸困难被严重影响;Elsie 的手指溃疡,十分疼痛但又没有得到很好的处理;干燥症的症状加重了她的不适。这是你第一次见到 Elsie,你会面对很多需要注意的严重健康问题。你认为你需要询问更多的重要问题来帮助制订下一步的计划。

进一步获取信息:

- 她的手指痛了多久?
- 疼痛加重了吗?
- 手指溃疡的面积增加了吗?
- 过去的 24~48 小时有没有发热?
- 手指的溃疡敷了什么药物?
- 她在躺椅上睡觉多长时间了?
- 除了饭后保持直立,还有什么方法能减轻她的食管胃管反流症状?
- 她是否定期服用含有咖啡因的物质?
- 她抽烟吗?
- 她是什么时候发现嘴巴经常发干的?
- 她的眼睛又干又感觉有砂粒的状况多久了?
- 核实 Elsie 目前正在规律使用哪些自我护理方法?
- 她用什么样的方法来降低雷诺病的发作?
- 她有发现任何可以促进手指溃疡愈合的办法吗?
- 她现阶段治疗食管胃管反流的措施是什么?
- 她是否参加了任何一个互助小组例如新南威尔士硬皮病协会?

回顾 Elsie 的药物治疗记录:

- 她是否按照医嘱一直在服用质子泵抑制剂?
- 她是否曾用过 GTN 贴剂(硝酸甘油贴剂)贴在手指的根部使得血管扩张来改善溃疡部分的血液循环?
- 她是否使用过唾液替代品?

问题　按照你将采取的步骤给下列操作排序

a. 回顾 Elsie 的问题以便于确定哪些需要特别关注
b. 处理 Elsie 的伤口方便医生为她做检查,和她讨论手指溃疡的治疗方案,包括抗生素治疗,硝酸甘油贴剂和包扎治疗
c. 和 Elsie 及其医生讨论胃肠科医生可能会做的检查
d. 将 Elsie 的情况提交给硬皮病协会
e. 询问 Elsie 她希望能首先得到处理的是哪一个健康问题
f. 安排每周一次的电话随访来跟踪检查 Elsie 的 3 个主要的健康问题
g. 为 Elsie 提供一份信息表来指导她处理食管胃管反流的情况,包括如何使用枕头来减轻躺下来时的反酸情况
h. 为 Elsie 提供眼药水
i. 询问 Elsie 上次做牙科检查的时间
j. 为 Elsie 提供管理干燥症的信息表

      k. 回顾压力管理的内容帮助 Elsie 治疗手指溃疡

为处于自身免疫性状况,患有硬皮病、红斑狼疮、干燥症和雷诺病的患者提供的信息

- 自身免疫疾病信息及研究中心(www.autoimmune.org.au)
- 澳大利亚硬皮病(www.sclerodermaaustralia.com.au/index.php/publication)
- 雷诺病

皇家免费汉普斯泰德 NHS 信托会(www.royalfree.nhs.uk/index.aspx)

手指溃疡的信息(www.royalfree.nhs.uk/pip_admin/docs/dig_ulcers_1166.pdf)

雷诺现象的自然疗法和非处方处理措施(www.royalfree.nhs.uk/pip_admin/docs/Raynaudsnatural_186.pdf)

干燥症的信息(www.lupusnsw.org.au/sjögrens.html)

7. 评价

你将在一周内与 Elsie 联系确认她是否遵医嘱服用全科医生给她开的药物,是否按照你的建议管理自己的症状,以及这些药物和治疗是否使她受益。

    问题　从你联系 Elsie 时她反馈给你的信息评估以下条目,标注"没有变化""改善"或"恶化"

症状	
夜间咳嗽和呼吸困难	上周睡觉时中途只醒过来 2 次
睡眠质量	可以在床上睡觉了
手指的溃疡	不再持续疼痛,分泌物减少
口干的症状	仍然有问题
眼睛刺激性的症状	使用眼药水后显著改善
雷诺病	在天气暖和和使用硝酸甘油贴后发作减少

8. 反思

思考你从这两个场景学到的知识,考虑以下问题。

问题 1　你从这个场景中学到的最重要的 3 件事是什么?

问题 2　还有哪些护理措施可以减轻 Elsie 的硬皮病对她以后生活的影响?

问题 3　从有效的以患者为中心的慢性病个案管理的重要性中,你学到了什么?

尽管该场景主要是以全科护理为主,但仍有部分内容涉及急症护理。参见附录三列举的另外一个关于硬皮病患者的护理计划。

场景 8.2　**处于慢性自身免疫性状态对患者情绪的影响**

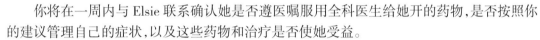

慢性疾病的确诊被形容为"改变人生的重要事件,预示着某些事情的开始,对大多数人来说,是一个终生适应生理、心理、社会和环境重大改变的过程"(Bishop 2005,p.219)。越来越多的澳大利亚的民众将会面对与慢性疾病共同生活的状态,具有挑战性的是有些人要适

应同时患有两种或以上慢性疾病的状况。Nichols 和 Hunt（2011）指出这些情况的影响将深入到包括休闲娱乐、精神、两性关系、工作等个人生活的方方面面。当谈到个人精神方面，并不仅仅是指某些宗教活动。"对很多人来说，精神生活是指个人希望能够找到生活的意义，这种意义是超然的，跨越国界的"（Williams & Sternthal 2007，p.S47）。慢性疾病对人的生活的影响可以使本来有目的、有意义的人生变得令人感到悲伤和失落。持久的悲伤和痛苦来自于慢性疾病如硬皮病长期的、残酷的影响（Roos & Neimeyer 2007）。导致慢性病的患者罹患精神疾病如焦虑和抑郁的风险增加（Carrier 2009，p.38；Clarke & Currie 2009）。

对硬皮病不了解的人来说，患有类似的慢性疾病后生活的艰难是成倍增加的。当人们被确诊了以前从未听说过的慢性疾病时，会感到孤立和恐惧。当患者一旦遇到对自己所患疾病不了解的医务工作者时，这种恐惧又会再次出现。

1. 考虑患者状况

Elsie 患有硬皮病很多年了，在 3 个月遇到你之前她一直忙于自身疾病的管理。一直持续保持体温，避免受寒，减少雷诺病的发作。她在冬天的时候忍受偶尔的手指溃疡，等到天气转暖到能够改善手部的血液循环状况后，手指的溃疡愈合。

2. 收集线索 / 信息

（a）阅读当前资料

慢性疾病个案管理计划 3 个月的回顾

Elsie 因为每三个月一次的定期复查回到诊所，这也是你上次在全科医生的诊所提供给 Elsie 的慢性疾病个案管理方案中非常重要的组成部分。你上次为 Elsie 绑绷带和提供干燥症症状管理的健康教育后，见过她两次。现在是夏季了，你希望现在 Elsie 的雷诺病和干燥症的症状有所减轻。同时你希望借此机会和 Elsie 一起回顾她是如何管理自己的疾病的。你查看了 Elsie 的临床诊疗记录，发现 Elsie 在你休息的时候来过诊所一次，她的手指溃疡愈合得很好，她的胃食管反流症在增加了雷贝拉唑的剂量和认真遵照你提供的两种保守治疗的方法后，得到了很好的控制。病历中没有胸痛或其他任何提示心脏疾病的症状的记录。

Elsie 来到你的办公室。她坐下后，你问她感觉如何时，她看起来很难过并开始哭泣。接着 Elsie 为自己失态道歉，并为让你看到她不能很好地控制自己的情绪而窘迫不安。当她稍稍平静一点后，你询问她是否愿意告诉你是什么让她困扰。Elsie 说"我本不应该这样的，我的反酸已经控制住了，自从我用了眼药水后感觉眼睛比原来好多了，我手上的溃疡也好了"。过了一会，Elsie 接着说道"我只是不知道接下来要做什么。我厌倦了假装一切都还行。当我说到任何有关治疗的困难时，我的女儿就变得不耐烦。Doug 和我就像住在同一间房子的陌生人"。经过仔细聆听，你发现 Elsie 感觉苦恼已经一个月了，同时伴有睡眠困难和体重减轻，因为她没有食欲。

（b）收集新信息

回想一下 Elsie 的故事。从你接触她以来，你一直关注于她遭遇的生理上的病痛，思考下你漏掉了什么。

问题 1　Elsie 已经告诉你了一些可能困扰她问题的线索。你会再问一些什么问题来帮助你更多地了解她的痛苦？

问题 2　除了她的自身免疫性疾病外还有哪些因素会是她感到悲伤的原因？

问题 3　你会问些什么问题来帮助你识别某人是否患有潜在抑郁症?

(c) 知识回顾

有效的护理措施并不仅仅是了解你的患者生理上的疾病。

问题　通过判断下列问题的对和错,测试你掌握的知识

　　a. 悲伤是面对重大损失的正常反应

　　b. 悲伤和失落所表现出的症状和体征与抑郁症不同

　　c. 治疗抑郁症的唯一方法是使用抗抑郁药物

　　d. 鼓励抑郁症患者将情绪发泄出来

　　e. 抑郁症患者在心理上和生理上均表现出症状

　　f. 患有慢性疾病的患者有很高的风险患上抑郁症

　　g. 抑郁症增加了患者自残和自杀的风险

　　h. 焦虑和抑郁的共病情况比较少见

　　i. 长期的悲伤是慢性病患者经常面对的,这种状态会限制患者的日常活动

　　j. 慢性疾病患者通常适应良好,习惯了现在的状态,能够应对现在的生活

3. 整理信息

(a) 阐释

你仔细聆听 Elsie 的讲述,进一步收集资料,回顾了你所知道的关于 Elsie 的生活经历和她患有硬皮病后的整个治疗过程。临床推理环的下一个步骤是阐明你通过分析得到的各种数据和线索,运用你掌握的知识理解和分析慢性疾病对个人健康的影响。

问题 1　在回顾了所有收集到的信息以后,你怎样解释这些线索?

问题 2　Elsie 以前似乎能较好地应对她的慢性疾病状态。最近发生了什么事情影响了她对自身疾病的管理能力?

问题 3　Elsie 的经历和她目前的困境中有哪些值得你高度注意,或是你认为哪些状况是患有慢性免疫疾病常常会遇到的问题?

问题 4　是否有任何迹象表明同时存在慢性疾病和心理疾病的可能?

问题 5　Whittemore 和 Dixon(2008)谈到了生活和生病之间的矛盾和紧张。对于 Elsie 的情况,她的疾病和生活间的矛盾和紧张是什么? 她的日常活动的限制在哪里? 她的故事中有哪些地方让你感到她是处于生病中而不是生活中?

问题 6　Elsie 的一个患有相同疾病的友人,是一个州立的硬皮病互助小组多年的成员,她的主要社会生活就是为该组织筹款。这是一种健康的对疾病的适应过程,还是生活在疾病中呢? 你判断的依据是什么?

问题 7　Elsie 这些年都没有接触过这种互助组织,她选择将注意力放在家庭、她的爱好和努力忘记自己是患者上。你认为是否是这些选择让 Elsie 遇到了目前的困境,让她感到悲伤和孤立。

(b) 筛选和 (c) 关联

问题　从下列的感觉、想法、行为和躯体症状中,选择你认为目前最困扰 Elsie 的 5 项

　　a. 自责

　　b. 烦躁

　　c. 感觉自己很悲惨

d. 犹豫不决

e. 悲伤和哭泣

f. 常说"都是我的错"

g. 常说"对我来说,不会再有好事情发生"

h. 常说"生活没有意义"

i. 想要自杀

j. 依赖酒精或镇静药

k. 逃离家庭和朋友

l. 不再做令自己快乐的事情

m. 一直感到疲惫

n. 动作迟钝

o. 睡眠障碍

> 不幸的是,医务人员常常会忽视患者心理问题的症状,因为他们认为对慢性疾病患者来说感到抑郁是很正常的现象(Roos & Neimeyer 2007)。确认偏倚:当护士的思维被局限在之前的推论和先入为主的观念上而产生的偏倚。例如对老年人的歧视、曲解和刻板的印象(Croskerry 2003)。回到第一章,重新回顾该故事说明错误。

(d) 推理和(e) 匹配

问题　从你所知的 Elsie 的病史,她的慢性健康问题和目前的症状和体征(包括你所知道的与慢性疾病和持续悲伤有关的心理问题的知识)出发,确定以下哪些推断是正确的(从中选出 3 项)

a. Elsie 的心理问题是由服用的药物导致

b. Elsie 目前的症状提示她患有抑郁症

c. Elsie 的临床症状提示她可能会发生痴呆

d. Elsie 的持续悲伤与她的长期硬皮病病史有关,而最近的病情加重是因为心脏疾病

e. Elsie 的症状提示双向情感障碍的发生

f. Elsie 的社交焦虑障碍阻碍了她享受以前热爱的事情

g. Elsie 失去了生活的意义和目的,因为儿子的去世导致和 Doug 的关系冷淡,使得抑郁症症状加重

h. 考虑到 Elsie 的躯体疾病,她有这些感觉是正常的

(f) 预测

问题　如果你不对 Elsie 的抑郁作出回应并帮助她采取有效的治疗,将会发生什么情况(从中选出 4 项)

a. Elsie 过几天就会好

b. Elsie 的情绪问题会让她在慢性病管理中遇到更多的问题

c. Elsie 很快会认识到她必须继续她的生活

d. Elsie 会与她的家人和朋友更加隔绝

e. Elsie 的躯体健康会恶化,因为她不再努力坚持准备健康的食物,锻炼或是按医嘱服用药物

f. Elsie 的情绪在圣诞来临时会变好

g. Elsie 不再享受喜爱的事物的情况会加重,想死的念头会使她自杀的风险增加

4. 分析问题

问题　从下面的选项中为 Elsie 选择 3 项正确的护理诊断

a. 局限性皮肤系统性硬化症症状恶化

　　b. 食管胃管反流继发性失眠

　　c. 悲痛和持续悲伤与多种丧失有关

　　d. 临床抑郁症

　　e. 药物相关的情绪低落

　　f. 逃避和与社会隔离

5. 设立目标

　　在采取任何可以缓解 Elsie 抑郁症状的措施之前,明确指出什么事你希望发生以及何时发生非常重要。

　　问题　从以下选项中,为 Elsie 的个案管理选择 3 个目前有效的和可实现的短期目标

　　　　a. 恢复 Elsie 的体重

　　　　b. 缓解 Elsie 因为情绪问题引起的尴尬窘迫和羞愧

　　　　c. 让 Elsie 了解到抑郁并不是自己的缺点,抑郁症可以治愈

　　　　d. 让 Elsie 振作起来

　　　　e. 将 Elsie 转诊给一名精神心理方面的专家,以便进一步的评估和治疗抑郁症

　　　　f. Elsie 在今天的咨询后,回家又重拾起原来热爱的活动

6. 采取行动

　　“患有躯体疾病是抑郁症的高危因素,反之,同时患有抑郁症则与躯体疾病导致机体功能减退有关“(Clarke & Currie 2009,p.S54 和 S58)。基于循证医学的抑郁症治疗研究表明,很大一部分患有抑郁症的患者没有得到正确的诊断,或是诊断后没有得到有效的治疗[World Health Organization & World Family Doctors(WONCA)2008]。对大多数人来说,获得选择正确治疗方案的能力是困难的。许多影响因素,如被诊断患有精神疾病的病耻感和治疗费用是患者寻求帮助或寻求相应的医疗机构治疗的主要阻碍因素。澳大利亚的健康和老龄化部门采取了许多措施来促进和帮助人们获得精神心理方面的健康照护(Commonwealth of Australia 2009)。

　　当你与 Elsie 交谈时,你逐渐意识到她为自己的哭泣感到尴尬和窘迫,她愿意将自己的痛苦向你敞开。你决定花时间帮助她减轻焦虑,告诉她抑郁是可以治愈的,而且也不需要为此感到羞耻。

　　你打电话给 Elsie 告诉她希望今天能安排一名精神科护士和她见面。Elsie 同意了,尽管有些勉强,然后你在电话挂断前又向她询问了她是否有其他任何身体上的不适。

> 　　为什么关注抑郁? 在澳大利亚,抑郁已经被确认有很高的发病率并伴随显著的社会、人文和经济成本。抑郁对公共卫生的影响列入了国家健康优先计划中。

7. 评价

　　你两周后将要与 Elsie 联系,了解她咨询了精神科护士后的感觉。

　　问题 1　当你打电话时,你会询问 Elsie 什么问题来帮助你获得有用的信息以确认 Elsie 的情绪是否得到改善?

　　问题 2　长期来说,你怎么样才能正确评价将 Elsie 转诊到精神科和精神科治疗的作用?

8. 反思

　　思考你从这个场景学到的知识并且考虑以下问题:

问题 1 你从这个场景中学到的最重要的 3 件事是什么?

问题 2 当你护理慢性疾病患者时,你可以采取哪些护理措施来减轻抑郁对躯体健康的影响?

问题 3 从正确诊断慢性疾病继发抑郁症重要性中,你学到了什么?

问题 4 运用在这幕场景学到的知识,你在实际护理工作中会采取什么样的护理措施?

结语

Elsie 每周一次与精神科护士的会面持续了数周,然后改为每两周一次,持续了 3 个月。在这些会面中,Elsie 和护士谈到了硬皮病对她生活的影响。Elsie 抑郁症的导火索似乎是这次的心脏检查。直到这次的"心脏恐慌"前,Elsie 都相信自己可以适应患有自身免疫疾病的生活,她逐渐被"这个讨厌的疾病会伴随她终身"的恐惧情绪困扰。她放弃了缝纫间,辞去了在运动俱乐部管理委员会的职务,不再去看她的孙子们。Elsie 还谈到了失去 Nicholas 的悲痛,以及他的死给 Doug 和 Elsie 之间的关系带来的巨大的负面影响。

6 个月以后,圣诞节后 Elsie 来做常规硬皮病复诊,她的改变让人大吃一惊。Elsie 形容它为"新生";她不仅仅回到了过去所热爱的活动中,她和 Doug 还第一次谈起了 Nicholas。Doug 参加了圣诞节的家庭聚会,Elsie 也对未来的生活充满了希望。

(刘婧　译　杨冰香　校)

拓展阅读

Chen, Y.-C. & Li, I.-C. (2009). Effectiveness of interventions using empowerment concept for patients with chronic disease: A systematic review. *JBI Library of Systematic Reviews* 7(27), 1177–232.

参考文献

Australian Institute of Health and Welfare (2011). *Mental Health. Health Priority Areas*. Available at <www.aihw.gov.au/mental-health-priority-area/>.

Australian Society of Clinical Immunology and Allergy (2010). *Autoimmune diseases*. ASCIA Education Resources (AER) Patient Information. Accessed September 2011 at <www.allergy.org.au/images/stories/aer/infobulletins/2010pdf/AER_Autoimmune_Diseases.pdf>.

beyondblue: The National Depression Initiative. Fact Sheet 23: Chronic Physical Illness and Depression. Available at <www.beyondblue.org.au/index.aspx?link_id=7.980#Depression>.

beyondblue: The National Depression Initiative. Fact Sheet 28: Grief, Loss and Depression. Available at <www.beyondblue.org.au/index.aspx?link_id=7.980#Depression>.

Bishop, M. (2005). Quality of life and psychosocial adaptation to chronic illness and disability: Preliminary analysis of a conceptual and theoretical synthesis. *Rehabilitation Counseling Bulletin* 48(4), 219–31.

Britt, H.C., Harrison, C.M., Miller, G.C. & Knox, S.A. (2008). Prevalence and patterns of multimorbidity in Australia. *Medical Journal of Australia* 189(2), 72–77.

Carrier, J. (2009). *Managing Long-term Conditions and Chronic Illness in Primary Care: A Guide to Good Practice*. Abingdon, Oxon: Routledge.

Clarke, D.M. & Currie, K.C. (2009). Depression, anxiety and their relationship with chronic diseases: A review of the epidemiology, risk and treatment evidence. *Medical Journal of Australia* 190(Suppl. 7), S54–60.

Commonwealth of Australia (2009). *Better Access to Mental Health Care*. Available at <www.health.gov.au/internet/main/publishing.nsf/content/mental-pubs-b-better>.

Croskerry, P. (2003). The importance of cognitive errors in diagnosis and strategies to minimize them. *Academic Medicine* 78(8), 1–6.

Derrett-Smith, E.C. & Denton, C.P. (2010). Progress in the therapy of systemic sclerosis. In C.M. Deighton & M. Doherty (eds). *Therapeutic Strategies in Rheumatology*. Oxford: Clinical Publishing, 124–38.

Martin, C. & Peterson, C. (2008). Chronic illness and new models of care (Editorial). *Health Issues* 97, 4.

Nichols, L.M. & Hunt, B. (2011). The significance of spirituality for individuals with chronic illness: Implications for mental health counseling. *Journal of Mental Health Counseling* 33(1), 51–66.

Rioux, J.D. & Abbas, A.K. (2005). Paths to understanding the genetic basis of autoimmune disease. *Nature Insight* 435, 584–89.

Roos, S. & Neimeyer, R. A. (2007). Reauthoring the self: Chronic sorrow and posttraumatic stress following the onset of CID. In E. Martz & H. Livneh (eds), *Coping with Chronic Illness and Disability: Theoretical, Empirical, and Clinical Aspects* (pp. 89–106). Dordrecht: Springer.

Salliot, C., Mouthon, L., Ardizzone, M., Sibilia, J., Guillevin, L., Gottenberg, J.-E. & Mariette, X. (2007). Sjögren's syndrome is associated with and not secondary to systemic sclerosis. *Rheumatology* 46(2), 321–26.

Scleroderma Association (2012). *Overview of Scleroderma?* Accessed June 2012 at <www.sclerodermaaustralia.com.au/>.

Swaminathan, S., Goldblatt, F., Dugar, M., Gordon, T.P. & Roberts-Thomson, P.J. (2008). Prevalence of sicca symptoms in a South Australian cohort with systemic sclerosis. *Internal Medicine Journal* 38(12), 897–903.

Whittemore, R. & Dixon, J. (2008). Chronic illness: The process of integration. *Journal of Clinical Nursing* 17(7b), 177–87.

Williams, D.R. & Sternthal, M.J. (2007). Spirituality, religion and health: Evidence and research directions. *Medical Journal of Australia* 10 (Supplement), S47–S50.

World Health Organization & World Family Doctors (WONCA) (2008). *Integrating Mental Health into Primary Care: A Global Perspective*. Geneva, Switzerland: WHO.

第九章

认知异常的老年患者的护理

Sharyn Hunter, Frances Dumont

学 习 目 标

完成本章学习后,读者能够:

- 理解认知下降、痴呆、谵妄和抑郁(decline,dementia,delirium and depression,4Ds)对有效照护的重要性(回顾和应用)
- 识别老年痴呆、谵妄、抑郁的临床特征表现以便指导收集和分析早期指征(收集,回顾,阐释,筛选,关联和推理)
- 识别老年人痴呆、谵妄、抑郁的危险因素(匹配和预测)
- 回顾临床信息以便识别经历痴呆、谵妄和抑郁的老年患者的主要问题(综合)
- 描述经历老年痴呆、谵妄、抑郁的优先护理照护措施(设立目标和采取行动)
- 确定临床标准,以便判断针对老年人痴呆、谵妄、抑郁的护理措施的有效性(评价)
- 将所学关于老年人认知下降、老年痴呆、谵妄和抑郁的护理措施运用到临床情景中(反思和转化)

导 言

本章的内容是关于对 Dang Tien 的护理,这名老年人经历了认知变化。尽管护士经常使用"意识混乱"来描述这个现象,但其含义不清,不足以描述这个健康问题。当护士碰到认知有问题的老年人,具备与该状况相关的病理生理知识和心理社会知识是相当重要的。详细的评估有助于帮助判断病因和认知改变的类型。重要的是能够区别不同种类的认知变化,因为这对健康人员采取相应正确的行为很重要。

老年人有四种认知改变的类型,它们包括认知下降、痴呆、谵妄和抑郁,每种类型有不同的特征。当护士运用临床推理时,可正确判定和评价认知,帮助分析可能原因及采取行动措施。临床推理技能有助于对 4Ds 的早期识别和管理,从而达到预防并发症和认知能力的进一步下降。以人为中心的护理和老年人发展性照护是临床推理的一部分。

主要概念

认知下降,谵妄,老年性痴呆,抑郁

推荐阅读

P. LeMone, K. Burke, T. Dwyer, T. Levett-Jones, L. Moxam, K. Reid-Searl, K. Berry, M. Hales, Y. Luxford, N. Knox, D. Raymond (eds) (2011). *Medical–Surgical Nursing: Critical Thinking in Client Care* (Australian edn). Frenchs Forest, NSW: Pearson. Chapter 46: Nursing care of clients with neurological disorders

K. Insel & T. Bager (2002). Deciphering the 4Ds: Cognitive decline, delirium, depression and dementia: A review. *Journal of Advanced Nursing* 38(4), 360–68.

场景 9.1　照顾谵妄的老人

有认知变化的老年人的病理和病因

四种认知改变的类型各有不同的病因和病理变化。

认知下降

正常老化过程中人获取信息的速度是逐渐降低的,但是他们的记忆力却是完整的(Insel & Bager 2002)。这些变化称为认知下降。

老年痴呆

> 痴呆的类型包括:阿尔茨海默病,血管性痴呆,路易体病,额颞痴呆,克罗伊茨费尔特-雅各布病(Creutzfeldt-Jakob disease,CJD,简称克-雅病),皮质下痴呆。

痴呆是一种逐渐加重的,非逆转的脑功能退化。它长期性和进行性加重的特点会导致高皮质层的扰乱,包括记忆、思考和判断。认知功能的损伤通常具有偶尔伴发情绪管理的问题,社会行为或动机的退行(Sartious 2010)。这种退变会导致自理能力的下降。

有多种形式的老年性痴呆,每种都有不同的病理生理特点。很多症状与痴呆很相似。所以重要的是早期识别痴呆以便及早进行干预提高患者的生活质量。

谵妄

谵妄被描述成一种急性的可逆转的疾病——认知障碍综合征,其特征有注意力和认知的急性下降同时伴有身体功能和智力的损害(Inouye 2006)。谵妄是老年人身体变化的一个结果(Fick,Agostini & Inouye 2002)。它有可能是慢性病发展或加重的唯一征兆。健康专业人员经常未能识别谵妄或将它与其他情况弄混。(Inouye et al. 2001;Voyer et al. 2008)。早期未能识别谵妄可能对老年人产生不良的后果(Inouye,Schelesinger & Lydon 1999)。谵妄可增加老年人摔倒、外伤、认知功能减退、脱水、失禁、营养不良和死亡率的风险(Inouye 2006;Inouye,Schelesinger & Lydon 1999)。

谵妄分为三种:高活跃性、低活跃性和混合性(Voyer et al.2008)。如果高活跃性表现为对刺激的高度反应和心理动作的增强;低活跃性就表现为低灵敏性和心理动作的迟钝,这通常被称为安静型的谵妄。混合性的则兼有高活跃性和低活跃性的特点。

抑郁

老年人的抑郁症经常被忽视,因为它的症状和体征可能跟老化有关,痴呆和身体差有关(Baldwin 2008)。老年人的抑郁通常表现为特征表现的身体症状,记忆缺失和各种问题。遗传、个性和生活经历都可能是抑郁的原因,尤其是在老年人有抑郁史时;但是如果老年人是第一次经历抑郁,身体问题或丧失就是原因。

四类认知改变的流行病学

四类认知改变的流行病学分布是不一样的。普遍认为老人均伴有认知功能下降的问题。但是,即使很多老年人有痴呆,痴呆并非是老化过程的必然经历。65 岁以后发生老年痴呆的可能性每 5 年增加 2 倍,85 岁以上的老年人 24% 有痴呆(Access Economices 2009)。据统计大约 250 000 名澳大利亚人有一种痴呆(Acess Economics 2009)。

入院老年人中的 56% 发生谵妄(Harding 2006)。NSW 医院的资料显示 2007—2008 年有 2 238 名谵妄老人,2009 年和 2010 年共计 11 948 人(NSW Health 2011)。即使资料没有按年龄分组,但大部分都是老年人。

在澳洲老年人抑郁的患病率,包括各个不同文化和语言背景,以及老年本地人群,尚不清楚(National Ageing Research Institue,NARI,2009)。但是约 10%~15% 的老年人有抑郁,有约 10% 的有焦虑。

在澳洲老年痴呆、抑郁和谵妄被认为是一个重要的健康问题,值得进一步研究和关注。

设置场景

Dang Tien(田)先生(Jimmy)是一名 75 岁的老人,有慢性阻塞性肺疾病(COPD)、短暂性脑缺血发作(TIA)和高血压史;他的手、膝关节有轻微的关节炎。

问题 1　文化考量:越南的人名有什么特殊的地方? 应该如何称呼一个越南人?

田先生现在有一名社区护士来访和协助其进行药物管理,上周增加了控制其高血压的药物剂量。社区护士来访的时间为星期一、三和五,帮他测量血压。

药物管理

阿替洛尔(Tenormin)每天 100mg(以前为 50mg)

舒喘灵(Ventolin)每天四次,每次两格

氟替卡松丙酸酯(Seretide)一天两次

今天是星期五,社区护士 Kristy 来访,她立刻观察到田先生有湿性咳嗽而且看起来很疲惫。Kristy 问他感觉如何,他回答说:"不是太坏。"当他们走进厨房时,Kristy 观察到田先生的药物摆放得很乱。通常他的药物摆得很整齐,就像他的工作室一样井井有条。他坐下后,Kristy 开始进行评估。

观察结果:

体温:36℃

脉搏:100 次 /min

呼吸:26 次 /min

血压:180/90mmHg

氧饱和度:90%

两肺底湿啰音

在 Kristy 来访时,田先生的女儿 Nguyen Qui 来了。她总是回家和父亲一起吃中饭。她问父亲为什么还穿睡衣,因为按理他已经起床洗漱了。他的早餐仍在台子上。

Kristy 决定让田先生转到急诊科,后来发现他患了肺炎。

问题 2　田先生有肺炎,为何无发热? 这是为什么?

以人为中心的照护

以人为中心的照护是将患者作为中心。其中心内容是收集患者的个人信息、生活史和疾病史,尊重患者的选择,同时关注患者的能力和受限之处(Edvardsson & Nay 2010)。重要的是护士能够理解老年人的正常认知,以及及时发现异常的危险因素。

问题　哪些因素使得老年人不被认为认知正常?

田先生的生活史

田先生 1975 年和他太太 Dang Doh 从越南来到澳洲,他的三个孩子分别是 18、15 和 12 岁。他当年 39 岁,太太 38 岁。田先生是一个令人尊敬的专业人士和天主教徒,但在越南无法生活。田先生在澳洲有好朋友,他们帮助他离开了越南。田先生在来澳洲前做工程师,在

越南经常讲法语,他也可以讲英语但不会写。

当他到达澳洲悉尼后,他在一间工厂担任维修工程师。他的同事们叫他 Jimmy。他在澳洲工作了很长时间,打算攒钱开始自己的事业。1990 年田先生买下了一个小干洗店,他最大的儿子和女儿也来帮忙,田太太则在家照顾丈夫、子女和孙子女。

四年前田先生退休,因为他患有 COPD,无法继续工作。从此,他的大儿子 Dang Lu 和女婿继承了他的事业。在田先生的妻子两年前死于乳腺癌后,他搬去和女儿女婿及两个孙子一起住。他的大儿子一家搬进了他们的老宅,房子就在 Nguyen Qui 房子的拐角处。

尽管田先生是个安静温和的男人,他还是喜欢社交,喜欢在干洗店上班的日子以及朋友与邻居的陪伴。他在家说越南语,在外则说英语。田先生每周二下中国象棋,周五则在老年中心活动。

在女儿和女婿的帮助下,田先生自己种些亚洲蔬菜。他喜欢妻子煮的越南食物,偶尔吃些西方食物,喜欢用筷子吃饭。

当田先生得知自己患了 COPD 时,他停止了吸烟。他还是个少年时开始抽烟并形成了习惯。因为他健康意识较强,故疾病发展相对还算缓慢。

田先生经常会因身体不适定期去看针灸医生和中药医生。他不爱抱怨病痛和妻子的去世。他觉得他老年化过程还算顺利,因为他的胃口好;享受平时有兴趣的事情,和子女们相处融洽,每晚睡眠 6 个小时,上厕所一到两次;从没住院。

老人下棋

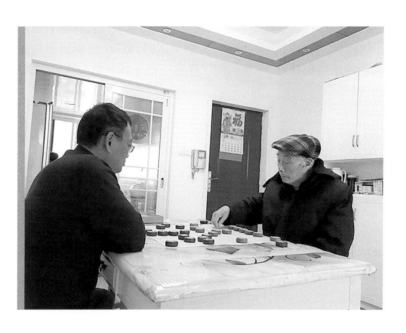

1. 考虑患者状况

现在是星期五晚在呼吸科病房,夜班当班护士回应田先生的按铃来到病房,她发现田先生起身了并在床旁的池子里小便。她尖声喊道,"Jimmy,那不是厕所,那是水池。"田先生回到床上,护士将床头栏拉起。那天晚上田先生出现了尿失禁和烦躁不安,而且不停地扯掉用来吸氧的鼻导管。

晨间交班报告 (0700)

田先生晚上举止奇怪,在水池里小便,水池清理干净前不肯使用。我们是急性呼吸病房。为什么我们有这个意识不清的老人?我将床栏拉高了以便他不能从床上爬起,他没有爬起来。我得整晚看着他因为他不怎么睡觉。早上他尿失禁了。他不怎么说话,爱喊叫。他也不说英文。昨晚交班时有人说他是讲英文的,但我觉得他在讲越南话(不

文化考虑:为什么夜班护士称呼田先生为"Jimmy"是不合适的。提示:参见 Diversicare (2009)。

临床推理失误:关于田先生是痴呆的评论就是锚定和偏见树立的例子。

是说我听得懂越南话)。我认为他痴呆了需要转院。那正是我们需要的——长期住院的慢性病患者。他的体征是稳定的;他的尿量是正常的(全拉在床上)。我认为他需要住进IDC。他没有大便,整晚都在翻来覆去的,还有咳嗽。我花了整晚帮他放好鼻塞防止他将输液管扭曲。我累了一个晚上……

Tricia,一名刚毕业的护士,早班被分到照顾田先生。

小 测 试 !

在进入下一个阶段的临床推理环之前,需要测试下你对下面词汇的理解。将下面每个题的正确答案选出。

关于田先生,你应该问夜班护士一些什么问题?

问题1　COPD 是
- a. 细支气管的疾病　　　　　　　　b. 小气道和大气道的疾病
- c. 一种慢性气道疾病

问题2　舒利迭和舒喘灵用来
- a. 扩张气道和减少细支气管感染　　b. 减轻肺肿胀和感染
- c. 扩张气道和湿化细支气管

问题3　慢性卧床患者是带有贬义的词,用来指哪种人?
- a. 患者不断下床,打扰护士的活动
- b. 被砖头等垫高的床以利患者呼吸
- c. 患者的住院时间比标准时间要长,使得新患者无法入住

问题4　尿失禁是用来描述
- a. 不在厕所里小便　　　　　　　　b. 无法控制小便
- c. 控制小便的能力

2. 收集线索 / 信息

(a) 阅读当前资料

现在你对田先生的情况已经有一定的了解,下一步临床推理是要收集相关的提示和信息。

提示:回忆一下有哪些信息已经包含在夜班护士的报告中?

　　问题　现在需要 Tricia 收集十个方面的信息以保证她能了解田先生的近况。现已提供了五方面的信息,其他五方面是什么?
1. 田先生的功能状况
2. 用药种类和用药史
3. 田先生的睡眠情况
4. 大小便
5. 入院时的尿常规

(b) 收集新信息

八点 Tricia 测量了田先生的生命体征和进行了呼吸系统的体检。她同时做了个简易智力测试(AMT)和意识混乱测试(CAM)。

Tricia 发现田先生很难完成简易智力测试,因为他只知道自己的年龄、地址和来澳洲的年份。Tricia 无法理解田先生的四个回答,因为是用英文和其他语言混合的,可能是越南语,而且没有一项让人理解。剩下的三个问题他不想回答,他只是看着 Tricia 的手。

床栏摇起了,田先生的鼻导管绕着脖子。Tricia 发现水壶中的水并没有喝,他的杯子是

空的,放在柜子里。早餐包括麦片、茶和面包也没动。田先生出现了尿失禁。

问题 1 为何下面的认知测试工具在此阶段并未使用:精神状况量表(MMSE);格拉斯哥昏迷指数(GSC);老年抑郁量表(GDS)?(请参照附录查看这些工具的介绍)。

问题 2 在此阶段 Tricia 应收集哪些资料以助其理解田先生所需要的照护?选取两项最相关的提示信息

a. 意识水平和方向感   b. 尿常规

c. 精神运动水平   d. 大便情况

e. 田先生的情绪,语言和讲话能力   f. 皮肤评估

g. 液体平衡状况   h. 跌倒状况

> 更多的评价认知情况的方法可以查阅 Victorian Government Department of Human Service (2004),*A Guide for Assessing Older People in Hospital*。

(c) 知识回顾

Tricia 开始回顾她所知的关于老年人认知改变的发生原因。

问题 1 通过完成下面的表格来检测下你对 4D 了解多少

> 提示:参考 Insel & Bager(2002)完成下表。

认知改变	开始	意识状况	情绪	自我意识	日常活动
痴呆		清醒		不觉察不足	
谵妄	急性 数小时至数天	波动	波动	波动	可能是正常或不正常
抑郁		嗜睡		觉察到认知改变	
认知下降	慢性的 数月至数年	清醒	无改变		无改变

问题 2 下面的哪些疾病会影响到田先生的认知?

a. COPD   b. 急性脑缺血发作

c. 肺炎   d. 上述所有的

问题 3 急性脑缺血是发作如何田先生改变认知的?

a. 急性脑缺血可引起脑缺氧和细胞死亡从而导致谵妄的发生

b. 急性脑缺血发作可引起意识混乱从而导致抑郁的发生

c. 急性脑缺血发作可引起脑缺血和细胞死亡从而导致痴呆的发生

问题 4 肺炎是如何影响田先生的认知的?

a. 感染可能会引起老年人谵妄状态的发生

b. 肺炎可引起缺氧从而引起老年痴呆

c. 肺炎引起体温过高,从而诱发老年人谵妄的发作

d. 肺炎引起严重疲劳,从而使老年人患抑郁

问题 5 COPD 是如何引起田先生认知功能改变的?

a. COPD 会导致脑缺氧和细胞死亡,从而引起痴呆

b. COPD 会导致意识混乱从而导致抑郁的发生

c. COPD 会导致脑缺氧从而导致谵妄的发生

问题 6 哪种谵妄类型是 Tricia 应该回顾的?

a. 高活跃性的   b. 低活跃性的

c. 混合性的   d. 上述所有的

> 你知道低活跃性和高活跃性谵妄的区别吗?

需要思考的……

　　老年移民经常会遵从自己的文化习俗,会引起一些治疗上的问题(Le & Le 2005)。Tricia 在护理田先生时应了解其文化习俗。

问题 7　田先生的信息进行回顾,同时根据下面的表格来描述每种文化习俗对田先生的影响

提 示: 参 考 Diversicare(2009),完成下表。

文化习俗	田先生
例子:语言	说越南语、英语和法语。在外说英语,和家人说越南语。
食物和营养	
对疾病和疼痛的态度	
文化信仰	
家庭(居家环境)	
宗教	

3. 整理信息

整理
信息

(a) 阐释

　　问题　下面哪个值对于田先生来说,是在正常范围?
　　　　a. 体温:36.5℃　　　　　　　　b. 脉搏:95 次 /min
　　　　c. 呼吸频率:23 次 /min　　　　d. 血压:175/90mmHg
　　　　e. 氧饱和度:92%　　　　　　　f. 呼吸音:左肺底啰音

(b) 筛选

　　问题 1　从你所知道的信息以及 Tricia 新收集到的信息,下面哪个与认知是最相关的?
　　　　a. 生命体征
　　　　b. 意识混乱水平
　　　　c. 氧饱和度
　　　　d. CAM 阳性结果(疾病改变,容易分心,讲话不清)
　　　　e. AMTS 结果是 3/10
　　　　f. 呼吸困难
　　　　g. 入院时尿常规阴性
　　　　h. 田先生的认知之前没有被评估过
　　　　i. 田先生星期二下棋,星期五在老人活动中心
　　问题 2　Tricia 还需要收集哪些资料以便对田先生的问题作出判断?
　　　　a. 田先生通常每天睡 6 小时,每晚至少上一趟洗手间。
　　　　b. 他昨日有大便
　　　　c. 尿和电解质无异常发现
　　　　d. 田先生在家和家人讲越南语,在外讲英文

提示:AMTS 得分低于 6 分意味着认知功能损伤,但并不诊断为谵妄。

  e. 田先生和女儿住在一起

  f. 田先生是个安静温驯的男人

  g. 田先生喜欢和女儿、女婿住在一起

  h. 田先生每天在女儿、女婿的帮助下种越南菜吃

  i. 田先生没有住过院

  j. 田先生喜欢越南饭菜,他偶尔吃西方食物,喜欢用筷子。

  k. 没有表皮脱落的证据

问题3 关于老人和认知改变有许多不对的看法。下面的哪些是正确的,哪些是错误的?

  a. 所有的老人都会有痴呆

  b. 当人变老时,会发生抑郁

  c. 老年人有急性生理改变时,发生谵妄的危险性会显著提高

  d. 所有的老人短期记忆会下降

  e. 当人们衰老时,不能再接受新的东西

  f. 所有老人都会经历某种程度的意识改变

问题4 为何 Tricia 应了解和老人老化及认知异常有关的错误认识?

(c) 关联和 (d) 推理

将各种线索堆在一起同时对它们间的关系进行推断很重要(基于你目前收集到的资料),从这些资料你可判断田先生的状况。

> 重要:不管田先生是否患有痴呆、谵妄和/或抑郁,最终需要医生确诊。护士的角色是与跨学科团队汇报他/她的护理诊断,以便团队获得需要的信息来作出医疗诊断。

问题1 将下面的说法标出对或错

  a. 田先生的尿失禁是因为床栏摇高了使他无法去洗手间

  b. 田先生的尿失禁原因是因为痴呆

  c. 田先生的抑郁是因为 COPD 和住院引起的

  d. 田先生的语言困难是因为痴呆引起

  e. 田先生没有吃早餐是由于他不吃粥、面包片和饮白茶

  f. 田先生没有喝茶是由于他有谵妄

  g. 田先生意识不清是由于他是老年人

  h. 田先生谵妄是由于老年性肺炎引起

  i. 田先生的沟通困难是由于谵妄引起

问题2 一名老人可能被诊为痴呆、抑郁、谵妄或三者都有吗?

问题3 找出引起田先生认知障碍的三种因素

> 提示:思考引起老年人谵妄的原因和危险因素。参见 Harding(2006)获得更多信息。

  a. 年纪变大   b. 高血压史

  c. 肺炎   d. 住院史

  e. 静脉治疗   f. 抗生素治疗

(e) 匹配

问题 你照顾过有认知障碍的患者吗?这些患者与田先生的症状和体征有什么相同或不同的地方?

(f) 预测

问题 如果 Tricia 没有采取正确的措施,那么田先生将会发生什么?从以下选出四个正确的答案

  a. 他可能会卒中   b. 他可能会被诊断为痴呆

c. 他可能会出现低氧血症　　　d. 他可能会得菌血症

e. 他可能会跌倒　　　　　　　f. 他可能会脱水

g. 他可能会自杀　　　　　　　h. 他可能会得压疮

4. 分析问题

现在是你将所有收集的信息进行整理的时候(合成),同时利用各种推断对患者的主要问题进行护理诊断。

问题　从下面选取关于田先生的正确护理诊断

a. 低氧血症　　　　　　　　　b. 尿失禁

c. 沟通障碍　　　　　　　　　d. 意识混乱和情绪问题

e. 记忆障碍　　　　　　　　　f. 摄氧和呼吸问题

g. 急性意识混乱　　　　　　　h. 睡眠 / 觉醒障碍

i. 营养 / 水平衡问题　　　　　j. 跌倒危险性高

k. 皮肤受损的危险

> 重要:因为谵妄是医学诊断,对于这种类型的认知改变,正确的护理诊断应该是"急性的精神混乱状态"。

5. 设立目标

问题　从以下列表里,找出最重要的田先生的短期护理目标(24 小时内)

a. 使田先生定向恢复和清醒

b. 使田先生夜晚睡眠能达 4 小时

c. 使田先生能说出他的需要和希望

d. 使田先生回家

e. 使田先生的语言能力恢复正常

f. 使田先生能和医护人员互动多些

g. 使田先生学会在无帮助情况下使用成人纸尿布

h. 使田先生不要再在水池小便

i. 使田先生放置到老人活动中心

j. 使田先生每餐吃下 3/4 的东西

k. 使田先生避免跌倒

l. 使田先生摄水量为每 24 小时 1 000ml

m. 使田先生的氧饱和度高于 95% 以及呼吸频率每分钟低于 20 次

6. 采取行动

问题　从下面的选项中找出需要立即采取的行动。将这些行动标示为 1。接下来找出哪些是必须采取的行动但不是立即采取的,将它们标记为 2。有些行动是错误的,将这些标记为 3

a. 通知田先生的医生

b. 教会田先生如何正确呼吸

c. 约束田先生让他无法从床上爬起和受伤

d. 检查静脉输液管的通畅性

e. 将田先生的床栏摇低

f. 监测田先生的意识状态

g. 定期训练田先生对医院环境的定向

h. 用药物约束田先生让他无法从床上爬起和受伤

i. 给予呼吸道吸入药

j. 确保田先生戴好给氧鼻导管

k. 打电话给田先生的女儿

l. 保持田先生出入液体的平衡

m. 找翻译使田先生能顺利沟通

n. 将床降低

o. 将田先生房间的电视开着使他不感孤单

p. 叫女儿或其他家人陪田先生

q. 遵医嘱静脉用抗生素

r. 及时帮助田先生用餐和饮水

s. 监测田先生的生命体征和氧饱和度

t. 将田先生转到一个老人居住中心直到康复

u. 将田先生转到可以密切观察病情的地方

v. 与家人沟通出院计划

w. 让田先生的家人每餐都带好吃的

x. 保证田先生夜间不被打扰

y. 根据田先生晚上醒来的时间安排观察计划

问题 2　在下表里将采取该措施的原因和相应措施进行配对

护理措施	理由
准确和及时记录护理措施和观察	预防制动引起的压疮
用 CAM 重新评价	确保准确、及时和清楚的医护人员间的沟通
让翻译来帮助其他认知方面的评估	不安和迟钝是急性意识混乱持续的指征
及时帮助田先生上洗手间	判断谵妄的进展
及时帮助田先生摄入水分	确保家人能清楚、准确和及时收到所有来自医护人员的信息
监测精神行为活动	确保供氧充足
鼓励家人和田先生待一起	确保液体摄入充分和避免脱水
同家人交代田先生的病情进展	判断田先生的认知水平
鼓励少量运动和定期翻身	避免尿失禁的发生
监测氧饱和度水平	确保沟通、安全和给田先生提供舒适

评价

7. 评价

现在是下午 2 点半,田先生的护理班的尾声。现在可根据田先生的症状体征来判断护理措施是否有效,以及病情是否有所改善。

问题　指出下面列出的症状体征是属于"仍有""改善""变差"或"波动"的哪一种?

语言功能:默不作声

精神行为:迟钝

情绪:退缩

脉搏:88 次/min

血压：150/70mmHg

呼吸：18 次 /min

氧饱和度：96%（鼻导管给氧）

排尿：用尿壶来及时帮助排尿

经口摄入：食用女儿带来的食物并且由女儿来协助进食

反思

8. 反思

想想你从这些案例里学到了什么？

问题 1　从这个案例里，你学到了对将来的护理实践有用的内容是什么？

问题 2　夜班护士能采取哪些更好的措施来帮助田先生？

问题 3　如果由你来照顾一个意识有混乱的老人，认知状态的评估时间和评估原因是什么？

问题 4　假如你听到其中一名护士称田先生为甜心，你的反应是什么？ 有这样反应的原因是什么？

如果不确定，请阅读 Gardner et al.（2001），p.32-38。

场景 9.2　痴呆老人的护理

设置场景

田先生五天后和他女儿 Nguyen Qui 太太出院回家了。他的肺炎和谵妄状况恢复得较好，但未能复原到疾病前的水平。医护人员告诉田先生和他家人，需要几个星期他才能感觉身体强壮和头脑清醒。

1. 考虑患者状况

考虑患者状况

三个星期过去了，社区护士 Kristy 对田先生进行家访。

Kristy 于中午 12 点到田先生家，由 Nguyen Qui 太太接待。她说："父亲并没有好，他比以前容易忘事。有时他忘了吃早餐，不洗澡、不刮胡子而且反复穿脏衣服。每当我到家我就会让他换衣服或洗澡，他会感觉糟糕让我不要管他。他告诉我不是个好女儿，一个好女儿是不会质疑父亲的。我不能整天丢下他不管。从医院回来后他好几天没有去过他的棋牌室。我真的很担心。"

Kristy 在隔壁房间探访了田先生。他对着她微笑点头欢迎。护士问他感觉如何，他说："我感觉不错，只是我女儿老喜欢管我。"

2. 收集线索 / 信息

收集线索/信息

（a）阅读当前资料

问题　Kristy 应回顾哪些现存的信息？

　　　a. 目前的认知状态

　　　b. 详细的用药情况

　　　c. 有无血管性危险因素史

提示：回想一下你获得的所有关于田先生和其状况的信息。

d. 睡眠史

e. 大小便情况

f. 过去在越南的生活

g. Qui 太太的话："父亲并没有好，他比以前容易忘事。有时他忘了吃早餐，不洗澡、不刮胡子而且反复穿脏衣服。"

h. 疾病史

i. 水平衡 / 营养状况

j. 目前功能水平

k. 田先生出院后就不再去下棋的事实

l. 当护士进房时，田先生向她笑的事实

m. 田先生的话："我还好，只是我女儿老是让我做这做那。"

注意：The Rowland Universal Dementia Scale (RUDAS) 是另外一个可以替代 MMSE 的筛查工具。这份量表是为了评估不同文化背景的人群的认知损害情况而设计的。参见 Rowland et al. (2006)。

(b) 收集新信息

问题 1 Kristy 应收集哪些资料帮助他理解田先生目前的状况？

Kristy 决定对田先生的认知进行系统评估。Qui 太太帮助田先生理解并回答护士的问题。

问题 2 复习附录，以便帮助 Kristy 决定做哪些评估来确定田先生的认知状况？

重要：你要知道何时使用何种量表。

a. MMSE
b. CAM
c. GCS
d. GDS
e. AMTS
f. GDD，贝克焦虑问卷、MMSE
g. GCS，MMSE，GDS
h. CAM，AMTS 或 MMSE
i. 贝克焦虑问卷，GCS，MMSE

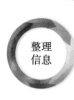

3. 整理信息

(a) 阐述

问题 下面哪些评估结果（12 点由 Kristy 收集的）有利于帮助 Kristy 了解田先生目前的状况？

a. 体温：36.9℃

b. 脉搏：88 次 /min

c. 呼吸：18 次 /min

d. 血压：170/85mmHg

提示：MMSE 19 分，意味着中毒认知功能损伤。

e. 氧饱和度：95% 室内空气

f. 肺部：清音

g. CAM：阴性

h. MMSE：19/30

i. 食物和液体平衡：女儿能提供充足和及时的补充

j. 尿常规：阴性

k. 大便：今天开始排便

l. 情绪：困扰

(b) 筛选

问题 从你现在收到的线索和资料来看，你应该把重点放在最重要的资料上面。从下面的列表中，指出哪些是与田先生认知状况最相关的

a. 生命体征   b. 意识混乱水平

c. 氧饱和度   d. CAM：阴性

e. MMSE：19/30   f. 尿常规

g. 情绪

（c）关联和（d）推理

问题 把线索放在一起并判断它们间的关系。把"正确"和"错误"的分别标记出来

a. 田先生出现与老化有关的认知下降

b. 田先生意识混乱是由于低氧

c. 田先生意识混乱是由于年龄的原因

f. 田先生出现抑郁是由于他没能恢复到原来的功能水平

e. 田先生的认知变差是由于他可能出现了脑血管意外

f. 田先生出现谵妄是因为他年龄大而且有肺炎

（e）预测

问题 如果 Kristy 没有在这时采取正确的行动，田先生将会发生什么？选择正确的答案

a. 田先生可能有卒中   b. 田先生可能出现抑郁

c. 田先生可能跌倒   d. 田先生可能自杀

e. 田先生可能再次出现谵妄 f. 田先生的认知损害可能被错过

4. 分析问题

问题 从下面的列表中选出田先生正确的护理诊断

a. 和女儿的沟通出现困难 b. 情绪问题

c. 个人卫生状况的改变   d. 急性意识混乱

e. 认知损害   f. 营养改变／水平衡

5. 设立目标

问题 从下面的选项，选出适合田先生的四个短期护理目标

a. 使田先生意识恢复和清醒

b. 使田先生被老年专科护士评估

c. 让 ACAT 来评估田先生是否要入老年居住中心

d. 让田先生洗澡、刮胡子而且每天要换上干净的衣服

e. 让老年科医生来评估田先生的认知

f. 让社区老年服务人员来为田先生提供服务

g. 使田先生停止说女儿不好

h. 让田先生对他的认知改变有一定的了解

i. 让田先生吃东西，每天喝至少 1 600ml 的水

> ACAT 是老年护理评估团队的缩写。在患者使用居民老年护理设施或享受社区老年护理服务前需要由 ACAT 进行评估。

6. 采取行动

问题 对下面必须采取的行动进行选择，用"1"来标记 Kristy 得出结论必须采取的行

动,用"2"来标记那些返回办公室必须采取的行动,用"3"来标记错误的行动

a. 打电话给田先生最大的儿子

b. 将评估结果同 Qui 太太讨论

c. 向田先生解释为什么不能持负面态度向女儿讲话

d. 向 Qui 太太提出一些帮助田先生改善个人卫生的建议

e. 计划重新入院

f. 建议老年人中心来重新评估

g. 安排田先生吃流动餐厅的饮食

h. 建议 Qui 太太采取一些沟通方法以加强田先生的正性反应

i. 讨论近期安排田先生入住老人中心的必要性

j. 给 Qui 太太提些建议,以保证她能提供足够的饮食和水分

k. 将田先生的状况告诉她的老年人专科护士

7. 评价

一星期过去了 Kristy 来探视田先生和他的女儿。田先生的症状和体征会给你提供线索,即关于以前的护理措施是否有效以及田先生的状况有无得到改善。

问题 1　将下面的症状或体征分类为"未改变""改善"以及"变差"

MMSE:19/30

CAM:阴性

情绪:平静

脉搏:86 次 /min

血压:150/75mmHg

呼吸:16 次 /min

氧饱和度:96%

个人卫生:田先生的儿子、孙子和女婿帮他冲凉、刮胡子和每天穿衣服

沟通:自从 Kristy 向田先生作了解释,并且 Qui 太太没有再帮田先生洗澡后,Qui 太太没有再被叫做坏女儿

营养 / 水平衡:Qui 太太报告田先生恢复了既往的饮食规律

问题 2　下面哪些选项最好地描述了田先生对 Kristy 的护理目标和措施有反应?

a. 田先生的认知水平提高了　　　　　b. 田先生的认知水平将不会改善

c. 田先生的呼吸已经得到改善　　　　d. 田先生的呼吸功能变差

e. 田先生看起来更开心了　　　　　　f. 田先生得到了足够的营养和水分

g. 田先生的认知功能已经减退了　　　h. 田先生的家人似乎在帮忙照顾田先生

i. 田先生维持了良好的个人卫生　　　j. 田先生没有受到困扰

8. 反思

你从这个案例中学到了什么?

问题 1　你从这个案例中学到的三个最重要的内容是什么?

问题 2　学习了这个案例后,你将会在临床实践采取哪些行动?

问题 3　如果你是 Kristy,你会如何告知田先生的认知可能不会显著改善这个事实?

问题 4　你将会用从这个案例中学来的哪些文化护理措施来指导临床实践?

问题 5　Kristy 是如何在这个案例中展示以人为中心的护理的?

结语

　　田先生之后被诊为血管性痴呆。可能是在住院间或出院后由于高血压出现过血管事件。他仍和他的家人住在一起,家人对他十分支持,家人希望在家照顾他,并能得到社区服务。田先生很享受和他的儿子、孙子一起的时光,他没有再去下棋了,但是他的一些朋友每个月来吃一次午饭。田先生仍在花园里工作。

（张军　译　刘婧　校）

推荐阅读

Aldous, P. (2011). Deadly complication takes its toll. *The Australian*, 27 August.

Bagulho, F. (2002). Depression in older people. *Current Opinion in Psychiatry* 15, 417–22.

Calley, C.T.G., Womack, K., Moore, P., Hart, J. & Kraut, M. (2010). Subjective report of word-finding and memory deficits in normal aging and dementia. *Cognitive Behavioural Neurology* 23(3), 158–91.

Harding, S. (2006). Delirium in older people. Available from <www.health.gov.au/internet/main/publishing.nsf/Content/ageing-publicat-dementia-delirium.htm>.

Rockwood, K. (2002). Out of the furrow and into the fire: Where do we go with delirium? *Canadian Medical Association Journal* 167(7), 763–64.

Smith, K., Flicker, L., Shadforth, G., Carroll, E., Ralph, E., Atkinson, D., Lindeman, M., Schaper, F., Lautenschlager, N. & LoGiudice, D. (2011). Original research, 'Gotta be sit down and worked out together': Views of Aboriginal caregivers and service providers on ways to improve dementia care for Aboriginal Australians. *Rural and Remote Health: The International Electronic Journal of Rural and Remote Health Research, Education, Practice and Policy* 11(1650), 1–14.

参考文献

Access Economics (2009). *Keeping Dementia Front of Mind: Incidence and Prevalence 2009–2050*. Canberra: Access Economics.

Access Economics (2005). *Keeping Dementia Front of Mind: Incidence and Prevalence 2009–2050*. Canberra: Access Economics.

Baldwin, R. (2008). Mood disorders: Depressive disorders. In R. Jacoby, C., Oppenheimer, T. Dening & A. Thomas (eds). *Oxford Textbook of Old Age Psychiatry*. Oxford: Oxford University Press, pp. 529–56.

Diversicare (2009). *Vietnamese Cultural Profile: An Initiative of QLD Partners in Culturally Appropriate Care*. Brisbane: Author. Accessed September 2011 at <www.diversicare.com.au/upl_files/file_210.pdf>.

Edvardsson, D. & Nay, R. (2010). Acute care and older people: Challenges and ways forward. *Australian Journal of Advanced Nursing* 27(2), 63–68.

Fick, D.M., Agostini, J.V. & Inouye, S.K. (2002). Delirium superimposed on dementia: A systematic review. *Journal of the American Geriatrics Society* 50(10), 1723–32.

Gardner, A., Goodsell, J., Duggen, T., Murtha, B., Peck, C. & Williams, J. (2001). 'Don't call me sweetie!' Patients differ from nurses in their perceptions of caring, *Collegian* 8(3), 32–38.

Harding, S. (2006). *Delirium in Older People: An Australian Government Initiative*. Australian Department of Health and Ageing, Commonwealth of Australia. Accessed September 2011 at <www.health.gov.au/internet/main/publishing.nsf/Content/ageing-publicat-dementia-delirium.htm>.

Inouye, S.K. (2006). Delirium in older persons. *New England Journal of Medicine* 354(11), 1157–65.

Inouye, S.K., Foreman, M.D., Mion, L.C., Katz, K.H. & Cooney, L.M.J. (2001). Nurses' recognition of delirium and its symptoms: Comparison of nurse and researcher ratings. *Archives of Internal Medicine* 161(20), 2467–73.

Inouye, S.K., Schelesinger, M.J. & Lydon, T.J. (1999). Delirium: A symptom of how hospital care is failing older persons and a window to improve quality of hospital care. *American Journal of Medicine* 106, 565–73.

Insel, K. & Bager, T. (2002). Deciphering the 4Ds: Cognitive decline, delirium, depression and dementia: A review. *Journal of Advanced Nursing* 38(4), 360–68.

Le, Q. & Le, T. (2005). *Cultural Attitudes of Vietnamese Migrants on Health Issues*. Tasmania: University of Tasmania, 8. (03751) Available at <www.aare.edu.au/05pap/le05645.pdf>.

National Ageing Research Institute (NARI) (2009). *Depression in older age: A scoping study – Final report*. Accessed September 2011 at <www.beyondblue.org.au/index.aspx?link_id=101&tmp=FileDownload&fid=1610>.

NSW Health (2011). *Admitted Patient Data Collection*. Sydney: NSW Health.

Rowland J.T., Basic D., Storey, J.E. & Conforti D.A. (2006).The Rowland Universal Dementia Assessment Scale (RUDAS) and the Folstein MMSE in a multicultural cohort of elderly persons. *International Psychogeriatrics* 18, 111–20.

Sartious, N. (2010). Revision of the classification of mental disorders in ICD–11 and DSM–V: Work in progress. *Advances in Psychiatric Treatment* 16, 2–9.

Victorian Government Department of Human Services (2004). *A Guide for Assessing Older People in Hospital*. Melbourne: Author. Accessed September 2011at <www.health.vic.gov.au/acute-agedcare/assessing-older-people.pdf>.

Voyer, P., Richard, S., Douce, L., Danjou, C. & Carmichael, P-H. (2008). Detection of delirium by nurses among long-term care residents with dementia. *BMC Nursing* 7(4), 1–14.

第十章

疼痛患者的护理

Tracy Levett-Jones,
Caroline Phelan

学 习 目 标

完成本章学习后,读者能够:

- 解释理解疼痛对提供有效照护的重要性(回顾和应用)
- 识别急性疼痛和持续性疼痛的临床表现,以指导线索的收集和分析(收集、回顾、阐释、筛选、关联和推理)
- 验证与疼痛相关的误解(回顾)
- 解释超前镇痛与多方式镇痛的益处(回顾)
- 识别疼痛管理不当的并发症(匹配和预测)
- 回顾临床信息以确定经历急性或持续性疼痛的患者的主要问题(综合)
- 描述照护有急性疼痛或持续性疼痛的患者时需要优先考虑的问题(设立目标和采取行动)
- 确定临床标准,以评价预防和管理疼痛的护理措施的有效性(评价)
- 将所学到的疼痛管理知识应用到新的临床情景中(反思和转化)
- 运用和实施综合疼痛管理措施

导　言

在本章中,你将认识 Grace Simpson 太太,一位因在家中跌倒导致髋部骨折而入院的老人。关于疼痛的治疗性管理是住院和出院后两个场景的护理重点。

长期以来疼痛一直被认为是不可避免的,对疼痛严重性的忽视极其显著。当代疼痛方法学认识到有效的疼痛管理是一项基本人权,并且是伦理、专业和有成本效益的临床实践中不可或缺的部分(Macintyre et al. 2010)。疼痛管理要求丰富的临床推理技能,深厚的知识基础,高水平的临床技能和坚持以人为中心的照护。

疼痛是一种复杂的,个性化的多维体验。它受人们的文化,既往疼痛经历、信念、情绪和应对能力所影响。疼痛既可出现在损伤和组织受损后,亦可在无明确原因时出现。对于疼痛的反应和缓解程度因人而异;同样的个体对于缓解疼痛的管理策略的反应也是不同的(Eccleston 2001)。由于疼痛管理不善导致的并发症是十分显著而普遍的,有时会危及生命。最近研究已经明确了急性疼痛,尤其是管理不善的急性疼痛与持续数月或数年的持续性疼痛之间的联系(Visser 2006)。深厚的临床推理技能能帮助你辨识并恰当地管理患者的疼痛,并能预防因管理不善而导致的短期和长期并发症。

主要概念

急性疼痛,持续性(慢性)疼痛,超前疼痛管理,多方式疼痛管理,疼痛的误解,疼痛管理计划

推荐阅读

P. LeMone, K. Burke, T. Dwyer, T. Levett-Jones, L. Moxam, K. Reid-Searl, K. Berry, M. Hales, Y. Luxford, N. Knox, D. Raymond (eds) (2011). *Medical–Surgical Nursing: Critical Thinking in Client Care* (Australian edn). Frenchs Forest, NSW: Pearson. Volume 1, Chapter 9: Nursing Care of Clients Experiencing Pain

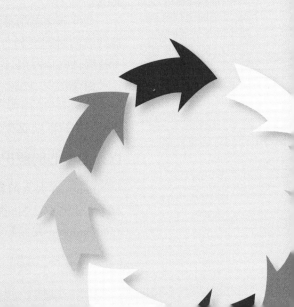

场景 10.1 急性疼痛患者的护理

场景设置

Grace Simpson 太太是一位 74 岁的女性。她因跌倒后右股骨颈骨折入院。她在家中跌倒后 6 小时，直到她的儿子下班回家后才发现。Simpson 太太的外科医生告诉她的家人，她的髋部骨折与骨质疏松史有关。Simpson 太太于一年前做了膝关节置换且有心绞痛史。

跌倒与损伤——一个国家性的重点健康领域

老年人有很高创伤易感性。跌倒是老年人受伤和死亡的最常见原因。2007—2008 年，澳大利亚有 5% 以上的住院病例是损伤。男性严重损伤的发生率高于女性。女性髋部骨折的人数较多，且髋部骨折后的平均住院时间也较长（Australian Institute of Health and Welfare 2010a，p. 194-96）。

创伤相关的损伤是造成高死亡率与发病率中的主要原因之一，故对损伤的预防已经被定为全国性的重点健康领域。2005—2006 年，澳大利亚的死亡例数中有 7.4% 是由损伤导致。损伤是医疗成本花费的主要部分，在 2007—2008 年，1/20 以上的住院治疗是由于损伤导致（大约 426 000 例住院治疗病例）。损伤后造成不同程度的永久残疾，社会成本也是巨大的（Australian Institute of Health and Welfare 2011）。

骨质疏松

骨质疏松是指"骨小梁稀疏的骨结构改变"。这是一种肌肉骨骼系统疾病，特点是骨骼密度稀疏且脆弱。它会导致患者骨折的风险增加。骨折的最常见部位为脊柱、髋部和腕部。大约 70 万澳大利亚人（3%）被确诊为骨质疏松。该病好发于老年人。随着年龄增大，骨组织逐渐丢失。82% 的骨质疏松患者为女性（Australian Institute of Health and Welfare 2010a，p. 188-90）。这是因为女性绝经后雌激素水平剧烈下降。雌激素对维持骨密度十分重要，其水平下降加速了骨骼中钙的流失。

急性疼痛

急性疼痛可以在生命周期的任何阶段出现。住院大部分患者都会经历疼痛。然而 50% 的患者由于评估或治疗不当，会经历难以耐受的疼痛（Apfelbaum et al. 2003；Popping et al. 2008）。

> 辅助药物是指那些用于镇痛的药物，其最初的目的是用于治疗其他情况。比如抗抑郁药和抗惊厥药可用于治疗神经性疼痛。

急性疼痛是指最近发生的持续时间有限的疼痛。这与持续性（慢性）疼痛相反。慢性疼痛持续的时间会超过原本损伤的痊愈时间（Macintyre et al. 2010）。在过去 30 年中，人们对于持续性疼痛发展过程逐渐深入。如今人们十分强调超前治疗的运用及其益处。

由于组织、皮肤、韧带和内脏器官的损伤导致的疼痛被称为"损伤性疼痛"。这一类疼痛通常对简单的镇痛剂和阿片类药物反应良好。由于神经系统本身的损伤导致的疼痛称为"神经性疼痛"。这类疼痛更难治疗，通常需要辅助药物。

以人为中心的照护

Simpson 太太的家乡是新南威尔士的 Blue Mountains。她曾是小学校长。丧偶，与长子 Alan 一起居住。Simpson 太太是大家庭的家长，深受子女与孙子的爱戴与尊重。尽管在很多方面 Simpson 太太都非常独立和坚韧，但是她还是敏锐地意识到虽然自己的精神还非常"犀利和坚持",自己的身体"让自己倒下了"。

1. 考虑患者状况

现在是早上 8 点,Simpson 太太术后第一天。你是 Simpson 太太的白班责任护士。你收到的交班报告如下:

晨间交班报告

早上 7 点:Simpson 太太,术后第一天,带有吗啡镇痛泵(PCA)。她在手术室接受了单次神经阻滞,但在复苏过程中这很快失去效力。夜间,Simpson 太太很不安,主诉有间断的疼痛。呕吐了两次,3 点给予了昂丹司琼(Ondansetron)。目前 Simpson 太太比夜间安静,迷迷糊糊地开始睡觉。情况稳定,血压有些升高。小便正常,伤口敷料干燥完好。静脉维持 8 小时。

一份澳大利亚的系统回顾指出:临床交班是患者安全的高危场景,因为它可能会引起不良事件发生以及会导致法律上的不当操作(Wang,Yee & Turner 2008)。

2. 收集线索 / 信息

(a) 阅读当前资料

你查阅了 Simpson 太太的病历注意到她的血压是 145/90mmHg,脉搏 98 次 /min,小便量是每小时 35~40ml。当你查阅 Simpson 太太的 PCA 的记录时你注意到 PCA 的锁定期是 10min,剂量是 1mg/ml。Simpson 太太在夜间曾多次重复使用 PCA(不是每次都成功了)。直到 4 点以前,她每小时会使用 4mg,4 点以后每小时的用量小于 1mg。夜间评估时,Simpson 太太的疼痛评分在 5~8 分。

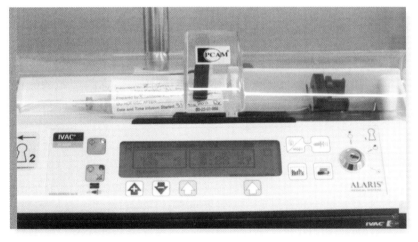

PCA 显示使用了 20 次但只有 8mg 注入

问题　你所收集的信息会让你想到在夜间 Simpson 太太

　　a. 按 PCA 的按钮太多次数

　　b. 按 PCA 的按钮次数不够

　　c. 需要比锁定期设置的频率所允许的剂量更加多的吗啡

　　d. 需要比医嘱更少剂量的吗啡

(b) 收集新信息

你决定去评估 Simpson 太太的疼痛。

问题 1　请选出两种最准确的评估疼痛的方法
　　a. 让患者描述并指出疼痛部位
　　b. 仔细观察生命体征
　　c. 让患者通过视觉或数字评分法给疼痛评级
　　d. 咨询有经验的注册护士
　　e. 回顾患者的病历

需要思考的……

　　Margo McCaffery 对于疼痛的定义已被广泛接受并普遍应用。她阐明一个人说感到痛,这就是痛;他说痛仍在,痛就仍在(McCaffery,Rolling Ferrell & Paseo 2000)。这定义意味着患者在描述疼痛和向护士报告他 / 她的疼痛中是最有发言权的人。这个定义也要求护士回应患者对自身疼痛的评估,接受并相信他们的评估,然后采取合适的措施管理疼痛。

问题 2　为什么疼痛常常被看做是第五生命体征?
　　a. 为确保护士在进行常规病情观察时记得评估患者的疼痛
　　b. 为了强调常规评估疼痛和实施疼痛管理的重要性
　　c. 保证疼痛评估的准确和完整
　　d. 保证疼痛评分能在护士之间被交接

问题 3　正经历急性疼痛的患者可能表现出下列哪些症状和体征?　选出正确的 9 项
　　a. 鬼脸　　　　　　　　　　　　b. 睡眠时常醒
　　c. 抱着肚子　　　　　　　　　　d. 笑
　　e. 躁动　　　　　　　　　　　　f. 微笑
　　g. 疼痛评分 >4(10 分制)　　　　h. 恶心和呕吐
　　i. 超兴奋　　　　　　　　　　　j. 强迫体位
　　k. 退瘾　　　　　　　　　　　　l. 呼吸困难
　　m. 易怒和 / 或意识不清

> 反思和询问一个人对于有疼痛的患者的假设和认知是很必要的,没有足够的反思和询问可能会对你的临床推理能力产生负面的影响,直接影响到你的患者的临床结局。

　　你观察到 Simpson 太太脸色苍白而憔悴。当你问起她的疼痛时,她说她不愿意使用 PCA 因为夜班护士告诉她到晚上会感觉好些;使用 PCA 可能会上瘾或呼吸停止;吗啡会让她恶心。

需要思考的……

　　护士的观点会导致她们处理临床情景和反应时采取不同的方法。护士的首要理念会成为她们的观点。这些会影响她们的判断以及解决患者疼痛的方式。McCaffery,Rolling Ferrell 和 Paseo(2000)的一项研究表明护士对待自己患者的看法和她们关于疼痛的个人观念会显著地影响疼痛评估和疼痛管理的质量。

(c) 知识回顾

小 测 试 !

为了保证你对疼痛相关的核心概念有很好的理解,用下列问题测试一下。

问题 1　吗啡是
　　a. 非甾体类抗炎药物(NSAIDs)　　　b. 止吐剂
　　c. 阿片类镇痛药　　　　　　　　　　d. 退热剂

问题2　疼痛可以刺激导致应激反应。请在下列各项中用"↑,↓或无变化"来标出你认为急性疼痛可能会导致的变化

　　　a. 尿量　　　　　　　　　　b. 心率

　　　c. 体温　　　　　　　　　　d. 血清可的松水平

　　　e. 血压　　　　　　　　　　f. 胃动力

　　　g. 血糖　　　　　　　　　　h. 深静脉血栓的风险

　　　i. 呼吸

问题3　使用 PCA 时,护士应该向患者提供的指导有

　　　a. 每隔一小时使用 PCA

　　　b. 只有疼痛很严重时才使用 PCA

　　　c. 避免过度使用 PCA,因为这有上瘾的风险

　　　d. 规律使用 PCA 以预防和管理疼痛

问题4　如果一个使用 PCA 的患者无法唤醒,你会怎么做?

　　　a. 给氧,通知主管护士

　　　b. 给氧,紧急呼叫

　　　c. 给氧,测生命体征

　　　d. 立即断开 PCA,更换其他镇痛剂

3. 整理信息

(a) 阐释

临床推理环的下一步是通过仔细地分析同时运用你关于疼痛的知识来阐述你收集的数据(线索)。

问题　用"正确""错误"或者"不常见"来标注剂量相关的吗啡的副作用

　　　a. 过度镇静　　　　　　　　b. 恶心和呕吐

　　　c. 药物依赖 / 成瘾　　　　　d. 药物耐受

　　　e. 瘙痒　　　　　　　　　　f. 呼吸抑制

　　　g. 低血压(由于血管舒张)　　h. 尿量减少

　　　i. 洪脉,心动过速　　　　　　j. 瞳孔扩大

　　　k. 麻醉昏迷状态

需要思考的……

在护理使用 PCA 的患者时,护士过度担心呼吸抑制和麻醉剂成瘾的情况并不少见。事实上这些副作用是很少见的。有很严重的疼痛的患者通常能耐受很大剂量的麻醉剂,而不会造成过度镇静或呼吸抑制。尽管你需要定时检查 Simpson 太太的呼吸频率和氧饱和度水平,当你确认她是清醒的并且正在交谈,她就不会处于呼吸抑制的状态。

长期使用阿片类物质可能出现耐受,但术后患者通常很少出现成瘾。研究表明住院患者接受阿片治疗的人中,成瘾率少于 1%(Moss et al. 2005)。明确区分耐受与成瘾是十分重要的。耐受是指人体对于现有剂量的阿片药物的缓解疼痛的不再有反应。比如,一些癌症患者有严重的疼痛时可能需要增加吗啡的量来维持足够的缓解疼痛的水平。相对的,成瘾是指即使不再需要缓解疼痛时,也有一种压倒性的冲动使之继续使用药物。

（b）筛选和（c）关联

问题　关于疼痛和疼痛管理,有很多误解。请判断下列内容的对错
　　　a. 儿童汇报自身疼痛的水平是可以信赖的
　　　b. "总是看时间""知道得过多"和要求更多的药物通常表明麻醉剂成瘾
　　　c. 严重的疼痛通常有生理体征的表现?
　　　d. 女性的痛阈比男性低
　　　e. 超前镇痛比必要时镇痛（PRN）有效
　　　f. 疼痛是损伤后不可避免的后果且不能完全缓解
　　　g. 护士是评价患者疼痛的最佳人选
　　　h. 年轻女性倾向于夸大她们的疼痛
　　　i. "没有疼痛就没有收获"是正确的假设
　　　j. 有痴呆的患者不能评定自身疼痛的水平
　　　k. 老年男性对于疼痛很有忍耐性
　　　l. 呼吸抑制和成瘾不是使用麻醉镇痛剂的主要风险
　　　m. 使用超前镇痛来预防疼痛比治疗疼痛更加重要

（d）推理

问题　疼痛评分 5~8 说明
　　　a. 表示痛阈低,要重视
　　　b. 对于接受了大手术的患者很少见
　　　c. 表示严重的疼痛且管理不善
　　　d. 这对术后一天的患者来说是很典型的,不需要特别重视

（e）匹配

你可能对夜班护士对于 Simpson 太太的疼痛管理不满意。以你的临床经验和教育背景,你应该认识到护士在专业,伦理和法律方面都有有效管理患者疼痛的责任。

需要思考的……

澳大利亚护士和助产士理事会（ANMC）伦理法规（2008）第二条规定"护理的价值观应尊重并善待自己与他人"。这说明护士意识到他们照护疼痛的患者时常常会感觉脆弱、无力和恐惧。护士运用他们的知识和技能来预防和治疗疼痛,并且保证他们的患者能够知情、被教育和被支持。在疼痛管理中,护士是跨学科团队中的一员。他们的工作是以被照护者为中心而开展的。

（f）预测

问题　现在是时候考虑你所要采取或不采取的措施并根据患者的潜在转归判断措施的后果。急性疼痛管理不善的并发症包括下列哪些? 请选出下列项目中正确的十项

　　　a. 超凝血病　　　　　　　　　b. 伤口愈合延迟
　　　c. 肺炎　　　　　　　　　　　d. 出血倾向
　　　e. 免疫反应受损　　　　　　　f. 精神错乱
　　　g. 麻痹性肠梗阻　　　　　　　h. 肌力降低
　　　i. 促进伤口愈合　　　　　　　j. 自杀念头

k. 胃动力增加　　　　　　　l. 心功能受损

m. 持续性疼痛

4. 分析问题

分析
问题

问题　Simpson 太太目前面临诸多问题。从以下的选项中选出现阶段关键的四项

a. Simpson 太太有术后常规的疼痛

b. Simpson 太太正处于术后疼痛发作

c. Simpson 太太对阿片类药物的副作用有误解

d. Simpson 太太痛阈较低

e. Simpson 太太正经历术后并发症

f. Simpson 太太的疼痛并没有被适当地评估

g. Simpson 太太对于如何使用 PCA 没有最够的认识

> 为什么疼痛管理
> 策略是术前患者教育
> 所必需的内容?

5. 设立目标

设立
目标

问题 1　针对 Simpson 太太的疼痛,你的护理目标应该包括下列哪些? 选出所有适合的

a. 她的疼痛评分为 0(0~10 分)

b. 她汇报疼痛程度时评分为 4(0~10 分)

c. 她的疼痛水平可以让她在深呼吸和参与日常生活活动(ADLs)时不感到不适

d. 她汇报疼痛程度小于 6(0~10 分)

e. 她的疼痛水平可以让她在参与日常生活活动(ADLs)时不感受到太多不适

问题 2　你担心鼓励 Simpson 太太更高频率地使用 PCA 会使她再发生恶心呕吐。下列
选项中哪些可以既减轻 Simpson 太太的恶心呕吐又达到疼痛管理的目的? 选
出正确的三项

a. 预防性地使用止吐剂

b. 阿片类药物需要缓慢稳定地滴注

c. 不再使用吗啡 PCA

d. 止吐剂有需要时使用

e. 由于有协同作用,简单药物应予以使用从而减低对阿片类药物的需求

f. 因为有协同作用,所以需要使用简单药物

> 简单镇痛药包括
> 扑热息痛和 NSAIDs。
> 有时,辅助药物也会
> 被开入处方。

6. 采取行动

采取
行动

目前 Simpson 太太的疼痛管理还未达到理想水平。为了确定她的疼痛仅仅与手术部位
相关,你决定做一次全面的身体评估以及详细的疼痛评估。你发现 Simpson 太太的疼痛可
以由一系列其他问题造成(比如膀胱充盈,内出血)。

问题 1　使用疼痛评估的 PQRST 方法,使用 "P、Q、R、S 或者 T" 将下列问题分类

P= 诱因

Q= 性质

R= 放射

S= 严重性

T= 时间

a. 它是否开始于其他部位,现在局限在一个地方?

b. 深呼吸时是否疼痛？

c. 从 1~10 评分，疼痛的严重程度是多少分？

d. 它是锐痛、钝痛、酸痛、刺痛、烧灼痛还是压迫性痛？

e. 疼痛什么时候开始？持续多长时间？疼痛的起因是什么？

f. 什么可以缓解这一疼痛？

g. 有任何会加重疼痛的因素吗？

h. 疼痛部位在哪里？

i. 疼起来是什么感觉？要求患者描述疼痛

j. 疼痛会放射到别的部位还是只局限于一个部位？

k. 疼痛对日常生活活动、睡眠、注意力、人际关系和情绪有何影响？

l. 疼痛开始时患者在做什么？

问题 2   将下列护理措施按照你所要执行的顺序排列

a. 教患者如何使用 PCA

b. 帮助 Simpson 太太在病床上取舒适卧位

c. 获得使用简单药物的医嘱，比如静脉推注对乙酰氨基酚

d. 遵医嘱调节 PCA 的锁定期为 5 分钟

e. 查询 Simpson 太太的医嘱中是否有其他镇痛药物

f. 当 Simpson 太太能经口喝水时，执行医嘱奥施康定（Oxycontin）10mg 口服每日两次

g. 联系疼痛小组（如果有）或者医生

> 疼痛小组提供疼痛管理的多学科策略。它由接受过疼痛评估和疼痛管理的专业培训的医务人员组成。疼痛小组也承担员工培训、质量控制和审计的责任。

根据你的评估结果，你确定 Simpson 太太的疼痛极有可能与她的手术相关。因为没有禁忌证，你再次向 Simpson 太太重申常规使用 PCA 是非常安全的。疼痛小组开具了对乙酰氨基酚（Paracetamol）的医嘱，并且将 PCA 的锁定期改为 5 分钟。医嘱说明在 PCA 移除后使用奥施康定（Oxycontin）。

问题 3   你意识到多方式镇痛的效果是以下的哪一些？选出正确的三项

a. 对阿片类药物的需求增加 20%~30%

b. 降低因过多的麻醉剂导致的过度镇静和呼吸抑制的风险

c. 这是术后疼痛管理中不常用的方法

d. 通过降低对单一药物的依赖从而最大限度地降低潜在的副作用，同时增强疼痛缓解的效果

e. 增加并发症的风险，例如便秘、瘙痒和术后恶心呕吐

f. 对阿片类药物的需求减少 20%~30%

需要思考的……

多方式镇痛的概念涉及使用不同类别的镇痛药物以及在不同部位给药以提供较好的疼痛缓解效果并且降低副作用。这种疼痛管理的方法从周围神经到中枢神经的多个节点中断疼痛的传导。多模式镇痛经常采用联合使用 COX-2 特异性抑制剂、局部麻醉剂、阿片类药物、非甾体类抗炎药（NSAIDs）和对乙酰氨基酚（Paracetamol）。尽管老年术后患者可能对对乙酰氨基酚（Paracetamol）的耐受性更好，NSAIDs 和扑热息痛都可以减少阿片类药物的每天总需要量（Macintyre et al 2010）。

7. 评价

问题   当你已遵医嘱给予 Simpson 太太静脉推注对乙酰氨基酚（Paracetamol）并且将

PCA 的锁定期调整为 5 分钟,你需要对 Simpson 太太的疼痛再次评估以确认镇痛剂的效果。下列哪些描述是正确的?

a. Simpson 太太所汇报的疼痛程度和对干预措施的反应是评价治疗效果的最佳指标

b. Simpson 太太的行为和生理状态是评价镇痛剂效果的最佳指标

c. Simpson 太太应该直到她的疼痛评分为 4 之后再使用 PCA

d. Simpson 太太的疼痛应该在 30~60 分钟之后再次评估

e. 运用 0~10 的数字评分评估疼痛是评价镇痛剂效果的首选方法

f. 预计并管理疼痛管理相关的并发症(比如便秘、恶心和呕吐)十分重要的

g. 让 Simpson 太太使用 PCA 预防疼痛而不是直到疼痛严重之后再使用 PCA 这一点很重要

h. Simpson 太太的疼痛需要在 4 小时之后再次评估

8. 反思

反思

在临床推理环的最后一步,反思你学到了什么相当重要。尤其是考虑你所学到的将如何影响将来的实践。

回顾你在场景中学习到的内容,并对以下几个问题进行思考。

问题 1 从这个急性疼痛管理的场景中你所学到的最重要的三点是什么?

问题 2 患者教育在哪些方面对有效的疼痛管理是十分重要的?

问题 3 为什么同期的基于循证的疼痛管理方法对有效的疼痛管理是必需的?

问题 4 为什么在法律和伦理层面都是当务之急?

问题 5 这一场景是否改变或促进了你对于疼痛管理的态度? 如果是,请具体描述。

问题 6 在学完这一场景之后,你在临床实践时会采取什么样的措施?

 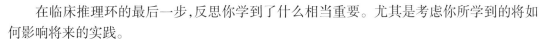

场景 10.2 **护理有持续性疼痛的患者**

场景转换

场景 10.1 发生在骨科病房,所关注的是有效地管理 Simpson 太太的急性疼痛。当 Simpson 太太的疼痛得到了有效的管理,她的术后康复进展迅速且无并发症发生。术后 7 天,Simpson 太太转入康复科。在两周的康复中,Simpson 太太接受了物理治疗和水疗。她渐渐可以走动并且更加独立。职业治疗师评估了 Simpson 太太的家以确保她返家后的安全。浴室里安装了扶手和沐浴椅。还安装了扶手帮助她穿过楼梯到达后门。

现在 Simpson 太太回家已经四个月了。她的家人注意到她不对劲;她常常流泪并且告诉她的家人害怕再次摔倒尤其是当 Alan(她的儿子)上班的时候。Simpson 太太告诉她的儿子尽管她的髋部渐渐康复,但是腰部持续的疼痛让她非常痛苦。由于 Alan 开始关注她母亲的疼痛以及这对她生活质量的影响,他电话联系全科医生。全科医生告诉 Alan 他母亲有很严重的骨质疏松。骨质疏松是在老年人中很常见的让人很痛苦的疾病。然而医生认为 Simpson 太太不像别的老年人那样坚韧,痛阈很低。医生认为 Simpson 太太目前的镇痛剂的量是足够的。他给 Alan 的意见是由于 Simpson 太太平日没有什么事情,花费了大量的时间来关注自己的疼痛。Alan 接受了医生的建议但是还是希望有人到家中来看看自己的母亲。

> 这是一个基本归因错误的例子。这是指评判和责备患者疾病的倾向,而不是检查可能导致这一情况的相关因素(Groskerry 2003)。

全科医生虽然很不情愿但是还是说他会安排一个社区护士来家访。

骨关节炎

骨关节炎是关节炎的最主要的构成之一。这是一种退化状态,主要是由软骨的长期磨损导致。软骨垫在骨末端形成关节的部位。当软骨退化,关节的正常功能被破坏导致疼痛。这一疾病主要累及手、脊柱以及承重的关节比如髋关节、膝关节和踝关节。在澳大利亚,超过 160 万人患有骨关节炎。骨关节炎是导致残疾心理困扰以及生活质量低的主要原因。骨关节炎最常发生在 45~90 岁之间。女性比男性更易患病。(Australian Institute of Health and Welfare 2010a,p.186-90)。2010 年,澳大利亚骨关节炎的医疗健康支出超过 12 亿澳元 (Australian Institute of Health and Welfare 2010b)。

观看相关视频以了解发展中国家的疼痛管理。

持续性(慢性)疼痛

五分之一的澳大利亚人有持续性疼痛,且 65 岁以上的人有 1/3 每天都有疼痛 (National Pain Strategy 2010;Barkin,Barkin & Barkin 2005)。老年人中正接受家庭照护且每天都有疼痛的人高达 76%(Ross & Crook1998)。澳大利亚治疗持续性疼痛的年花费是 343 亿澳元。几乎 320 万需要治疗持续性疼痛的人的人均花费为 11 000 澳元。由于许多澳大利亚人需要担负花费的一半,个人和家庭的花费也是很大的(MBF Foundation 2007)。

1. 考虑患者状况

考虑患者状况

你是一个社区护士。你被安排去 Simpson 太太家家访,和她讨论一下她的疼痛和可能的管理方法。当你到达时,Simpson 太太给你泡了一杯茶。你接受了她的茶,并且认为泡茶是一个很好的机会让你开始评估 Simpson 太太日常活动能力。

社区护士询问情况

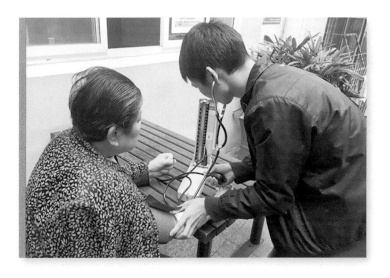

2. 收集线索 / 信息

收集线索/信息

(a) 阅读当前资料

你和 Simpson 太太坐在一起喝茶,同时她开始向你讲述她的经历。

Simpson 太太的母亲 75 岁时由于摔倒造成股骨骨折去世。当 Simpson 太太接近这一年龄时,这件事总是在她脑中回荡。当 Simpson 太太刚出院的时候,她每周会接受三到四次水疗。但水疗非常贵而且交通不便,上下社区交通车让 Simpson 太太很困难很痛苦。Simpson 太太的孙子们过去常常在下班回家前来这里,但是最近她只能告诉他们不要来打扰,她很好但是下午有人来访真的让她很累。Simpson 太太一天中绝大部分时间都坐着,并且在腰间放了一个热水瓶。她睡眠不好。疼痛让她觉得生活很艰难。她想知道她还能承受多少。

Simpson 太太的医生给她开了夜间服用的止痛药,他还建议 Simpson 太太在白天实在有需要时服用对乙酰氨基酚。

你观察到 Simpson 太太面色苍白憔悴。她在椅子上移动时有痛苦的表情。她回答你的问题时很小声并且少有表情。

(b) 收集新信息

你决定评估 Simpson 太太的疼痛。

问题1　在现在的情景下,请选出四种最准确的评估方法

  a. 让 Simpson 太太描述疼痛并指出疼痛部位

  b. 观察 Simpson 太太的行为和面部表情

  c. 询问 Simpson 太太导致疼痛加剧的因素以及缓解疼痛的因素

  d. 使用数字评分法让 Simpson 太太给她的疼痛评分

  e. 使用详细的疼痛评估工具比如简明疼痛评估量表(见附录)

  f. 测量 Simpson 太太的血压和脉搏

  g. 回顾物理治疗师和职业治疗师对 Simpson 太太功能能力的报告

> 评估持续性疼痛时,测量疼痛程度的量表的作用不如策略疼痛对个体生活的影响程度的作用。

问题2　持续性疼痛通常会导致下列哪五项结果?

  a. 移动时表情痛苦　　　　　　b. 疲惫

  c. 笑　　　　　　　　　　　　d. 无法睡眠

  e. 精神萎靡　　　　　　　　　f. 坐立不安

  g. 抑郁　　　　　　　　　　　h. 微笑

  i. 哭泣　　　　　　　　　　　j. 易激惹

  k. 疼痛评分 7~8(总分 10 分)　　l. 易怒和 / 或意识不清

(c) 知识回顾

小 测 试!

为了保证你对持续性疼痛相关的核心概念有很好地理解,用下列的问题测试一下。

问题1　持续性疼痛是指持续时间超过多久的疼痛?

  a. 12 个月　　　b. 2 年　　　　c. 1 个月　　　　d. 3 个月

问题2　判断正误

  a. 持续性疼痛总是有明确的原因

  b. 持续性疼痛常常在无明确组织损伤的时候出现

  c. 持续性疼痛好发于男性

  d. 持续性疼痛会导致男性无法正常工作的天数较多

  e. 有持续性疼痛的女性相比没有持续性疼痛的女性,卷入诉讼的概率是后者的两倍

  f. 持续性疼痛少见于年轻人

  g. 持续性疼痛较少见于老年人,因为老年人忍耐度高

  h. 大部分有持续性疼痛的人仍然继续全职工作

> 澳大利亚人有持续性疼痛的数量大于有高血压、哮喘和高血脂等其他慢性疾病的人(Australian Institute of Health and Welfare 2006)。

问题3　有持续性疼痛的人中
  a. 33% 不能明确疼痛的原因
  b. 大部分可以回忆出导致疼痛的事件
  c. 10% 不能明确疼痛的原因
  d. 所有人都可以回忆出导致疼痛的事件

问题4　从下列选项中选出导致持续性疼痛的 7 个主要原因
  a. 腰痛   b. 神经性的问题
  c. 头疼和偏头痛   d. 关节炎
  e. 精神心理疾病   f. 癌症
  g. 胃肠道问题   h. 术后疼痛
  i. 损伤   j. 工作相关的意外事故
  k. 皮肤问题

问题5　医用阿片类药物有：
  a. 可待因（Codeine）
  b. 对乙酰氨基酚（Paracetamol）
  c. 氢化吗啡酮（Hydromorphone）
  d. 酮洛芬（Ketoprofen）
  e. 羟考酮（Oxycodone）
  f. 曲马多（Tramadol）
  g. 吗啡（Morphine）
  h. 盐酸右旋丙氧芬 / 扑热息痛复方制剂（Digesic）
  i. 丁丙诺啡（Buprenorphine）
  j. 芬太尼（Fentanyl）
  k. 布洛芬（Ibuprofen）

问题6　运动
  a. 对有疼痛的人有害
  b. 如果有持续性疼痛应该避免
  c. 只有当减肥是必要的时候才进行
  d. 应该鼓励但应该在个体能承受的范围之内

问题7　填空

	急性疼痛	持续性疼痛
诊断	通常很明确	
持续时间		
疼痛性质	锐痛、刺痛	

整理信息

3. 整理信息

（a）阐述

  临床推理环的下一步是要通过仔细地分析同时运用你关于持续性疼痛的知识来分析你收集的数据（线索）。

  回顾 Simpson 太太的简明疼痛评估量表（附录）。检查这一评估是否详细记录了 Simpson

太太的情况。

注:简明疼痛评估量表是为了评估癌症患者的疼痛而设计,但是现在广泛地运用于包含骨关节炎在内的各种持续性疼痛的评估(Williams,Smith & Fehnel 2006)。

简明疼痛评估是一个自评量表。它关注患者的疼痛程度(将最严重、最轻微和目前的疼痛进行平均)和疼痛对患者生活的影响程度(评估疼痛对行走、情绪、睡眠、注意力集中的能力和人际关系的影响)。

十分重要的是要记得疼痛评估工具不能总是捕捉到疼痛的波动,比如骨关节炎的疼痛。应同时进行完整的疼痛史的收集。

问题 1　参考 Simpson 太太的简明疼痛评估量表(附录),判断正误

    a. Simpson 太太的疼痛程度评分是 3

    b. Simpson 太太的疼痛干扰得分是 6

    c. Simpson 太太的镇痛剂对她疼痛水平的影响很小

    d. Simpson 太太的疼痛程度范围是 2~9

问题 2　在简明疼痛评估量表的疼痛图示上 Simpson 太太标注了她疼痛的部位,你将如何汇报她的疼痛?

    a. 固定的　　　　　　　　　　b. 放射的

    c. 牵涉的

(b) 筛选和 (c) 关联

问题　参考 Simpson 太太的简明疼痛评估结果,总的来说 Simpson 太太的疼痛主要影响了她的

    a. 行走　　　　　　　　　　　b. 家务

    c. 人际关系　　　　　　　　　d. 生活的乐趣

    e. 睡眠　　　　　　　　　　　f. 情绪

    g. 一般活动

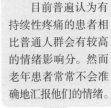

目前普遍认为有持续性疼痛的患者相比普通人群会有较高的情绪影响分。然而老年患者常常不会准确地汇报他们的情绪。

(d) 推理

问题　参考 Simpson 太太的简明疼痛评估结果,你认为 Simpson 太太的疼痛对她的生活质量的影响是

    a. 疼痛对 Simpson 太太的生活质量影响轻微

    b. 疼痛对 Simpson 太太的生活质量影响中等

    c. 疼痛对 Simpson 太太的生活质量影响严重

(e) 匹配

你是否有过持续性疼痛? 你是否认识有持续性疼痛的人? 思考疼痛对生理和心理社会的影响以及疼痛对你或者别人的生活质量的影响。

(f) 预测

现在设想一下如果她的疼痛被缓解、忽视或者管理不善,Simpson 太太的可能的转归有哪些。

需要思考的……

    持续性疼痛很难忍受且老年人会有更多的疼痛管理不善的并发症。不幸的是,医疗专业人员过多地认为老年人的疼痛是由于老化导致的不可逆转的结果,他们未能考虑到疼痛对人的生理和情绪健康的影响。

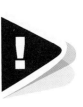

> 应该更多关注社会经济水平低的群体比如居住在偏远地区的人,老年人和非英语背景的人,这些群体更容易患有持续性疼痛。

问题　从下列选项中选出 7 项与管理不善的持续性疼痛相关的内容

a. 社会隔离　　　　　　　　b. 抑郁

c. 肺炎　　　　　　　　　　d. 体重增加

e. 体重降低　　　　　　　　f. 痴呆

g. 膀胱功能失调　　　　　　h. 肌力减少

i. 对光的敏感度增加　　　　j. 自杀想法

k. 神经系统传递增加　　　　l. 心功能受损

m. 生理健康增加

4. 分析问题

问题　通过你已经收集和分析的信息,明确 Simpson 太太现阶段最主要的三个问题

5. 设立目标

　　尽管可能没有明确的持续性疼痛的原因,仍然有很多方法可以帮助 Simpson 太太管理疼痛并改善她的生活质量。持续性疼痛管理的基本目标是降低由于疼痛导致的失能;获得或保持健康、行动和功能;对于 Simpson 太太来说能继续正常的日常活动。

　　针对 Simpson 太太的疼痛,管理目标应该是 SMART:

S- 有针对性(specific)

M- 能测量(measureable)

A- 能达到(achievable)

R- 能实现(realistic)

T- 有时限(timely)

　　让 Simpson 太太从明确三个目标开始:一个短期目标(2 周内达到),一个中期目标(2 个月内达到),一个长期目标(6 个月内达到)。目标需要有针对性且能实现,并且最重要的是这些目标是 Simpson 太太的目标,是她自己想到达到的。目标之间有联系是最理想的,这样长期目标在短期目标达成的基础上更加可实现。这些目标可能最初不是以疼痛为中心的;比如,Simpson 太太对于她的家谱很感兴趣,但是她因为疼痛导致坐和集中注意力都很困难,难以记录她的家族谱。因此,照护计划应该采取一些策略以帮助 Simpson 太太达到这一目标。

> 有意义的目标对执行者来说更容易促使他们向着目标努力并最终达成目标。

　　有持续性疼痛的患者需要有结构化的方式和考虑到上述内容的疼痛管理计划。Simpson 太太的计划最理想地是在你的帮助下她自行制订;这样的方法对她个人来说更加有意义。这个计划应该明确 Simpson 太太为了达到目标将要采取的措施以及医疗专业人员为了帮助 Simpson 太太达到目标将采取的措施。

　　问题　下列的计划举例展示了 Simpson 太太可能的目标。通过增加更多的 Simpson 太太的短期、中期、长期目标来完成这一表格(注:"措施"一栏在后面的场景会完成。)

疼痛管理计划			
目标	预期时间	Simpson 太太的措施	医务人员的措施
短期	2 周		
1. 坐的时间增加到 5 分钟,无疼痛			
2. 晾晒衣物,无疼痛			
3.			
中期	1 个月		
1. 坐的时间增加到 20 分钟,无疼痛			
2. 参加老年太极俱乐部,每周一次			
3.			
长期	6 个月		
1. 坐的时间增加到 40 分钟,无疼痛			
2. 参加图书馆的老年班			
3.			

6. 采取行动

持续性(慢性)疼痛管理方法

疼痛是个普遍的现象,会出现于任何年龄段。我们对于疼痛机制包括对机体的影响和预防、管理在过去 30 年得到极大地发展。目前我们认为无论什么类型的疼痛都是在大脑中产生的。持续时间短于 3 个月的急性疼痛普遍被认为与急性组织损害和受伤相关。3 个月后,组织损伤一般已经痊愈。因此持续时间超过这一时间段的疼痛与组织结构破坏关系较少,更多的是与神经系统的敏感度相关。因此持续性疼痛或慢性疼痛更加复杂,相对于急性疼痛需要不同的管理方法。

最好的解决持续性疼痛的方法是采取广泛的方式,回顾所有的会影响神经系统以及可能导致人疼痛的因素。针对持续性疼痛,被动的治疗效果不及主动的方式。

医疗管理

药物对急性疼痛的管理很有效但是针对持续性疼痛效果有限。药物使患者可以活动和保持功能,在最初的时候是有效的并且需要逐渐减量和停止。其他的医疗干预,诸如手术,可能对持续性疼痛的治疗没有用处。外科医生将会考虑潜在的生物学问题和用更广泛的方法来处理持续性疼痛。

思维与情绪

持续的疼痛会导致压力、焦虑和抑郁。十分重要的是要意识到这些情绪将会反过来影响到患者的疼痛,在某些环境下还会让疼痛恶化。疼痛和这些思维与情绪都是由大脑产生,因此关注降低压力和管理焦虑与抑郁的方法可以放松神经系统,减轻疼痛。

饮食和生活方式

生活方式可以对神经系统产生正向或负向的影响。饮食和生活方式可能影响神经系统,影响疼痛。吸烟、饮酒、高脂食物和低水平的运动导致身体健康欠佳并且影响神经系统。

个人的经历

一个人的持续性疼痛往往有更深层次的含义,在患者允许的情况下去探索这个会很有意义。通过关注疼痛开始时他们生活中发生的事件,比如他们的人际关系,他们的生活环境和他们的心理健康,患者可能会明确持续性疼痛的潜在的含义。这可以包含在治疗方法中。很重要的是要记得患者是被邀请来回顾他们的个人经历而不是强迫他们去做。

活动

许多有疼痛的人的运动是减少或降低的,功能会丢失。运动是一种生理、精神和心理的疗法。对于有持续性疼痛的患者在保证其舒适的范围内在明智的步伐下进行运动十分重要。这样程度的运动会让患者远离恐惧,让大脑不会用疼痛来阻止他们的运动。经过一段时间的运动,有持续性疼痛的患者会逐渐改善功能和健康,使他们的机体达到更多的目标。

跨学科合作

持续性疼痛管理是一个复杂的过程,常常包括不同层次的方法。它涉及许多健康相关的专业。大部分疼痛中心拥有疼痛专家、心理学家、护士和物理治疗师,同时有的地方还有营养师、职业治疗师、社工和替代及补充疗法职业者。这些健康专业人士一起评估患者的需求并且帮助他们制订一个可实现的管理计划。同时考虑药物和非药物的方法也是十分重要的。

持续性疼痛的药物管理

目前 Simpson 太太在夜间服用处方止痛药,在日间需要时可以服用扑热息痛。在咨询过 Simpson 太太的全科医生和疼痛中心之后,修改为扑热息痛每 6 小时服用,羟考酮小剂量服用应对突发的疼痛。使用这些药物的目的是让 Simpson 太太能进行日常活动并且促进她的活动能力。

疼痛专家建议羟考酮需要尝试性地使用两周以确定其效果和副作用。Simpson 太太被要求写一个疼痛日志,这可以使社区护士、疼痛中心和 Simpson 太太的全科医生可以追踪 Simpson 太太的进展以及开具的镇痛药物的效果。

疼痛中心同时建议 Simpson 太太服用葡萄糖胺,因为有研究表明它可以终止骨关节炎的进展,降低疼痛和促进功能(Towheed et al. 2005)。然而,疼痛中心也说明这需要时间来产生效果并且需要每日服用持续至少两周。

Simpson 太太也被建议服用不饱和脂肪酸 omega-3,因为它含有抗炎成分并且可以改善心情和整体健康(Goldberg & Katz 2007)。同样的,这需要每天服用,持续至少两周的时间才会产生可以感受到的效果。omega-3 的最佳来源是食用含有大量油的鱼类,比如三文鱼,当然也可以使用膳食补充剂。

持续性疼痛的非药物管理

在康复科住院期间,物理治疗师检查了 Simpson 太太得出的结果是她的姿势不良且腹部力量弱;Simpson 太太能耐受的坐的时间短于 3 分钟,能耐受的行走距离少于 10m。

你将 Simpson 太太转诊给疼痛中心的物理治疗师。物理治疗师教 Simpson 太太针对下肢、腹部和背部进行伸展和强化运动。Simpson 太太获得了一个每天的运动计划,每周她的进展都会被评估。物理治疗师建议 Simpson 太太考虑太极课,因为太极可以促进力量和柔韧性并且可以让老年人保持社会联系。太极被证明对人的肌肉力量有正性作用并且能促进平衡力,这对 Simpson 太太来说是很重要的(Logghe et al. 2010)。促进她的平衡力也可以减少她对摔倒的恐惧。你花时间陪伴着 Simpson 太太并且帮助她报了一个离家较近的老年太极班;然后你为她规划社区交通。

Simpson 太太也被转诊给了疼痛中心的心理学家,这样 Simpson 太太可以有机会围绕着她的疼痛探寻相关的原因。必须要强调的是 Simpson 太太的疼痛不是她想象出来的,是真实存在的并且带给她压力。这个压力会反过来加重她的疼痛。给 Simpson 太太提供机会让她学习管理压力、焦虑和低落情绪的技巧会对她的疼痛管理有益处。

    问题 现在回到疼痛管理计划并且完成"措施"栏目的内容(Simpson 太太的措施和医务人员的措施)。

7. 评价

评价疼痛管理的效果需要 6 周。计划需要定期评价并且需要修订。记住,这个计划是和 Simpson 太太一起合作制订的,计划的效果也取决于 Simpson 太太自己。

做一个疼痛日志可以让 Simpson 太太控制自己的疼痛管理计划并且让医务人员可以查阅到所采取的策略的效果。

评价药物效果包括评估效果和副作用,以及对整体健康的影响。社区护士的角色是要回顾疼痛日志,开始使用、减少剂量和当 Simpson 太太的疼痛评分低于 4 分时停止使用阿片类药物。简明疼痛评估量表应该用于评价疼痛程度的变化和疼痛的影响。寻求疼痛中心其他成员的反馈对评价疼痛管理计划也是十分重要的。

现在距你第一次对 Simpson 太太家访已经四周。回顾 Simpson 太太的疼痛日志并且评价疼痛管理计划及相关策略的效果。

Grace Simpson

五天药物和疼痛日志

    请连续五天填写这份日志。包括疼痛评分,使用的急救措施,处方和非处方药物以及服用的其他物质(例如:酒精和咖啡因类饮品)。记录下副作用。

    按照从 0 到 10 的分数为你的疼痛评分

        0   1   2   3   4   5   6   7   8   9   10

    无疼痛   可以想象到的最严重的疼痛

日期	时间	疼痛评分	物质 / 措施	注 / 观察
13/9	10 点	6	羟考酮	我到 13 点觉得舒服些了
13/9	15 点	5	对乙酰氨基酚	到 16:30,疼痛评分为 3
13/9	21 点	6	羟考酮	难以入睡 23:30 还是醒着
14/9	7 点	6	羟考酮	非常疼痛、僵硬
14/9	10 点	5	伸展运动	僵硬缓解一些依然疼痛
	13 点	3		
	17 点	6	对乙酰氨基酚	忘记服药
	20 点	7	羟考酮	今天很累,很痛
15/9	7 点	5	对乙酰氨基酚	
	10 点	5	伸展运动	僵硬缓解但还是有些疼痛
	12 点	4	对乙酰氨基酚	到 14 点时疼痛评分为 3
	18 点	6	对乙酰氨基酚和羟考酮	整个下午都坐在椅子上,现在更疼
	20 点	3		感觉好些了
	21 点	2	对乙酰氨基酚和羟考酮	

问题 1　Simpson 太太的疼痛日志表明

　　　a. Simpson 太太未按照医嘱服药

　　　b. Simpson 太太的运动增加了

　　　c. Simpson 太太在 9 月 13 日和 14 日完成了伸展运动

　　　d. Simpson 太太已经达到了所有的短期目标

问题 2　Simpson 太太的疼痛日志表明：

　　　a. 对乙酰氨基酚无效

　　　b. 咖啡因增加了疼痛

　　　c. 羟考酮对疼痛评分起负向作用

　　　d. 伸展运动降低了疼痛评分

8. 反思

在临床推理环的最后一步，十分重要的是思考你学到了什么，你所学到的将如何影响你将来的实践。

回顾你在场景中学习到的内容，思考以下几个问题。

问题 1　从这个持续性疼痛管理的场景中你所学到的最重要的三点是什么？

问题 2　治疗性沟通和以人为中心的照护在哪些方面对有效的持续性疼痛管理是十分重要的？

问题 3　跨专业沟通和团队合作如何在持续性疼痛的有效评估中起到十分重要的作用？

问题 4　在学完这一场景之后，你在临床实践时会采取什么样的措施？

（罗丹　译　张军　校）

拓展阅读

Davis, M.P. & Srivastava, M. (2003). Demographics, assessment and management of pain in the elderly. *Drugs and Aging* 20(1), 23–57.

International Association for the Study of Pain, <www.iasp-pain.org>.

McCaffery, M., Rolling Ferrell, B. & Paseo, C. (2000). Nurses' personal opinions about patients' pain and their effect on recorded assessments and titration of opioid doses. *Pain Management Nursing* 1(3), 79–87.

The Australian Pain Society, <www.apsoc.org.au>.

参考文献

Apfelbaum, J., Chen, C., Mehta, S. & Gan, T. (2003). Postoperative pain experience: Results from a national survey suggest pain continues to be undermanaged. *Anaesthesia & Analgesia* 97(2), 534–40.

Australian Institute of Health & Welfare (AIHW) (2011). Injury Prevention and Control. Accessed September 2011 at <www.aihw.gov.au/injury-prevention-and-control-health-priority-area/>.

Australian Institute of Health and Welfare (AIHW) (2010a). *Australia's Health 2010: In Brief.* cat. no. AUS 126. Canberra: AIHW. Accessed September 2011 at <www.aihw.gov.au/publication-detail/?id=6442468375>.

Australian Institute of Health and Welfare (AIHW) (2010b). *A Snapshot of Arthritis in Australia 2010.* Arthritis series no. 13. Cat. no. PHE 126. Canberra: AIHW. Accessed September 2011 at <www.aihw.gov.au/publication-detail/?id=6442468397&lib ID=6442468395>.

Australian Institute of Health and Welfare (AIHW) (2006). *Australia's Health 2006.* AIHW cat. no. AUS 73. Canberra: AIHW. Accessed September 2011 at <www.google.com.au/search?q=Australian+Institute+of+Health+and+Welfare+(2006) .+Australia%E2%80%99s+Health+2006.+AIHW+cat.+No.+AUS+73.+Canberra%3A+AIHW.&rls=com.microsoft:en-au&ie=UTF-8&oe=UTF-8&startIndex=&startPage=1&rlz=1I7ADRA_enAU425&redir_esc=&ei=hhyAToWjJaytiQfTpOD DDg>.

Australian Nursing and Midwifery Council (ANMC) (2008). *Code of Ethics.* Accessed September 2011 at <www.anmc.org.au/userfiles/file/research_and_policy/codes_project/New%20Code%20of%20Ethics%20for%20 Nurses%20August%202008.pdf>.

Barkin, R., Barkin, S. & Barkin, D. (2005). Perception, assessment, treatment and management of pain in the elderly. *Clinics in Geriatric Medicine* 21, 465–90.

Croskerry, P. (2003). The importance of cognitive errors in diagnosis and strategies to minimize them. *Academic Medicine* 78(8), 1–6.

Eccleston, C. (2001). Role of psychology in pain management. *British Journal of Anaesthesiology* 87(1), 144–52.

Goldberg R.J. & Katz J. (2007). A meta-analysis of the analgesic effects of omega 3 polyunsaturated fatty acid supplementation for inflammatory joint pain. *Pain* 129(1–2), 210–23.

Logghe, I., Verhagen, A., Rademaker, A., Bierma-Zeinstra, S., van Rossum, E., Faber, M. & Koes, B. (2010). The effects of Tai Chi on fall prevention, fear of falling and balance in older people: A meta-analysis. *Preventative Medicine* 51(3–4), 222–27.

Macintyre, P., Schug, S., Scott, D., Visser, E. & Walker, S. (2010). APM:SE Working Group of the Australian and New Zealand College of Anaesthetists and Faculty of Pain Medicine. *Acute Pain Management: Scientific Evidence* (3rd edn). Melbourne: ANZCA & FPM. Accessed September 2011 at <www.anzca.edu.au/resources/college-publications/Acute%20Pain%20 Management/books-and-publications/Acute%20pain%20management%20-%20scientific%20evidence%20-%20third%20 edition.pdf>.

MBF Foundation (2007). *The High Price of Pain: The Economic Impact of Persistent Pain in Australia.* Accessed September 2011 at <www.mbf.com.au/MBF/About%20MBF/Forms/MBF_Foundation_the_price_of_pain.pdf>.

McCaffery, M., Rolling Ferrell, B. & Paseo, C. (2000). Nurses' personal opinions about patients' pain and their effect on recorded assessments and titration of opioid doses. *Pain Management Nursing* 1(3), 79–87.

Moss, E., Taverner, T., Norton, P., Lesser, P. & Cole, P. (2005). A survey of postoperative pain management in fourteen hospitals in the UK. *Acute Pain* 7, 13–20.

National Pain Strategy (2010). Australian and New Zealand College of Anaesthetists. Accessed September 2011 at <www.painaustralia.org.au/images/painaustralia/National_Pain_Strategy_2011.pdf>.

Popping, D., Zahn, P., Van Aken, H. Dasch, B., Boche, R. & Pogatzki-Zahn, E. (2008). Effectiveness and safety of postoperative pain management: A survey of 18,925 consecutive patients between 1998 and 2006 (2nd revision): A database analysis of prospectively raised data. *British Journal of Anaesthesia* 101(6), 832–40.

Ross, M.M. & Crook, J. (1998). Elderly recipients of home nursing services: Pain, disability and functional competence. *Journal of Advanced Nursing* 27(6), 1117–26.

Towheed, T., Maxwell, L., Anastassiades, T., Shea, B., Houpt, J., Welch, V., Hochberg, M. & Wells, G. (2005). *Glucosamine Therapy for Treating Osteoarthritis*. Cochrane Database of Systematic Reviews 2005, Issue 2. Art. No. CD002946. Accessed September 2011 at <www.thecochranelibrary.org>.

Visser, E. (2006). Chronic post surgical pain: Epidemiology and clinical implications for acute pain management. *Acute Pain* 8(2), 73–81.

Williams, V., Smith M. & Fehnel, S. (2006). The validity and utility of the BPI interference measures for evaluating the impact of osteoarthritic pain. *Journal of Pain Symptom Management* 31, 48–57.

Wong, M., Yee, K. & Turner, P. (2008). *A Structured Evidence-based Literature Review Regarding Effectiveness of Improvement Interventions in Clinical Handover*. Hobart: eHealth Services Research Group, University of Tasmania. Accessed September 2011 at <www.thoracic.org.au/documents/papers/clinicalhandoverliteraturereview.pdf>.

第十一章

儿童1型糖尿病患者的护理

Loretto Quinney, Kerry Reid-searl, Lea Vieth, Bree Walker

学 习 目 标

完成本章学习后,读者能够:

- 解释理解糖尿病对提供有效照护的重要性(回顾和应用)
- 概述低血糖症和糖尿病酮症酸中毒的临床表现,以指导搜集和解读适当的线索(收集、回顾、阐释、筛选、关联和推理)
- 识别儿童1型糖尿病的危险因素(匹配和预测)
- 回顾临床信息,识别发生低血糖症和糖尿病酮症酸中毒的1型糖尿病儿童的主要问题
- 在低血糖症和糖尿病酮症酸中毒时,识别能决定护士护理措施效果的临床指征(评价)
- 将你所学到的知识应用于新的情景(反思和转化)

导　言

本章将关注 1 型糖尿病患儿的护理。你将全程跟随一个 9 岁女孩 Haley Milangu 从初诊到出院,以及由于严重威胁生命的代谢并发症而重新入院的整个过程。儿童不是简单的"小大人";他们有自己独特的需求和对护理个性化的反应。因此,对于急症患儿的护理需要谨小慎微、兢兢业业,以及良好的临床推理能力,从而鉴别和处理临床恶化情况。

当对患儿进行护理时,护士需要考虑到影响家庭的社会因素以及相关的心理因素,即采用以家庭为中心的照护模式。这种模式可以让健康护理团队与患儿、家庭一起进行合作。以家庭为中心的照护模式认为每个家庭都是不一样的,家庭成员是最了解孩子的专家并将陪伴一生。

本章还强调了人文安全的重要性,阐明了对于一些原住民的错误概念。人文安全是高质量护理的重要组成因素。人文安全行为意味着基于社会正义作出决定、接受人类多样化的原则。

主要概念

低血糖症,高血糖症,糖尿病酮症酸中毒,文化敏感,以家庭为中心的照护模式

推荐阅读

P. LeMone, K. Burke, T. Dwyer, T. Levett-Jones, L. Moxam, K. Reid-Searl, K. Berry, M. Hales, Y. Luxford, N. Knox, D. Raymond (eds) (2011). *Medical–Surgical Nursing: Critical Thinking in Client Care* (Australian edn). Frenchs Forest, NSW: Pearson. Chapter 20: Nursing care of clients with diabetes mellitus

J. Wolfsdorf, N. Glaser & M. Sperling (2006). Diabetic ketoacidosis in infants, children, and adolescents: A consensus statement from the American Diabetes Association. *Diabetes Care* 29(5), 1150–59.

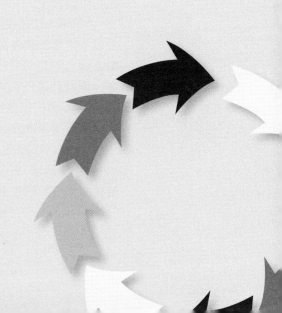

场景 11.1   护理被诊断为 1 型糖尿病的儿童

场景设置

Haley Milangu,女,9 岁,与其父母 Jenny 和 Bob、两个兄弟 Jim 和 Charlie、祖母 Doris 一起生活在昆士兰中部离 Mapunda 60 公里远的牧场。Mapunda 是一个偏远的社区,离地区医院有 5 个小时的车程。一名注册护士和偏远地区护士为社区健康中心提供服务,此外还有一名全科医生每两周来进行巡诊。

过去一个月来,Jenny 注意到 Haley 日益严重的身体不适。Haley 出现不断的口渴和经常饥饿。她小便频繁,每晚去 2~3 次厕所。近期,Haley 出现过腹部疼痛。Haley 在学校有一些好朋友,每周她习惯于和她的团队进行足球运动。然而最近,她对于足球和其他一些运动失去了兴趣,似乎大部分时间都感觉非常疲惫。

随着 Haley 的情况日益严重,Jenny 将她送到社区健康中心就诊。执业护士从 Jenny 那得知了 Haley 的病史,随后对她进行了血糖和尿液测试。Haley 外周血中血糖水平是 20mmol/L,同时尿中含有大量葡萄糖和痕量酮体。执业护士联系了地区医院的儿科医生,安排空中转运让 Haley 进入医院治疗。Haley 的母亲陪伴她一起入院。

1 型糖尿病的流行病学

糖尿病是世界上增长速度最快的慢性疾病,目前影响人数为 2.46 亿。在这其中,10%~15% 的患者为 1 型糖尿病,其他为 2 型糖尿病。尽管 1 型糖尿病可以发生在任何年龄段,但在儿童和青年人群中更为普遍。澳大利亚是 1 型糖尿病发病率前十的国家之一。每年有大约 1 000 名 14 岁及以下的患儿被诊断为 1 型糖尿病(Australian Institute of Health and Welfare 2009)。过去,2 型糖尿病很少见于儿童,但由于一些与肥胖和缺乏运动相关的生活方式疾病的增加,目前 2 型糖尿病的发病率在这个年龄段显著增长。2 型糖尿病发病率在 25 岁以上人口显著增加(Austrilian Bureau of Statistic 2011)。尽管对糖尿病的认识不断深入,但两种类型的糖尿病发病率不断增长。

> 查阅澳大利亚糖尿病主页获取澳大利亚糖尿病的相关信息。

1 型糖尿病的病因和发病机制

迄今为止,还没有找到可以进行治疗的 1 型糖尿病的危险因素,普遍认为环境和遗传因素对疾病的发生发展有协同作用(Diabetes Australia,2011a)。目前尚没有任何药物或手段来阻止疾病发生。

1 型糖尿病是逐步破坏胰腺中产生胰岛素的 β 细胞的自身免疫系统疾病。其结果将导致逐步进展的胰岛素缺乏,由于胰岛素可协助葡萄糖由血液转运到组织细胞作为能量利用。缺乏胰岛素时葡萄糖不能被细胞代谢利用,这将导致机体使用储存的脂肪作为替代能量来源。而肝脏进行脂肪氧化利用的副产品将导致酮血症和酮症(Craig,Hattersley & Donaghue 2009)。酮体的出现将引起酸碱平衡紊乱,导致患者出现代谢性酸中毒。此外,高血糖将改变血浆渗透压继而导致肾脏产生尿液增多。1 型糖尿病患者通常会出现以下的症状:烦渴、多尿、脱水、饥饿、萎靡不振、疲倦、不明原因体重下降、伤口愈合延迟、瘙痒、皮肤感染、视力模糊、情绪波动、头痛、眩晕、腿抽筋。1 型糖尿病的治疗方法是持续应用一类注射胰岛素来替代身体内的胰岛素。

> 1 型糖尿病和 2 型糖尿病的疾病进程有相似之处也有很多重要的区别。查阅资料更好地了解 1 型和 2 型糖尿病。

急诊室收治

中午 12 点, Haley 抵达医院急诊室, 护理人员和儿科医生对她进行了病情评估。她的初步评估包括重要体征(体温、脉搏、血压和呼吸频率), 血糖和酮体水平、毛细血管再充盈情况、皮肤状况、体重、身高、意识清醒评分和疼痛评分。儿科医生 James 对 Haley 进行了评估并将其转入了儿科病房。

下午 3 点, Haley 转入儿科病房。你将是护理 Haley 的儿科护士。你收到以下来自急诊室护士的 ISBAR 结构化交接资料

交接报告(15:00)

I	身份确认	我是急诊室注册护士 Tyler, 这是 Haley Milangu 和她的母亲 Jenny。Haley 9 岁, 现被诊断为 1 型糖尿病
S	目前情况	在过去的一个月左右, Haley 出现多尿、烦渴, 同时伴有腹痛和体重下降, 以及不断加重的疲惫感
B	病情背景	今早 Haley 的母亲将她送到社区健康中心就诊, 当时她的血糖为 20mmol/L, 尿中有大量葡萄糖和痕量酮体。注册护士联系了儿科医生 Josh James, Haley 于中午 12:00 从 Mepunda 飞抵医院
A	评估	到达急诊室后, Haley 的血糖为 17mmol/L, 酮体 1.2mmol/L。尿液分析显示大量葡萄糖和痕量酮体。 体温:37.1℃ (鼓膜) 脉搏:96 次 /min 血压:100/60mmHg 呼吸:30 次 /min 毛细血管再充盈情况小于 2s 皮肤弹性:皮褶可维持 1s Haley 体重 22kg, 稍微低于年龄段标准体重范围, 身高 132cm, 稍微高于年龄段标准身高范围
R	需求 / 建议	在 Haley 的左肘窝部有静脉通道, 建立时间是 12:30。12:40 起给予起始剂量 3U/s 的 Novorapid 诺和锐(短效胰岛素)。在急诊室已经采血进行血清学检查。 医嘱包括: 静脉输入生理盐水 30ml/h; 餐前测血糖:包括早餐和下午茶;21 点和 2 点; 每个班次进行尿液分析; 每次测量血糖时, 进行手指血酮体测试, 直到酮体阴性或痕量; 如果血糖大于 15mmol/L , 联系值班医生进行进一步治疗; James 医生给予 Haley 一种短效胰岛素 Actrapid 和一种长效胰岛素 Lantus(甘精胰岛素)进行治疗, 在 Haley 病情稳定前, 他需要在决定其治疗剂量前知道她所有的血糖数值。Haley 需要每 4 小时一次护理观察。你今天能为 Haley 和她母亲安排糖尿病健康教育专员吗? 任何相关问题请通知 James 医生。在监测碳水化合物的情况下 Haley 可以进食所有病房饮食

> 胰岛素有很多种类, 包括长效、速效、中效和混合胰岛素。获取更多关于胰岛素类型和给药设备的知识。

在接手了急诊室护士的交接资料后, 你向 Haley 和 Jenny 介绍了你自己, 并开始了快速评估。你对 Haley 进行了视诊评估然后测量了她的重要体征和血糖水平:

体温:37℃ (鼓膜)

脉搏:90 次 /min

血压：102/58mmHg

呼吸：25 次 /min

血糖：12mmol/L

血氧饱和度：98%（室内空气）

随后你开始办理正式入院程序，包括常规体检、危险程度评估、病史采集。你知道提供以家庭为中心的照护非常重要。

以家庭为中心的照护

> 参考 Curtis-Tyler (2011) 获取对患 1 型糖尿病患儿的以人为中心的照护。

目前，首先需要监控和稳定 Haley。然而在护理儿童时不要忘了把孩子和他 / 她的家庭（以各种方式定义的"家庭"）看作一个整体。这就是所谓的以家庭为中心的照护模式。此外，十分有必要理解影响家庭的社会因素与家庭成员的心理和生理健康、幸福状况。

以家庭为中心的照护模式认为家庭是孩子生活的支撑点。从这个有利点来讲，护士需要采取策略促进家庭和健康护理专业人员的互相合作，并且将整个家庭作为一个护理服务对象（Shields，Pratt & Hunter 2006）。

> 护士可以使用哪些重要的沟通技巧去减轻 Haley 初次到病房的潜在焦虑？

对大多数人来说，尤其是儿童医院，是一个陌生的地方。Haley 可能会接触到强烈的和不可预知的气味、声音、人和治疗操作。她可能对需要和她的家人分离和离开喜欢的一些事情而感到不安。她还可能担心陌生人对她进行接触和检查。

采用何种方式来迎接和安顿 Haley 进入儿科病房对于 Haley 和她的家庭将有明显的影响。治疗性沟通技巧是与 Haley 和她家庭建立良好关系和信任和关键。

> Doris 的慢性状况和她的 2 型糖尿病有何关系？了解这一疾病的病因和病理非常重要，因为你的患者中有 1/10 可能患有 2 型糖尿病。

眼前就有一个实例需要来考虑，这将是所有 Milangu 家庭成员目前面临的挑战。此外，每个家庭成员对 Haley 的病情诊断情况都有各自不同的反应。

问题 1　根据下面提供的家庭背景信息，思考 Haley 病情诊断对她的家庭成员的潜在影响以及他们将如何帮助调整和改善 Haley 的病情

Bob 管理着全家谋生的牧场。他是一位原住民，对土地和传统有很强烈的精神联系。Jenny 是一名有资质的会计师，她在家里为几个当地的业主和运输公司做一些退税和报表的工作。Jenny 和 Bob 一直在努力降低他们的高额债务。他们唯一的交通工具是一辆需要经常维修的老旧的四驱车。

Bob 的母亲，Doris，也和他们住在一起。她有 2 型糖尿病，视力模糊以及 2 期慢性肾病。Doris 去年发生了一次小卒中。每隔一周的星期五，Jenny 会开车送 Doris 和其他几个边远社区的老人到 Mepunda 的原住民医疗服务中心做检查。

> 来自偏远地区的人常常有高度发展的相互依赖的社交关系。反思 Haley 的住院对她家庭和社区的影响。经济成本的增加，父母能否兼顾兄弟姐妹的照料，远离三级医疗中心等问题只是可能出现的需要考虑的问题中的一部分。

在这不久前，Haley 还是一个健康活泼的女孩子。她是学校足球队的队长并在地区代表队踢球。Haley 非常努力，学业成绩优秀。在学校她很受欢迎，有很多好朋友。

Haley 的哥哥，Jim，12 岁。他每周有两个下午放学后在邻近的火车站打零工，他父亲六点钟来接他离开。Jim 被选入 16 岁以下的橄榄球队。Charlie 已经 4 岁了，每周有 4 个上午都去当地社区中心玩耍，明年他将开始上学了。

Haley 的健康管理计划包括定期监测以控制血糖，以及对 Haley 和她家人进行知识教育，包括：

> 教授患儿如何管理糖尿病是成功健康管理的关键。关注关于胰岛素使用、营养管理（包括碳水化合物摄取）和估计血糖的内容。

- 胰岛素治疗（包括观察注射部位情况）
- 营养物质和碳水化合物计量
- 饮食计划
- 认识并管理高或低血糖症
- 运动锻炼的重要性

Smart et al.（2010）建议碳水化合物的计量是 1 型糖尿病患儿需要学习的技能。

问题 2　对于 Haley 来说，为什么监测碳水化合物的摄入量是必须的？

另外,Haley 的家庭都接受过有关糖基化血红蛋白的知识教育,了解糖基化血红蛋白在糖尿病代谢控制中的作用。

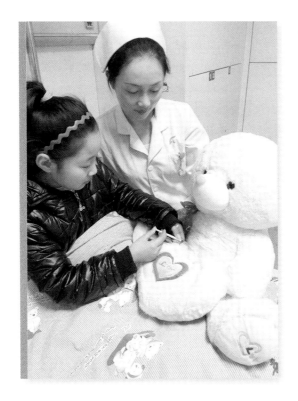

儿童患者与护士

HbA1c 是估计糖尿病患者既往 2~3 个月内血糖水平的指标,被广泛地认为是评价血糖控制的测量指标(Pati-o-Fernández et al. 2009)。

Hanas 等(2011)的研究揭示不方便、不准确、疼痛、焦虑和社会不接纳都是患儿学习胰岛素注射存在的障碍。

患者教育

Haley 入院已经四天了,她目前还不错。血糖水平比较稳定,在护士和糖尿病教育员的帮助下,Haley 学会了自己测量血糖和注射胰岛素。然而在一次教学过程中 Haley 变得很苦恼并说:"我不想要那些注射针,为什么我不能像奶奶那样用一些药片来治疗糖尿病？"

问题 1　你如何向 Haley 解释为何她需要注射而她奶奶不需要注射?

问题 2　你如何帮助 Haley 充分地讨论她的恐惧和困惑?

起初由护士给予 Haley 胰岛素治疗,她特别注意到两个护士总是一起核对她的胰岛素剂量。Haley 向你询问为什么在早餐和晚上她需要两种不同类型的胰岛素但在餐前只要一种胰岛素注射。

问题 3　你如何向 Haley 解释以上的情况呢?

参考 Hanas 等(2011)发表的文献获取儿童和青少年使用胰岛素的信息。

1. 考虑患者状况

在第五天下午,Haley 获准离开儿科病房几个小时去参加她表兄的生日聚会。Haley 和她父亲都知道他们必须 18:00 准时回来吃晚餐和进行胰岛素注射。

2. 收集线索 / 信息

(a) 阅读当前资料

18:00 Haley 准时回到了病房。一个实习护士测量了她的重要体征,结果如下:

体温:37.1℃(鼓膜)

脉搏：84 次 /min

血压：100/76mmHg

呼吸：20 次 /min

血氧饱和度：100%（室内空气）

> 这一情形需要采取不同的管理措施吗？

Haley 告诉了你关于聚会的一些事情，她感觉不错。Bob 告诉你除了一些爆米花和一杯苏打水外 Haley 在聚会上没有吃太多东西。她仍然兴奋于刚才和表兄玩耍的事情以至于晚餐没有吃太多。

当到了 Haley 测量血糖的时候，在你的监督下，她准备好了测量装置。但是在她准备进行测试时，另外一个在浴室里的孩子需要帮助。于是你去帮助了那个孩子，当你回来时，Haley 完成了血糖测试读数为 16mmol/L。你核对后给予了 3U 的 Novorapid（医嘱开的短效胰岛素）。半个小时后，Bob 进来告诉你 Haley 感觉不舒服。

胰岛素注射装置

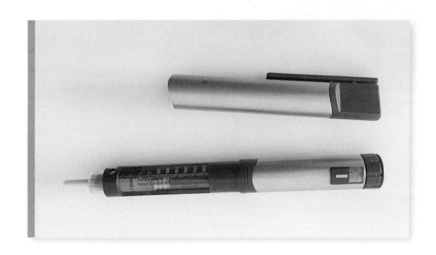

(b) 收集新信息

问题　你和 Bob 一起回到了 Haley 的房间。你现在应该做哪些评估？

(c) 知识回顾

为了确保你很好地理解了关于护理 Haley 的相关关键概念，使用下面的问题对自己进行检验。

问题 1　1 型糖尿病和 2 型糖尿病的分类依据是

　　a. 病因学

　　b. 发表年龄

　　c. 使用胰岛素还是口服降糖药物进行治疗

问题 2　正常血糖水平为

　　a. 2.5~3.5mmol/L　　　　　　　　　　b. 4.0~8.0mmol/L

　　c. 5.0~10.0mmol/L

问题 3　下列哪项不属于高糖血症的症状？

　　a. 注意力高度集中　　　　　　　　　　b. 忧郁

　　c. 肌肉抽搐　　　　　　　　　　　　　d. 疲惫

问题 4　下列哪项不属于低糖血症的症状？

　　a. 库式呼吸和呼吸中带酮味　　　　　　b. 多尿和糖尿

　　c. 苍白、出汗、烦躁不安　　　　　　　d. 少尿、酮尿

问题5　当使用手指采血方法测量血糖时,皮肤上的葡萄糖污染将导致错误的血糖读数

　　a. 从来没有　　　　　　　　b. 经常

　　c. 有时

问题6　血糖试纸采血量不够时常导致

　　a. 错误的低值读数　　　　　b. 错误的高值读数

　　c. 没有影响

问题7　胰岛素的主要作用机制在于影响

　　a. 蛋白质合成　　　　　　　b. 葡萄糖向细胞转运

　　c. 脂肪合成

问题8　判断下列说法的正误

　　a. 低血糖是首先要进行处理的症状

　　b. 低血糖可以在几分钟内发生

　　c. 低血糖的患儿可能会出现癫痫发作

　　d. 低血糖状态可以持续数小时或数天

3. 整理信息

(a) 阐释

问题　在下面的这些线索里面,鉴别出哪些是正常的哪些是不正常的。这需要仔细分析和应用关于1型糖尿病的知识。

　　a. 冰凉和潮湿的皮肤

　　b. 苍白

　　c. 烦躁易怒

　　d. 饥饿

　　e. 恶心呕吐

　　f. 体温:36.9℃（鼓膜）

　　g. 脉搏:114次/min

　　h. 血压:96/54mmHg

　　i. 呼吸频率:22次/min

　　j. 血糖水平:1.2mmol/L

　　k. 血氧饱和度:98%（室内空气）

(b) 筛选

问题　下列哪一个临床评估此时最需要关注?

　　a. 体温　　　　　　　　　　b. 脉搏

　　c. 呼吸　　　　　　　　　　d. 血压

　　e. 脉搏血氧饱和度　　　　　f. 血糖

　　g. 皮肤情况　　　　　　　　h. 肤色

(c) 关联和(d) 推理

现在是将这些线索整合到一起的时候了。鉴别它们之间的联系并基于这些联系作出推论。

问题 思考下列有关你对 Haley 所做评估的描述,标明正确或错误

　　a. 由于在聚会上进食蛋糕和糖果,Haley 可能出现低血糖和心动过速

　　b. 由于被堂哥传染病毒,Haley 可能出现苍白和出汗

　　c. 由于过度疲劳,Haley 可能会暴躁和心动过速

　　d. 由于低血糖,Haley 可能会暴躁疲惫

　　e. 由于在聚会上进食蛋糕和糖果,Haley 可能出现恶心呕吐

　　f. 当她从聚会回来后时,由于没有注射足够的胰岛素,Haley 可能会出现低血糖

　　g. 当 Haley 从聚会回来后时,她的血糖测量可能不准确,这将导致不准确的胰岛素治疗剂量

　　h. 由于低血糖,Haley 可能会出现苍白和出汗

　　i. Haley 可能感染了某种能导致血糖升高的疾病

　　j. Haley 的血糖在正常范围,不需要太多考虑

(e) 预测

问题 如果你未能对 Haley 的相关症状迅速采取措施,下列哪三个后果可能发生

　　a. Haley 的情况会逐步好转

　　b. Haley 可能会失去意识

　　c. Haley 会发生感染

　　d. Haley 可能会发生癫痫发作

　　e. Haley 可能会发生认知障碍

　　f. Haley 的血糖水平会继续升高导致低血糖昏迷

(f) 匹配

问题 你曾经遇到过与 Haley 一样症状的患者吗? 如果遇到过,当时的问题是什么并采取了什么措施来控制病情呢?

4. 分析问题

问题 重新查看你所知的关于 Haley 的信息,找出两个正确的护理诊断

　　a. 低血糖与碳水化合物摄入过多有关

　　b. 高血糖与碳水化合物摄入不足有关

　　c. 高血糖与碳水化合物摄入过多有关

　　d. 高血糖与潜在感染有关

　　e. 低血糖与碳水化合物摄入不足有关

　　f. 低血糖与胰岛素剂量不足有关

　　g. 低血糖与不恰当的胰岛素给药有关

　　h. 低血糖与胃肠不适有关

5. 设立目标

问题 在采取任何措施之前,清楚地了解你对 Haley 的护理目标是很重要的。选择下列正确的护理目标

　　a. 接下来的 24 小时内,维持 Haley 的血糖在 4~8mmol/L

　　b. 接下来的 12 小时内,维持 Haley 的血糖在 8~12mmol/L

c. 接下来的 2 小时内，维持 Haley 的血糖在 2~4mmol/L

d. 接下来的 30 分钟内，维持 Haley 的血糖在 4~8mmol/L

6. 采取行动

你意识到需要处理的紧急情况是 Haley 的低血糖，随后你需要确定导致该情况的原因。

问题　在下面列表中选出 Haley 护理中最紧急的两项

a. 当你给儿科医生打电话时，让 Haley 的父亲照顾 Haley

b. 皮下注射胰高血糖素

c. 再次注射胰岛素

d. 请求另外一个护士为 Haley 提供三明治或者一些饼干

e. 给予 Haley 一些口服葡萄糖（比如葡萄糖棒棒糖、柠檬水、橘汁），必要时 15 分钟后重复给予

f. 使用 ISBAR 模式与医生沟通，要求他们来建立静脉通道以便你能对 Haley 静脉注射 5% 葡萄糖

g. 提升 Haley 的护理观察级别为 4 小时一次

h. 密切小心观察 Haley 的状况

7. 评价

问题 1　下面哪两项说明你进行的护理措施对 Haley 的病情是有效和适当的

a. 进行胰岛素治疗后，Haley 的血糖水平为 12mmol/L

b. 口服葡萄糖饮料后 15 分钟后，Haley 的血糖水平为 4.4mmol/L

c. 口服葡萄糖饮料后 45 分钟后，Haley 的血糖水平为 3.0mmol/L

d. 口服葡萄糖饮料后 2 小时后，Haley 的血糖水平为 3.0mmol/L

e. 1 小时内 Haley 的护理观察级别回到正常

f. 24 小时内 Haley 的护理观察级别回到正常

一旦 Haley 的情况稳定了，你需要考虑前几天 Haley 的血糖一直很稳定，是什么导致了她的低血糖事件的发生。Haley 的碳水化合物摄入不是首要的问题，你给予她的胰岛素剂量维持血糖在 16mmol/L。你开始担心存在血糖测量不准确的问题。

问题 2　什么因素可以导致不准确的血糖测定结果？

在交班报告时，当报告到 Haley 从聚会回来后发生低血糖事件，一位护士评论到"通常情况下，这些人们不懂得如何照顾他们的孩子"。

问题 3　这是一个临床推理错误的例子吗？

问题 4　你将如何回应这个评论呢？

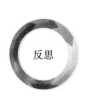

8. 反思

在稍后的晚间，通过与 Haley 和她父亲的交谈，你发现在聚会上 Haley 的一个表兄打翻了一瓶甘露酒在桌子上，Haley 帮助进行了清理，这正发生在她需要测量血糖前，而她没有清洗自己的双手。Bob 告诉你他现在确实很担心 Haley 会发生又一次低血糖？

问题 1　你从这个情景学到了什么可以帮助你以后帮助、教育 Haley 与 Bob 如何防范和管理低血糖事件

问题 2　通过学习这个案例，你在将来的临床实践中将如何做？

场景 11.2 儿童糖尿病酮症酸中毒患者的护理

场景转换

考虑患者
状况

1. 考虑患者状况

在家庭的支持下,Haley 能很好地管理自己的糖尿病并在第 7 天出院。Haley 的出院计划要求 Jenny 常规联系儿科医生和糖尿病教育员。尽管在密切关注和小心监控下,Haley 的病情六个星期后还是恶化了。

早晨七点,Jenny 试图叫醒 Haley 去上学,但却发现她很难被唤醒。在床上还有大量的呕吐物。Haley 的弟弟那天醒来后也出现呕吐和腹泻。Bob 迅速开车送 Haley 到社区健康中心。当地护士安排了紧急空运转送 Haley 到地区医院。

你是急诊室早班的责任护士,收到了交班报告。

交班报告

Haley,女,9 岁,6 周前被诊断为 1 型糖尿病。今早她难以唤醒,可能是糖尿病酮症酸中毒。她弟弟有胃肠不适。她需要观察的指标有:

体温:38.4℃(鼓膜)

脉搏:123 次/min

血压:95/72mmHg

呼吸:32 次/min(正常和深呼吸)

血糖:30mmol/L

血氧饱和度:100%

Haley 的皮肤非常潮红并发热,而且抱怨口腔干燥。她的呼吸有一种甜的水果味。她知道她在哪里,但是很容易陷入深睡,需要大声呼喊来唤醒她。这种情形似乎越来越严重。

普通生理盐水静脉注射已经开始,我们给予了 Haley 6U 的短效胰岛素 Novorapid。我必须回去工作了,现在把她交到你手上。

糖尿病酮症酸中毒

糖尿病酮症酸中毒(DKA)是糖尿病的一种潜在的威胁生命的并发症,是由于血糖极度升高导致的一系列病理生理学变化。糖尿病酮症酸中毒可以是未诊断的糖尿病病情的首次表现,也可以由于压力、胰岛素剂量不足、疾病或感染导致急性恶化发作(Wolfsdorf et al. 2009)。

在未诊断的糖尿病中,胰岛素的缺乏导致葡萄糖不能转运入细胞膜而造成高浓度血糖水平。血浆葡萄糖浓度的升高还引起了肾脏产生更多的尿量来维持渗透压水平继而导致严重的体液平衡问题(Wolfsdorf, Glaser & Sperling 2006)。在已经确诊的糖尿病患者中,糖尿病酮症酸中毒可以继发于感染、压力或者代谢改变(如青春期)。在这些情况下,身体会释放一些对抗调节激素如胰高血糖素、儿茶酚胺、生长激素和血皮质醇,这些激素将显著地妨碍胰岛素的作用效果(London et al. 2011)。

由于缺乏葡萄糖作为细胞能量来源,机体采取"安全策略"来维持细胞功能,于是蛋白质和脂肪被用做能量来源(LeMone et al. 2011)。利用脂肪作为能量来源导致了肝脏代谢产物酮体的累积。酮体的累积导致了代谢酸产生，随后发展为威胁生命的糖尿病酮症酸中毒。在酸中毒时，由于机体试图纠正酸碱度的变化而导致了呼吸模式的改变。电解质水平也常被影响，发生一种特殊的低钾血症。其原因是由于要纠正酸中毒，钾离子从细胞内向细胞外移动。钾离子随后被肾脏分泌，导致了整个机体缺钾。尽管一开始血钾水平正常或较高，但使用胰岛素治疗后将导致钾离子转移到细胞内，这将导致患者发生致命的低血钾症（Wolfsdorf et al. 2009）。Haley 的病情将因钾流失导致的胃肠不适症状而进一步复杂 [更多关于 DKA 的信息请查阅 p. 598-601 of LeMone et al. (2011) and p. 1635-36 of London et al. (2011).]。

2. 收集线索 / 信息

（a）阅读当前资料

你回顾了 Haley 的主观和客观数据以理解她目前的健康状况。你也给儿科医生留下了电话语音信息。

（b）收集新信息

你重新对 Haley 进行了护理观察，得到以下结果：

体温：38.4℃（鼓膜）

脉搏：140 次 /min

血压：80/50mmHg

呼吸：32 次 /min（正常呼吸和深呼吸）

毛细血管血糖水平：30mmol/L

毛细血管酮体：1.2mmol/L

血氧饱和度：100%（室内空气）

问题　此时你还需要收集什么信息？从下面的列表里面找出此时最不重要的四个线索

a. 食欲　　　　　　　　　　　　b. BMI（体重指数）

c. 口腔黏膜和皮肤弹性的情况　　d. 认知状态

e. 尿量　　　　　　　　　　　　f. 血清尿素和电解质

g. 口渴程度　　　　　　　　　　h. 血清葡萄糖

i. 血清酮体　　　　　　　　　　j. FBC

k. 皮肤情况　　　　　　　　　　l. 呼吸运动模式

m. U/A

随后你协助医生抽取动脉血进行血气分析。

（c）知识回顾

测试你关于 Haley 目前的病情和临床术语的知识。

小　测　试 ！

问题 1　GI 是指

a. 葡萄糖不耐受　　　　　　　　b. 胃肠道

c. 肠道

问题 2　U/E 是指

a. 经常询问　　　　　　　　　　b. 尿素和电解质

c. 尿液和电极

问题 3   FBC 是指

    a. 全血细胞计数   b. 液体平衡计数

    c. 血细胞计数

问题 4   WBC 是指

    a. 白细胞   b. 白细胞计数

    c. 等待血液采集

问题 5   Haley 的呼吸模式被称为"库斯莫尔式呼吸",这一现象是对于以下哪一症状的反应

    a. 高浓度葡萄糖   b. 代谢性酸中毒

    c. 恶化性脑灌注   d. 电解质水平的改变

问题 6   WBC 的升高可以预示(从下列选项中选择最有可能的两个)

    a. 一种酮病症状

    b. 潜在感染

    c. 代谢速率的升高

    d. 对糖尿病酮症酸中毒的应激反应

    e. 一种脱水指征

问题 7   下列哪个路径不发生在糖尿病酮症酸中毒中

    a. 高血糖→糖尿→多尿症→脱水→电解质显著损失

    b. 高血糖→细胞脱水→意识水平下降

    c. 脂肪分解→酮体积累→pH 转变为酸中毒

    d. 高血糖→黏度增加→尿排出量减少

问题 8   引起糖尿病酮症酸中毒的三个主要原因是

    a. 胰岛素过多,感染,液体摄入缺乏

    b. 不遵医嘱,无知,早期出院

    c. 缺乏锻炼,家庭环境混乱,受教育程度低

    d. 胰岛素剂量不足或遗漏,疾病或感染,未确诊或未经治疗的糖尿病

问题 9   速效胰岛素有明显反应并开始起作用的时间

    a. 立刻   b. 20 分钟以内   c. 30 分钟以内   d. 1 小时以内

问题 10   正常的动脉血 pH 是

    a. 7.25~7.33   b. 7.35~7.43   c. 7.45~7.53   d. 7.55~7.63

问题 11   正常血液中的二氧化碳分压是

    a. 25~35mmHg   b. 35~45mmHg

    c. 45~55mmHg   d. 55~65mmHg

这些问题需要扎实的基础知识,如果不能确定答案请查阅相关教材。

整理信息

3. 整理信息

(a) 阐释

在临床推理环中,接下来的步骤是阐释你所收集到的关于 Haley 的数据。

问题 1   以下 Haley 的检查指标哪些在正常范围内?

    a. 体温:38.4℃（鼓膜）   b. 脉搏:140 次 /min

    c. 血压:80/50mmHg   d. 呼吸:32 次 /min（正常和深呼吸）

    e. 血糖:30mmol/L   f. 血氧饱和度:室内 100%

    g. 体重（由 Jenny 估算）:24kg   h. U/A:大量的葡萄糖和酮体

　　　i. 嗜睡且难以唤醒　　　　　　　j. 烂苹果味呼吸

　　　k. 毛细血管再充盈时间延长　　　l. 口腔黏膜苍白且干燥

问题2　病理检查报告如下,Haley的哪些指标不在正常范围内?

　　　a. 白细胞计数:18.9×10^9/L　　b. 血红蛋白:125g/L

　　　c. 尿素:6.3mmol/L　　　　　　　d. 血液中酮体含量:1.2mmol/L

　　　e. 血钾浓度:3.8mmol/L　　　　　f. 血钠浓度:140mmol/L

　　　g. pH:7.18　　　　　　　　　　h. CO_2 分压:44mmHg

　　　i. HCO_3:16　　　　　　　　　j. O_2 分压:92mmHg

(b) 筛选

问题　确定下面列表中的临床指标的重要性

- 十分重要

- 比较重要

- 目前暂不考虑

　　　a. 体温　　　　　　　　　　　　b. 脉搏

　　　c. 血压　　　　　　　　　　　　d. 呼吸频率和深度

　　　e. 烂苹果味呼吸　　　　　　　　f. 血氧饱和度

　　　g. 毛细血管再充盈　　　　　　　h. 血红蛋白

　　　i. 酸碱度　　　　　　　　　　　j. CO_2 分压

　　　k. 血钠浓度　　　　　　　　　　l. 氧分压

　　　m. 基础胰高血糖素水平　　　　　n. 酮体含量

　　　o. 血钾浓度　　　　　　　　　　p. 尿素含量

　　　q. 口腔黏膜状况　　　　　　　　r. 白细胞计数

　　　s. 嗜睡,需要强刺激唤醒

(c) 关联和 (d) 推理

现在是时候将线索归集在一起了,识别它们之间的关系,开始判断Haley的现状。

问题　标记下面的表述为对或错

　　　a. Haley的呼吸气味带甜味可能跟她吃的东西有关

　　　b. Haley失眠因为醒得早

　　　c. Haley烂苹果味呼吸可能跟肝脏产生酮体有关

　　　d. Haley的体温和心动过速可能表示她有感染

　　　e. Haley的酸碱值和CO_2值表明有呼吸性酸中毒

　　　f. Haley和她哥哥有相似的疾病轨迹

　　　g. Haley口腔黏膜的状况跟她的体液状态有关

　　　h. Haley嗜睡可能是由于尚未发现的头部损伤

　　　i. Haley的酸碱值和CO_2值表明代谢性碱中毒

　　　j. Haley的呼吸速率和深度是身体如何在酸中毒下维护一个正常酸碱值的表现

　　　k. Haley的快速呼吸与DKA没关系

　　　l. Haley的白细胞数增高可能跟改变了其血液葡萄糖水平的感染有关

　　　m. Haley的酸碱值和CO_2值表明代谢性酸中毒

　　　n. 因为Haley的基础血糖水平增高,表明她的胰腺必定正在有效工作

（e）预测

问题　如果不采取适当的措施，Haley 会发生什么？

  a. Haley 会发生糖尿病昏迷和死亡

  b. Haley 的情况将继续恶化

  c. Haley 的状况将在接下来的几天里，逐步改善

  d. Haley 可能发生脑水肿

  e. Haley 可能发生低血糖

  f. Haley 可能发生脑血管意外

（f）匹配

问题　你见过有人出现跟 Haley 同样的症状和体征吗？　如果有，怎样处理这种情况？

4. 分析问题

问题 1　考虑下面列出的内容并为 Haley 选择正确的护理诊断

  a. 高糖血症和糖尿病酮症酸中毒

  b. 败血症和休克

  c. 低血糖和糖尿病酮症酸中毒

  d. 脱水和败血症

问题 2　考虑可能导致 Haley 病情恶化的四个因素

5. 设立目标

问题　为 Haley 的治疗确立四个近期目标，确定你想做什么并且什么时候进行？

6. 采取行动

  这个阶段的临床推理环包括你作为一名护士提供护理所要做的所有事情：实用的技能，理智的活动和有效的交流技巧。无论如何，你要意识到你不能马上做所有的事情，而且 Haley 的情况非常危急。Haley 的儿科医生还没有回复你的电话，你通知儿科医疗组并且使用 ISBAR 要求立即查看 Haley 的情况。

问题 1　现在您已经了解了 DKA 的病理生理学，识别这种情况的关键管理原则是

  a. 利尿治疗　　　　　　　　　　b. 解决酸中毒

  c. 抗高血压治疗　　　　　　　　d. 补液

  e. 补充电解质　　　　　　　　　f. 抗凝治疗

  g. 管理高糖血症　　　　　　　　h. 呼吸道维持

  i. 脑水肿风险的管理

问题 2　医生查看了 Haley。下面列出了随后的医嘱和护理措施。将这些医嘱和护理措施与其合理性理由进行配对

医嘱和护理措施	合理性理由
准确并同步记录所有的护理观察和措施	确保给予 Haley 恰当的专家意见和资源
每小时检查神经症状	鉴别电解质失衡以便随后开始对 Haley 病情的治疗
密切监测液体情况	确保适度的氧气供给
心电图和心脏监测	确保适度的氧气供给
维持患者静脉输入并经常检查静脉注射部位	确保葡萄糖输入保持血糖水平在 5~10mmol/L（在可接受的范围内）
通过面罩维持氧气治疗并每小时监测氧饱和度	促进治疗关系并维持心理健康
安抚 Haley 和她的家庭	纠正水电解质失衡
准备好一旦钾离子上升就开始胰岛素注射，按照医嘱调整血糖和酮体水平	确定体液状况确保给予了适当的静脉补液量
每小时监测毛细血管血糖和酮体水平	确定一段时间内的平均血糖水平，获知糖尿病是否得到了较好的控制
遵医嘱静脉输入含 20mmol/L 氯化钾的生理盐水	给予适当的胰岛素清除酮体纠正酸中毒
每两小时测量动脉血气	鉴别 Haley 的病情是好转还是恶化
检测糖化血红蛋白	鉴别 Haley 的病情是好转还是恶化
准备静脉输入 5% 的葡萄糖，等候医嘱再开始进行	监测胰岛素治疗效果，找出合适的治疗策略
确保呼吸道通畅	确保管道通畅
将 Haley 转到 ICU	高血钾可导致 T 波高尖和心律不齐
每小时监测生命体征	监测呼吸和酸碱平衡以便调整治疗措施
每两小时重复测量尿液和电解质	为健康团队提供有效交流，方便提供合适的个体化照护；提供准确和及时的关于 Haley 的病情进展及健康结局的书面评估资料

7. 评价

问题 1　列出 6 个表明 Haley 病情好转的体征和症状
问题 2　列出 5 个你将密切关注的 Haley 的潜在并发症及相关治疗措施

8. 反思

通过本案例，思考下面的问题：

问题 1　通过学习本案例，你在临床实践中将会采取什么措施？
问题 2　如果你在临床上遇到类似的情况，你能在多大程度上处理这些情况？你在护理儿童或成年人糖尿病酮症酸中毒时需要哪些知识和技术？
问题 3　你对由于你自己的信仰、价值观和假设影响了你为原住民提供文化安全护理的能力是怎么看的呢？

结语

Haley 被转到了 ICU,她的病情有时还是很严重。由于多种侵入性的操作,她需要接受密切的监控。一个动脉插管可以进行无痛的血样采集和常规的电解质和酸碱平衡分析,两个大口径的静脉插管确保液体、电解质、胰岛素输入。不需要中央静脉插管。在 Haley 病情稳定前,她仍然在接受神经科医学观察,但是她没有出现脑水肿。两天后,她被转到了儿科普通病房。

Haley 和她的家庭一直在接受如何管理她的糖尿病的教育,特别是 Haley 如果生病后如何采取适当措施,并建立一个"生病日守则"的计划,包括当血糖不受控制时需要多少额外的胰岛素的方案,采用合适的食物和饮料的建议,处理发热或感染的方法,急诊室的联系电话号码(Diabetes Australia 2008)。

Haley 最近刚过完十岁的生日,已经能够管理自己的病情,而不出现高血糖的情况。她可以去上学而且继续进行足球运动。Haley 每两个月会去地区医院咨询她的儿科医生并每隔一个月与糖尿病教育员进行电话会议。

(吴珂　译　罗丹　校)

扩展阅读

APEG Clinical practice guidelines: Type 1 diabetes in children and adolescents. Prepared by the Australasian Paediatric Endocrine Group for the Department of Health and Ageing. Accessed October 2011. <www.chw.edu.au/prof/services/endocrinology/apeg/apeg_handbook_final.pdf>.

Clarke, W., Jones, T., Rewers, A., Dunger, D. & Klingensmith, G.J. (2009). Assessment and management of hypoglycemia in children and adolescents with diabetes. *Pediatric Diabetes* 10(Suppl. 12), 134–45.

Rewers, M., Pihoker, C., Donaghue, K., Hanas, R., Swift, P. & Klingensmith, G.J. (2009). ISPAD Chapter 7: Assessment and monitoring of glycemic control. *Pediatric Diabetes* 10(Suppl. 12), 71–81.

参考文献

Australian Bureau of Statistics (2011). *Diabetes in Australia: A Snapshot of 2007–2008*. Accessed October 2011 at <www.abs.gov.au/ausstats/abs@.nsf/mf/4820.0.55.001>.

Australian Institute of Health and Welfare (AIHW) (2009). *Incidence of Type 1 Diabetes in Australian Children 2000–2008*. Accessed October 2011 at <www.aihw.gov.au/WorkArea/DownloadAsset.aspx?id=6442455124>.

Couper, J.J. & Donoghue, K.C. (2009). Phases of diabetes in children and adolescents. *Paediatric Diabetes* 10, 13–16.

Craig, M.E., Hattersley, A., Donaghue, K.C. (2009). Definition, epidemiology and classification of diabetes in children and adolescents. *Paediatric Diabetes* 10(Suppl. 12), 3–12 (online EbsocHost).

Curtis-Tyler, K. (2011). Levers and barriers to patient-centred care with children: Findings from a synthesis of studies of the experiences of children living with type 1 diabetes or asthma. *Child: Care, Health and Development* 37(4) September, 540–50 (online EbscoHost).

Diabetes Australia (2011a). *Type 1 Diabetes*. Accessed October 2011 at <www.diabetesaustralia.com.au/en/Living-with-Diabetes/Type-1-Diabetes/>.

Diabetes Australia (2011b). *Type 2 Diabetes*. Accessed October 2011 at <www.diabetesaustralia.com.au/en/Living-with-Diabetes/Type-2-Diabetes/>.

Diabetes Australia (2010). *Diabetes in Australia*. Accessed October 2011 at <www.diabetesaustralia.com.au/en/Understanding-Diabetes/Diabetes-in-Australia/>.

Diabetes Australia (2008). *Type 1 Diabetes*. Accessed October 2011 at <www.diabetesaustralia.com.au/Living-with-Diabetes/Everyday-Life/Sick-Days/>.

Hanas, R., de Beaufort, C., Hoey, H. & Anderson, B. (2011). Insulin delivery by injection in children and adolescents with diabetes. *Pediatric Diabetes* 12(5), August, 518–26 (online Wiley Online Library).

Kikuchi, J.F. (2005). Cultural theories of nursing responsive to human needs and values. *Journal of Nursing Scholarship* 37(4), 302–07.

London, M.L., Laddewig, P.W., Ball, J.W., Bindler, R.C. & Cowen, K.J. (2011). *Maternal and Child Nursing Care* (3rd edn). Frenchs Forest, NSW: Pearson, Chapter 55, 1621–39.

LeMone, P., Burke, K., Dwyer, T., Levett-Jones, T., Moxam, L., Reid-Searl, K., Berry, K., Hales, M., Luxford, Y., Knox, N. & Raymond, D. (eds) (2011). *Medical–Surgical Nursing: Critical Thinking in Client Care* (Australian edn). Frenchs Forest, NSW: Pearson.

Pati–o-Fernández, A., Eidson, M., Sanchez, J. & Delamater, A. (2009). What do youth with type 1 diabetes know about the HbA1c test?. *Children's Health Care* 38, 157–67 (online EbscoHost).

Queensland Health, Queensland Government. *Best Practice Guidelines for the Management of Type 1 Diabetes in Children and Adolescents*. Accessed October 2011 at <www.health.qld.gov.au/publications/best_practice/16855.pdf>.

Shields, L. Pratt, J. & Hunter, J. (2006). Family-centred care: A review of qualitative studies. *Journal of Clinical Nursing* 15(10), 1317–23.

Smart, C., Ross, K., Edge, J.A., King, B.R., McElduff, P. & Collins, C.E. (2010). Can children with Type 1 diabetes and their caregivers estimate the carbohydrate content of meals and snacks? *Diabetic Medicine* 27, 348–53.

Wolfsdorf, J., Craig, M.E., Daneman, D., Dunger, D., Edge, J., Lee, W., Rosenbloom, A., Sperling, M. & Hanas, R. (2009). Diabetic ketoacidosis in children and adolescents with diabetes. *Paediatric Diabetes* 10, 118–33.

Wolfsdorf, J., Glaser, N. & Sperling, M. (2006). Diabetic ketoacidosis in infants, children, and adolescents: A consensus statement from the American Diabetes Association. *Diabetes Care* 29(5), 1150–59.

第十二章

接受成分输血患者的护理

Jennifer Dempsey,
Kerry Hoffman

学 习 目 标

完成本章学习后,读者能够:

- 解释理解血细胞及其功能对提供有效照护的重要性(回顾和应用)
- 识别贫血、白细胞减少、血小板减少、输血反应的临床表现,以指导线索的收集和分析(收集、阐释和筛选)
- 识别患者接受成分输血的危险因素(匹配和预测)
- 回顾临床信息,确定发生输血反应患者的主要问题(分析、综合和评价)
- 描述照护成分输血和输血反应患者时需要优先考虑的问题(设立目标)
- 确定临床标准,以评价输血反应护理措施的有效性(评价)
- 将所学知识应用到新情景中(反思和转化)

导　言

本章中你将跟随 Aneesh Ayman 女士体验从最初出血到后来确诊白血病，贯穿不同的时间段和医疗环境的治疗经历。输注血细胞（实际上是一种人体活组织）是有重大风险的，需要有深厚的知识和良好的临床推理能力。同时，由于白血病患者自身血细胞受病情的影响，对他们输血的护理就更为复杂（Murphy-Ende & Chernecky 2002）。因此，为了识别并处理由疾病本身引起的，或治疗所导致的实际的或潜在的问题，具备优秀的临床推理能力十分必要。

尽管成分输血的原因很多，但目的都是补充血液中耗竭的成分，以缓解临床症状及体征，预防发病率，降低死亡率，而不是恢复正常的生理值（National Health & Medical Research Council 2002）。例如，重度贫血的患者可能需要输注浓缩红细胞；有凝血障碍的患者可能需要输注血小板，如果患者同时患有肝脏疾病或将接受一项侵入性操作，患者可能需要输注新鲜冰冻血浆（Australian & New Zealand Society of Blood Transfusion Inc. & Royal College of Nursing Australia 2004）。献血时采集的一个单位的全血将被分成四种成分血，每种都有特殊的治疗用途。

主要概念

成分输血，血液病，输血反应

推荐阅读

P. LeMone, K. Burke, T. Dwyer, T. Levett-Jones, L. Moxam, K. Reid-Searl, K. Berry, M. Hales, Y. Luxford, N. Knox & D. Raymond (eds) (2011). *Medical–Surgical Nursing: Critical Thinking in Client Care* (Australian edn). Frenchs Forest, NSW: Pearson.
Chapter 12: Nursing care of clients with infection
Chapter 13: Nursing care of clients with altered immunity
Chapter 14: Nursing care of clients with cancer
Chapter 34: Nursing care of clients with haematological disorders

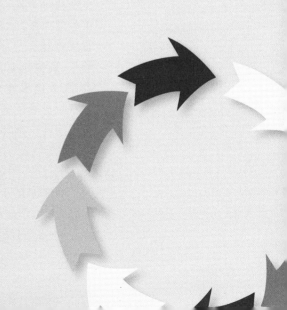

场景 12.1 需要紧急输注浓缩红细胞的患者的护理

场景设置

2005 年 4 月,Aneesh Ayman 女士、她丈夫和 5 岁的女儿与 82 名寻求庇护者漂泊在一条几乎不适于出海捕鱼的木船上。他们从印度尼西亚出发,即使波涛汹涌,他们还是在飞鱼湾圣诞岛登陆。Ayman 女士从连接木船和码头的木板上掉了下来,大腿深度撕裂伤。她流了很多血,在现场接受急救后,被送往拘留中心的医疗机构。

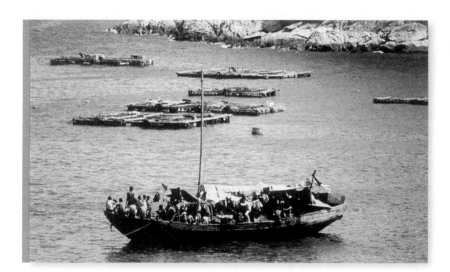

一艘开往"安全地区"的渔船

考虑患者状况

1. 考虑患者状况

你是一名在医疗中心工作的护士,将要负责护理 Ayman 女士,此时她正在接受伤口缝合和失血的治疗。参与现场紧急救援的人员向你做了如下交接报告。

交接报告

Aneesh Ayman 女士,来自伊拉克,32 岁。她从船上跌落时大腿发生了穿透性撕裂伤,伤口深且被污染。我们当场对她进行了处理,估计失血量至少有 500ml。伤口已用生理盐水冲洗,用敷料覆盖并加压包扎,她的初始血压为 100/50mmHg,但后来表现出体位性低血压,平均动脉压(mean arterial pressure,MAP)降到 60mmHg,所以我们用 18FG 留置针建立静脉通道,开始以 250ml/h 的速度输注琥珀酰明胶。我们对她实施了面罩给氧,氧饱和度 95%。患者呼吸频率 26 次 /min,脉搏 120 次 /min,体温正常。她丈夫陪着她,只能用英文进行简单的交流。他坚持要和妻子待在一起,说这是遵循伊斯兰法。他不知道妻子是否有过敏史,但显然她已经很多年没看过医生了,所以我们没有使用任何镇痛药。她女儿也跟他们在一起。

> 伊斯兰法(Sharia)是伊斯兰宗教法律的行为规范。

小 测 试 !

为了确保你充分理解交接报告中的术语,请尝试以下测试。

问题 1 生理盐水是

a. 过滤除去氯化钠的无菌溶液

　　b. 与体液张力相同的无菌溶液

　　c. 每 1 000ml 水中含有 90g 氯化钠的溶液

问题 2　FG 代表

　　a. "French gauge"（法国计量器），指导管外径

　　b. "Finish gauge"（口规），指导管的管腔数目

　　c. "Finished grade"（已修整坡度），指导管质量

问题 3　琥珀酰明胶是一种静脉注射液，用于替代

　　a. 血红蛋白和红细胞　　　　　　　b. 血容量和白细胞

　　c. 血浆和血容量

问题 4　MAP（平均动脉压）代表

　　a. 维持重要器官循环灌注的血压　　b. 最大血容量

　　c. 维持周围循环灌注的血压

> MAP 的计算方法为：
>
> MAP=（舒张压 × 2+ 收缩压）/3

　　医生为 Ayman 女士做了检查，医嘱检查全血细胞计数、交叉配血试验。但是，由于她失血过多，医生并没有等待交叉配血的浓缩红细胞，而是嘱立即输注紧急浓缩红细胞。他发现 Ayman 女士有脱水和疲乏的表现，可能与这 7 天来她在船上一直晕船有关。医生清洁、缝合并包扎伤口。他注意到 Ayman 女士身上多处有面积大小不等的淤青，推测她在船上受过伤。于是作为常规筛查，嘱查结核、人类免疫缺陷病毒（HIV）、梅毒和疟疾。医嘱包括：

- 1U 浓缩红细胞，4 小时以上输完；续 1 000ml 生理盐水，6 小时以上输完

- 硫酸吗啡 5mg，静脉给药

- 破伤风注射

- 预防性抗生素：青霉素 500mg，静脉给药；头孢曲松钠 2g，静脉给药

以人为中心的照护

　　目前护理 Ayman 女士的重点是紧急处理她的伤情和出血，制订治疗计划并将她送往难民收容中心。但是 Ayman 女士和她丈夫看上去很困惑、痛苦且受到了惊吓，你很担忧他们。你寻找一位翻译帮助 Ayman 女士了解现在的情况，为她创造一个从文化角度来看很安全的环境，并建立治疗关系。翻译到达后，与你一起揭开了这个家庭的苦难故事。

> Ayman 女士和其他许多难民的经历类似。想了解更多与难民相关的健康问题，请查看 *NSW Health's Refugee Health Plan 2011—2016*。

　　Ayman 女士生于伊拉克库尔德部落，Ayman 夫妇的大部分家人，包括他们的父母，在 1988 年的两伊战争中被杀害。Ayman 女士有 5 个孩子，都是由村里的助产士在家中接生。两个孩子在出生后不久就夭折了，还有两个孩子在种族清洗事件中被杀害。他们幸存的家人成为了寻求避难者的库尔德侨民。Ayman 女士家乡的医疗保健服务极度缺乏，但是她丈夫说她从来没患过重大疾病。

2. 收集线索 / 信息

　　当地医院送来 1U 血制品时，你正在参与另一场急救，于是你把它放在护士站后的桌子上。1 小时后你准备开始为患者实施输血。你让翻译向 Ayman 夫妇解释输血的原因，从而取得他们的同意。Ayman 夫妇信仰伊斯兰法，Ayman 先生必须参与讨论并决定 Ayman 女士的治疗方案。你让他给 Ayman 女士解释并获取她的知情同意。在完成输血前基础生命体征的观察后，你准备开始输血。

> 1U 血制品在输血前可以在冰箱外放多久？

　　为了确保 Ayman 女士输注的血制品正确，你在她床边完成一系列核对。

问题 1　完成下列核对清单的填空

　　　a. 以下核对必须由两名医护人员在_____完成，其中一人必须负责连接血袋

　　　b. 血袋标签和_____/ 文字资料必须一致且正确

　　c. 血袋包装和_____具体信息一致且正确

　　d. _____带的具体信息一致且正确

　　e. 如果可能的话,要求患者说出 / 拼写他们的_____和_____

　　f. 正确的血制品类型包括提供_____(包括巨细胞病毒阴性)

　　g. _____和血袋时间(确保交叉配血标本正确)

问题2 检视血袋包装

　　a. 包装完整,无_____或篡改的痕迹

　　b. 无血凝块、无变色或_____或_____

　　c. 血袋里和导管间的血无明显_____

问题3 确保两次核对_____和_____完成_____并放在患者的病历里

注:病房住院记录(unit record,UR)的说法可能有所不同[例如:病历号(Medical Record Number,MRN)/ 住院号(Hospital Record Number,HRN),它指患者独有的识别码]。

(a) 阅读当前资料

> 开始输血后,护士应在患者床边观察多久?

你查看了 Ayman 女士的基础生命体征:

体温:36℃

脉搏:112 次 /min

呼吸:28 次 /min

血压:90/50mmHg

血氧饱和度:95%

　　输血速度很慢,因此你将输血器的调节器调到最大以保证血液能按时输完。然后你离开病房去护理另一名患者。

　　几分钟之后,Ayman 先生跑来叫你赶紧过去。当你回到病房时,你发现 Ayman 女士开始寒战、呻吟并用手抱住头,你立即停止输血并测量 Ayman 女士的生命体征。

(b) 收集新信息

问题1 从以下选项中,选择你需要立即收集的信息和线索

　　a. 呼吸　　　　　b. 疼痛评分　　　　c. 意识水平　　　　d. 皮肤颜色

　　e. 体温　　　　　f. 脉搏　　　　　　g. 血压　　　　　　h. 口渴程度

　　i. 伤口情况

问题2 这时你还应该检查什么?

(c) 知识回顾

小 测 试 !

　　护理输血过程中发生输血反应的患者需要扎实的基础知识。尝试以下测试评估你的知识。

问题1 红细胞破坏的过程被称为

　　a. 红细胞增多　　　　　　　　　　b. 红细胞生成

　　c. 红细胞吞噬　　　　　　　　　　d. 溶血

问题2 如果某人的血液与抗 A、抗 B 血清均发生凝集,此人的血型是?

　　a. B 型　　　　　　　　　　　　　b. AB 型

　　c. O 型　　　　　　　　　　　　　d. A 型

问题 3　如果某人的血型是 O 型,红细胞膜上有 Rh D 因子,血型鉴定为 O 型(+)。以下哪两种血型的血制品可以输注给该患者?

  a. O 型(−)   b. O 型(+)   c. A 型(+)   d. A 型(−)

  e. B 型(+)   f. B 型(−)   g. AB 型(+)   h. AB 型(−)

问题 4　以下哪种血型的血可用于 Ayman 女士的紧急输注?

  a. A 型(中东人最常见的血型)   b. B 型(配错可能性最小)

  c. AB 型(万能受血者)   d. O 型(万能供血者)

问题 5　在澳大利亚,输血申请单需包括一张签字声明用来核实是否遵循正确的患者核对流程。设置这种表格的目的是

  a. 用于确认患者同意输血

  b. 用于确保从正确的患者采集正确的血液,贴上正确的标签

  c. 记录采集者的身份,用于护士记录

  d. 用于记录采集者的详细信息,以防护士需要修改标本标签

问题 6　输血时巡视患者的频率是?

  a. 根据医院制度,输注每个单位的血都要巡视

  b. 开始输血后 15 分钟

  c. 每单位血制品输注前

  d. 输血完毕时

  e. 以上全部

3. 整理信息

整理
信息

(a) 阐释

你查看并分析 Ayman 女士的基础生命体征:

体温:38.2℃

脉搏:118 次 /min

呼吸:24 次 /min

血压:100/60mmHg

血氧饱和度:95%

问题 1　Ayman 女士的哪项监测值在正常范围内?

问题 2　你确定 Ayman 女士输注的是 O 型(−)血。这一信息需要关注吗? 为什么?

(b) 筛选

问题　根据你收集的线索和信息,结合你回忆的跟输血有关的知识,Ayman 女士生命体征异常的原因可能是什么? 请从以下选项中,选出你认为与 Ayman 女士发生输血反应**最相关**的三种可能。

  a. 超敏反应   b. 细菌污染

  c. 过敏反应——过敏性休克 d. 发热反应

  e. 体温过低   f. 循环负荷过重

  g. 溶血反应   h. 与输血有关的急性肺损伤

复习更多输血反应的知识。

(c) 关联和 (d) 推理

将所有的信息汇总,分析它们之间的关系,基于你所知道的 Ayman 女士的病史和症状

体征进行推理。

问题 判断以下说法"对"或是"错"。

    a. Ayman 女士可能是由于静脉输液速度过快引起的高血压和心动过速

    b. Ayman 女士可能是急性肺水肿导致缺氧和呼吸过速

    c. 由于 Ayman 女士很焦虑且受到惊吓，她可能血压正常，心动过缓

    d. Ayman 女士可能是初始创伤和低血容量引起的低血压和心动过速

    e. Ayman 女士可能是伤口感染引发的发热和心动过缓

    f. Ayman 女士可能是输血反应导致的发热和心动过速

（e）预测

> 提示：思考输血
> 反应的原因及后果。

问题 如果不采取行动纠正目前发生的状况，Ayman 女士会怎样？选择**错误的**选项

    a. Ayman 女士的情况会在接下来的几天里逐渐好转

    b. Ayman 女士可能发展为急性肾损伤

    c. Ayman 女士可能发展为循环负荷过重

    d. Ayman 女士可能失去意识

    e. Ayman 女士可能死去

    f. Ayman 女士可能由于严重气体交换受损而缺氧

4. 分析问题

此时你综合分析收集的全部信息以及你所作出的推理，对 Ayman 女士的主要问题提出护理诊断。

问题 从以下选项中为 Ayman 女士选择两个可能的护理诊断

    a. 发热反应与可能的抗体/抗原反应有关

    b. 呼吸过速与输血导致的急性肺损伤有关

    c. 过敏反应与血型不相容输血有关

    d. 体温过高与可能的细菌感染有关

    e. 低血压与吗啡可能的抗体/抗原反应有关

5. 设立目标

问题 在采取任何行动改善 Ayman 女士的状况之前，明确你想做什么以及何时做是很重要的。你的目标是使 Ayman 女士体温正常，无寒战、头痛、呼吸困难、酱油色小便或荨麻疹。你想在多长时间内达到这一目标？

    a. 24 小时（以及下个月）   b. 2 小时（以及下周）

    c. 4 小时（以及明天）   d. 48 小时（以及下周）

6. 采取行动

问题 1 从以下选项中，选出 5 项你目前**最应当立即采取**的措施

    a. 安慰 Ayman 女士

    b. 维持静脉通道

    c. 冲洗当前的静脉通路

    d. 立即通知医生

e. 摇高 Ayman 女士的床尾

f. 重新进行输血前检查的步骤 1~4

g. 监测 Ayman 女士的意识水平

h. 监测 Ayman 女士的疼痛评分

i. 监测 Ayman 女士的生命体征和血氧饱和度

j. 通知输血科

k. 将血袋送回输血科做紧急血培养和革兰氏染色

回顾了 Ayman 女士的病情后,医生赞成你的护理诊断。他坚信 Ayman 女士最可能发生了非溶血性发热性输血反应,可能是抗原 - 抗体反应导致的。但是他没有排除细菌感染,特别是当你告诉他在输血前,血袋在护士站桌上放了一个小时以上。

医生开了扑热息痛的医嘱,若服用扑热息痛有效,患者症状缓解,则重新开始输血。他让你在接下来的输血过程中密切监测患者病情(注意血袋需在开启后的四小时内输完)。如果症状再次出现,则完全停止输血。但是他指出,如果患者要输注另一单位的血制品,需进行交叉配血试验对抗体进行全面的筛查。由于他依然担心患者血容量过低,所以他嘱咐在 Ayman 女士输血完毕后开始生理盐水的输注。

问题 2　在下面的表格中,将理由与相应的护理措施配对

护理措施	理由
准确及时记录所有的护理观察结果和护理措施	焦虑和不安可能提示抗原 / 抗体反应恶化
定期评估患者的意识状况	为了维持社会心理方面的健康
密切监测血流动力学状况	深色的尿液可能提示发生了溶血
定期检查患者的皮肤状况	为了确保充足的氧气运输;情况恶化可能提示喉部水肿、支气管痉挛
维持患者的静脉通道,定期监测静脉穿刺处的状况	为了明确 Ayman 女士的病情是否改善或恶化
通过鼻导管给氧,每小时监测血氧饱和度	为了保证全体照护 Ayman 女士的医护人员之间清晰、准确、及时地沟通
安慰患者	为了立即识别荨麻疹皮疹以及任何异常的、无法解释的出血
检查每次收集的尿标本的颜色	确保输液通道是完好通畅的,沿着静脉通路的疼痛可能提示溶血

7. 评价

问题　现在距 Ayman 女士输完血已经 2 个小时了,开始输注生理盐水。回顾以下症状和体征来判断 Ayman 女士的病情是否已经改善。用"未改变""改善"或"恶化"对每一项进行标注。

意识状况:患者烦躁不安、焦虑

脉搏:105 次 /min

血压:100/55mmHg(卧位),90/50mmHg(坐位)

呼吸:26 次 /min

血氧饱和度:95%

皮肤:无红疹

寒战:停止

体温:37.2℃

反思

8. 反思

反思你从这个案例中学到的知识,思考以下问题。

问题1   你从这个案例中学到的最重要的三点是什么?

问题2   可以通过什么措施防止 Ayman 女士发生输血反应?

问题3   学习了这个案例后,你在临床实践中将如何做?

问题4   你认为你自己的文化信仰和价值观是如何影响你为患者提供文化安全护理能力的?

问题5   让患者家属当翻译时,你认为主要的伦理问题是什么?

场景 12.2 护理输注血小板和新鲜冰冻血浆的患者

场景转换

在场景1中,Ayman 女士发生了非溶血性发热性输血反应。尽管已经提供了治疗,但是她的血红蛋白依然很低,症状未得到缓解,因此她输注了第二个单位交叉配血红细胞,未发生并发症。在医疗中心接受治疗后,Ayman 女士回到了拘留中心的住宿区,等待办理避难申请。Ayman 夫妇和他们的女儿被赋予难民身份,6个月后在昆士兰州布里斯班外的一个城市居住区定居。他们获批工作签证,并享有医疗保险。

不幸的是,Ayman 女士的疲乏症状并未缓解。她身上持续出现与创伤无关的瘀斑,虽然已经严格注意口腔卫生,但是牙龈仍反复出血。最后,她来到当地医院的急诊科。全血细胞计数检查显示她有重度贫血和血小板减少。她被诊断患有急性髓系白血病。

血液系统癌症的流行病学

在澳大利亚,血液系统癌症并不是最常见的癌症(发病率在男性中排名第8位,在女性中排名第11位);但是在癌症中,白血病的治疗是最昂贵的。因此,疾病对医疗保健系统造成的负担是相当沉重的(AIHW 2005)。

血液系统癌症的病因和发病机制

白血病是一种恶性肿瘤疾病,恶性白细胞在骨髓和外周血中增殖,取代正常细胞。白血病的病因尚不明了;然而有一些诱发因素与疾病的发展有关。这些因素包括:高剂量辐射、与苯的接触以及一些病毒。有一些遗传病也被视为白血病的危险因素,如:唐氏综合征和克兰费尔特综合征。白血病家族史也是危险因素之一(Murphy-Ende & Chernecky 2002)。

> 医生开具这些血制品的原因是什么?

以人为中心的照护

Ayman 女士被收入肿瘤病房,她的初始治疗包括 3U 浓缩红细胞(packed red blood cells,PRBCs)。她丈夫向医疗小组告知了她在拘留医疗中心的治疗经历。Ayman 女士还输注了血小板。

血袋

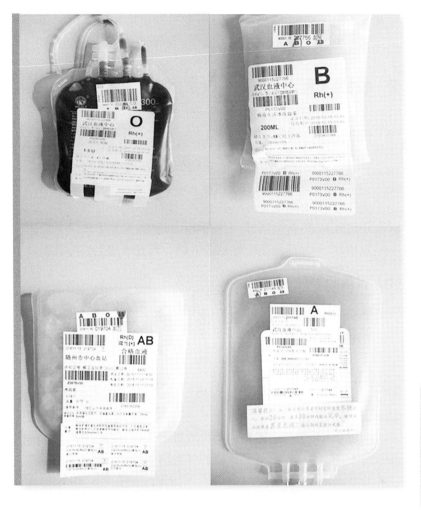

Hickman 中心静脉管道可以在体内留置一段时间,常用于化疗或血液成分分离。Hickman 管道留置于上腔静脉,管道出口位于胸壁。

然后 Ayman 女士准备接受化疗。由于她接下来有多次输血和静脉治疗,因此她在手术室置入了 Hickman 中心静脉管道,然后办理出院,到肿瘤门诊接受化疗药物的治疗。

1. 考虑患者状况

考虑患者状况

有一天 Ayman 女士来到肿瘤门诊,她告诉护士她到达医院的时候感到不舒服。医生评估了她,并立即将她收入肿瘤病房。

你是一名在肿瘤病房工作的护士,轮班负责 Ayman 女士的护理。肿瘤科医护人员向你提供了以下交接报告:

交接报告

什么是全血细胞减少和中性粒细胞减少?

Ayman 女士患有急性髓系白血病,目前在接受第三个疗程的化疗。今天她告诉医护人员她感觉不太舒服。可能由于化疗,她牙龈有轻微的出血,全血细胞减少,中性粒细胞减少。她目前发热,体温 38.3℃,其他生命体征正常。她需要做败血症检查项目以明确感染的来源,还需要输注 3 个单位的浓缩红细胞。医嘱包括青霉素 500mg 静脉给药和头孢曲松钠 2g 静脉给药。

医生查房看望了 Ayman 女士,讨论她的病理结果,病理检查显示她可能有潜在的肝功能异常。他认为这也许能解释患者的凝血障碍(出血倾向)。医生向 Ayman 女士询问了她在伊拉克暴露于有毒气体的经历,向她解释这一经历可能导致了她目前的肝脏问题和白血病。这次谈话勾起了 Ayman 女士的回忆,她十分难过。于是一名社工来到病房跟她交谈。

Ayman 女士顺利完成了浓缩红细胞的输注。另外,作为败血症检查项目的一部分,她还完成了中段尿标本、胸部 X 线、大便培养和血培养的检查。

第二天,你再次护理 Ayman 女士。大部分检查结果都出来了,于是你开始查看检查结果。

2. 收集线索 / 信息

(a) 阅读当前资料

首先你查看并思考 Ayman 夫人的败血症检查项目:

胸部 X 线:未发现塌陷或粘连。未显示胸膜积液。未发现肋骨骨折。

大便培养:无显著细菌生长。

中段尿标本:抗菌活性,未检测出。培养,无显著细菌生长。

血培养:到目前为止未见细菌生长。若有细菌生长再做进一步报告。

(b) 收集新信息

你还需要收集哪些其他的临床评估资料?

问题 1 从下列选项中,选出你认为目前与你对 Ayman 女士的评估**最相关**的 2 项

a. 呼吸　　　　　　　　　　　　b. 痰培养

c. 疼痛　　　　　　　　　　　　d. 认知状态

e. 颜色　　　　　　　　　　　　f. 导管部位拭子

g. 活动度　　　　　　　　　　　h. 情感状态

问题 2 一名护士随口说:"我敢打赌是因为她住的地儿,他们通常住在肮脏、十分拥挤的地方。"这名护士的评论属于哪种临床推理错误?

a. 种族歧视　　　　　　　　　　b. 模式匹配

c. 诊断倾向性　　　　　　　　　d. 基本归因错误

(c) 知识回顾

小 测 试 !

为了确保你很好地理解了与败血症、免疫和过敏反应有关的概念,请尝试回答以下问题。

问题 1 以下哪一项不属于白细胞?

a. 巨噬细胞　　　　　　　　　　b. 嗜酸性粒细胞

c. 单核细胞　　　　　　　　　　d. 中性粒细胞

e. 角质细胞

问题 2 不适、发热、皮温升高、肿、痛、化脓都是感染的体征。目前,Ayman 女士表现的唯一体征是发热。以下说法哪一项正确?

a. Ayman 女士中性粒细胞减少,因此她的白细胞计数降低

b. Ayman 女士中性粒细胞减少,她没有足够的中性粒细胞产生典型的感染征象

c. Ayman 女士中性粒细胞减少,血小板缺乏妨碍了红肿的发生

d. Ayman 女士全血细胞减少,红细胞缺乏妨碍了红肿的发生

问题 3 白细胞的正常值是 $4.9 \times 10^9/L \sim 11.0 \times 10^9/L$。

a. 正确　　　　　　　　　　　　b. 错误

问题 4 白细胞分类计数指各类细胞在血液中所占的百分比。中性粒细胞的分类计数是?

a. 2%~8%　　　b. 0.5%　　　c. 55%　　　d. 20%~40%

问题 5　以下哪一项不会对粒细胞减少患者的健康构成威胁?

　　a. 患有慢性疾病　　　　　　　　b. 免疫应答改变

　　c. 有手术切口　　　　　　　　　d. 有侵入性的或留置的医疗设备

　　e. 免疫能力低下　　　　　　　　f. 非冷藏的食物

问题 6　过敏反应的症状包括

　　a. 血容量减少和高血压　　　　　b. 心动过缓和低血压

　　c. 支气管收缩和支气管痉挛　　　d. 荨麻疹和皮肤发红

问题 7　过敏性休克的首选药物是?

　　a. 肾上腺素　　　　　　　　　　b. 氧气

　　c. 糖皮质激素　　　　　　　　　d. 以上都不是

问题 8　止血过程的第一相反应是?

　　a. 球蛋白和血色素分离　　　　　b. 凝血酶原酶激活

　　c. 血小板聚积　　　　　　　　　d. 血管痉挛

问题 9　当人体出现伤口时,血液中的血小板会激活一种物质来启动凝血过程。这一物质是?

　　a. 腺苷　　　　　b. 组胺　　　　　c. 卵凝脂　　　　　d. 凝血酶

Ayman 女士的感染源被确定是她的 Hickman 中心静脉管道,医护人员计划将她送回手术史进行导管重置。考虑到她有凝血功能障碍并且即将做手术,她接受了血小板输注,未发生不良反应。接下来她要输注 4U 的新鲜冰冻血浆。

> 现在你已经复习了血小板有关知识,请复习血小板输注的相关知识。

问题 10　开始输注血小板时应该遵循什么程序?

　　a. 与输注红细胞程序相同,但不需要监测基础生命体征

　　b. 与输注红细胞程序相同

　　c. 与输注红细胞程序相同,但未标注 ABO 血型的血小板很常见

　　d. 与输注红细胞程序相同,但不需要检查有效期

问题 11　血小板的保存和红细胞保存不一样,血小板不需要冷藏保存

　　a. 正确　　　　　　　　　　　　b. 错误

> 医生开具新鲜冰冻血浆的原因是什么?

问题 12　以下哪一项说法最正确?

　　a. 1 个单位的新鲜冰冻血浆取自 1 个单位的全血

　　b. 新鲜冰冻血浆在采集后的 8 小时内冷冻

　　c. 新鲜冰冻血浆含有正常浓度的所有凝血因子

　　d. 新鲜冰冻血浆可以在解冻后 5 天输注

　　e. 新鲜冰冻血浆需要检查两个有效期(一个是收集日期,一个是解冻日期)

　　f. 输注新鲜冰冻血浆时,不需要考虑 Rh 因子

　　g. 以上说法全部正确

3. 整理信息

整理信息

虽然一般是输血科来完成解冻,但是新鲜冰冻血浆被送到病房时可能还是冰冻的,必须解冻。解冻通常通过温水浸泡,大约需要 30 分钟。切记不要一时兴起使用其他方法如热水加温或微波炉加热,否则会破坏血制品成分,使之不安全。

在为 Ayman 女士输注新鲜冰冻血浆前,你再次测量了她的基础生命体征,并查看了病理结果。结果如下:

体温:38.0℃

脉搏:98 次/min

> 为什么新鲜冰冻血浆可来自于不同的血型?

　　呼吸:20 次 /min

　　血压:110/60mmHg

　　血氧饱和度:95%

　　血红蛋白:120g/L

　　白细胞计数:3.0 × 10⁹/L

　　血型:O 型,Rh(+)

你开始进行输注新鲜冰冻血浆前的核对工作。你注意到 4 个单位的新鲜冰冻血浆 ABO 血型不同。

(a) 阐释

问题 以下哪一新鲜冰冻血浆可以用于 Ayman 女士的新鲜冰冻血浆输注?

　　a. 标记 A 型血的新鲜冰冻血浆　　　b. 标记 AB 型血的新鲜冰冻血浆

　　c. 标记 B 型血的新鲜冰冻血浆　　　d. 标记 O 型血的新鲜冰冻血浆

　　e. 以上所有

(b) 筛选和(c) 关联

问题 15 分钟后你再次测量了 Ayman 女士的基础生命体征。在患者接受输血时,以下哪些项可视为在正常范围内?

　　a. 体温:37.5℃　　　　　　　　　b. 脉搏:122 次 /min

　　c. 呼吸:28 次 /min　　　　　　　d. 血压:112/60mmHg

　　e. 血氧饱和度:95%

你观察到 Ayman 女士有些烦躁不安,抓挠自己的胳膊。她说她很渴,呼吸困难。她伸手去拿一杯水,你观察到她手没有力气。当你想帮她以免她把水杯摔到地上时,她说她头和右腿都很痛。

(d) 推理

问题 根据你所观察到的现象,以及你所学习的输血知识,哪四项症状或体征可能提示患者发生了新鲜冰冻血浆的输血反应?

(e) 预测

问题 如果不停止新鲜冰冻血浆的输注,不采取适当的措施,Ayman 女士会怎样? 根据情景选择**最正确**的选项

　　a. Ayman 女士可能休克和心脏骤停

　　b. Ayman 女士的情况会在接下来的几天里逐渐好转

　　c. Ayman 女士可能发展为急性肾损伤

　　d. Ayman 女士可能失去意识

　　e. Ayman 女士可能死去

　　f. Ayman 女士可能由于严重气体交换受损而缺氧

成分输血不良反应的重要体征

输血过程的监测是护士的首要责任。患者的病情恶化时,他们必须立即识别并采取措施。输血反应可被分为三类:

(1) 轻度输血反应

(2) 中度 / 重度输血反应

（3）威胁生命的输血反应

在场景 1 中，Ayman 女士发生的输血反应属于第一类，即轻度输血反应。

问题　以下 12 个症状和体征可能提示 Ayman 女士发生了潜在的第二类（中重度）输血
反应。在下面的表格中填写每一类输血反应的症状和体征

a. 脸红　　　　　　　　　　　　b. 荨麻疹

c. 僵直　　　　　　　　　　　　d. 发热

e. 烦躁不安　　　　　　　　　　f. 心动过速

g. 焦虑　　　　　　　　　　　　h. 瘙痒

i. 心悸　　　　　　　　　　　　j. 轻度呼吸困难

k. 头痛　　　　　　　　　　　　l. 震颤

过敏反应：针对蛋白质的抗体，包括 IgA	非溶血性发热性反应：可能与致热原和 / 或细菌污染有关	两者都有
例如：心悸	发热	震颤

（f）匹配

问题　这次输血反应与场景 1 中发生的输血反应的相似点和不同点是什么？

4. 分析问题

此时你综合分析收集的全部信息以及你所做出的推理，对 Ayman 女士的主要问题提出
确切诊断。

问题　从以下选项中为 Ayman 女士选择**最正确**的护理诊断

a. 她正处于发热阶段，可能是抗原 / 抗体反应导致的

b. 她正处于发热阶段，可能是细菌污染导致的

c. 她正在发生过敏反应，可能与输血过程中的抗原 / 抗体反应有关

d. 她目前呼吸过速，与输血导致的急性肺损伤有关

提示：思考输血
反应的原因及后果。

5. 设立目标

在这个场景中，Ayman 女士的病情没有合并创伤。她关于过敏反应的护理目标与场景
1 中的略有不同。

问题　从以下选项中，选择目前护理 Ayman 女士的最重要的**近期**目标

a. Ayman 女士在接下来的 24 小时内无发热、寒战、呼吸困难、低血压、头痛或荨麻疹

b. Ayman 女士在接下来的 2 小时内无发热、寒战、呼吸困难、低血压或头痛，荨
麻疹缓解

c. Ayman 女士在接下来的 2~4 小时内无发热、寒战、呼吸困难、低血压、头痛或
荨麻疹

d. Ayman 女士在接下来的 24 小时及一周内无发热、寒战、呼吸困难、低血压、头
痛或荨麻疹

6. 采取行动

问题　从以下选项中选出目前应立即采取的 10 项护理措施
　　a. 请示医生使用抗组胺药物
　　b. 完成输血反应报告并送到血库
　　c. 给予肾上腺素注射
　　d. 给予利尿剂
　　e. 安排患者再次进行血液病理检查
　　f. 使用 1 000ml 生理盐水冲洗导管和静脉通道
　　g. 输血反应缓解后重新输血
　　h. 安慰 Ayman 女士
　　i. 维持静脉通道
　　j. 冲洗保留的静脉通道
　　k. 立即通知医生
　　l. 摇高 Ayman 女士的床尾
　　m. 重新进行输血前检查的步骤 1~4
　　n. 监测 Ayman 女士的意识水平
　　o. 监测 Ayman 女士的疼痛评分
　　p. 监测 Ayman 女士的生命体征和血氧饱和度
　　q. 通知输血服务提供者

7. 评价

问题　在下面的表格中列出你接下来要监测的 Ayman 女士的症状和体征,以评价她的病情是否改善,决定是否需要重新开始输血。

症状或体征	预期监测情况
如:血压	平稳,无体位性下降

8. 反思

反思你从这个案例中学到的知识,思考以下问题。
问题 1　你从这个案例中学到的最重要的三点是什么?
问题 2　学习了这个案例后,你在临床实践中将如何做?

问题 3　如果你要向另一名护士教授与输注红细胞、血小板和新鲜冰冻血浆有关的关键概念，你将涵盖哪些关键点？

问题 4　由这一场景产生的更广泛的问题，如伦理、政治或社会问题有哪些（Stephenson 1993）？

结语

Ayman 女士从输血反应中恢复过来，今后她输血都需要细心监测。她重新留置了 Hickman 中心静脉导管，完成了细胞毒性化疗方案，进入缓解期。不幸的是，6 个月后，她的症状复发了。干细胞采集治疗没有采集到足够的自体造血干细胞，因此医生推荐她接受传统的骨髓移植。她与干细胞库里的一位供者配型成功，顺利接受了异体干细胞移植（Saria & Gosselin-Acomb 2007）。在接下来的 2 年里，Ayman 女士的健康状况不断改善。经过 5 年的等待，Ayman 夫妇和他们的女儿成为了澳大利亚公民。Ayman 女士现在是一名助理护士，正在学习注册护士课程。她把献身护理归因于她多次住院期间受到的照护和她所经历的善解人意的、以患者为中心的护理。

（刘茜　译　吴珂　校）

拓展阅读

Katz, E.A. (2009). Blood transfusion: Friend or foe. *AACN Advanced Critical Care* 20(2), 155–63.

Rosenthal, K. (2009). Keys to safe blood transfusions. *LPN* 5(5), 11–15.

Ruffolo, D.C. (2009). Seeing red: Complications of blood transfusions, *Nursing Critical Care* 4(3), 28–34.

参考文献

Australian Institute of Health and Welfare (AIHW) (2005). *Health System Expenditures on Cancer and Other Neoplasms in Australia, 2000–01.* Accessed October 2011 at <www.aihw.gov.au/publication-detail/?id=6442467719>.

Australian & New Zealand Society of Blood Transfusion Inc. & Royal College of Nursing Australia (2004). *Guidelines for the Administration of Blood Components.* Accessed October 2011 at <www.anzsbt.org.au/publications/documents/AdminGiudelinesOct2004.pdf>.

Australian Red Cross Blood Service (2011). *Blood Groups.* Accessed October 2011 at <www.transfusion.com.au/blood_basics/blood_groups>.

Australian Red Cross Blood Service (2011). *Red Cell Antigens and Antibodies.* Accessed October 2011 at <www.transfusion.com.au/blood_basics/antigens/red_cell>.

Flinders University School of Nursing & Midwifery (2011). *Clinical Communication: Terminology/Abbreviations.* Accessed October 2011 at <nursing.flinders.edu.au/students/studyaids/clinicalcommunication/page_glossary.php?id=13>.

Murphy-Ende, K. & Chernecky, C. (2002). Assessing adults with leukaemia. *The Nurse Practitioner* 27(11), 49–60.

National Health & Medical Research Council (NHMRC) (2002). *Clinical Practice Guidelines on the Use of Blood Components.* Accessed October 2011 at <www.nhmrc.gov.au/_files_nhmrc/publications/attachments/cp78.pdf>.

NSW Health (2011). *Refugee Health Plan 2011–2016.* Accessed October 2011 at <www.health.nsw.gov.au/policies/pd/2011/pdf/PD2011_014.pdf>.

NSW Health (2011). Clinical Excellence Commission. *Blood Watch – Improving Transfusion Medicine for Patients in NSW.* Accessed October 2011 at <www.cec.health.nsw.gov.au/programs/blood-watch/myths>.

Royal Children's Hospital (Melbourne) (2005). *Blood Transfusion.* Accessed October 2011 at <www.godempowersyou.com/documentation/tinyAmountofResearch/Blood%20Transfusion%20_%20Adverse%20effects%20of%20transfusion.pdf>.

Saria, M.G. & Gosselin-Acomb, T. (2007). Hematopoietic stem cell transplantation: Implications for critical care nurses. *Clinical Journal of Oncology Nursing* 11(1), 53–63.

South Australia Department of Health (2006). *Flippin' Blood.* Accessed October 2011 at <www.health.sa.gov.au/bloodsafe/Portals/0/flippn'bloodchartSept06.pdf>.

South Australia Health & Australian Red Cross Blood Service (2008). *Transfusion Administration Checklist.* Accessed October 2011 at <www.transfusion.com.au/sites/default/files/TP-L3-402%20Nursing%20Admin%20Checklist%205.1.pdf>.

South Australia Health & Australian Red Cross Blood Service (2006). *Blood Safe e-Learning Program.* Accessed October 2011 at <www.bloodsafelearning.org.au/>.

Stephenson, S. (1993). Exemplars of reflection. In *Reflective Practice in Nursing. The Growth of the Professional Practitioner* (eds S. Burns & C. Bulman). Oxford: Blackwell Science.

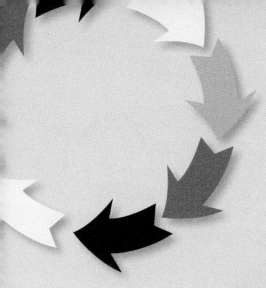

第十三章

姑息照护患者的护理

Pamela Van Der, Victoria Pitt

学 习 目 标

完成本章学习后,读者能够:
- 解释理解姑息照护和补充疗法对提供有效照护的重要性(回顾和应用)
- 识别便秘、临终脱水和临终烦躁的临床表现,以指导线索的收集和分析(收集、回顾、阐释、筛选、关联和推理)
- 回顾临床信息以确定姑息照护和临终关怀患者的主要问题(综合)
- 结合姑息照护和临终关怀患者的生理、心理、社会和灵性需求,描述优先护理(设立目标和采取行动)
- 识别临终关怀质量的影响因素
- 确定临床标准,以评价疼痛、便秘、临终烦躁和临终脱水的护理措施的有效性(评价)
- 将所学到的姑息照护知识应用到新的临床情景中(反思和转化)
- 探讨姑息照护团队的角色和职责

导　言

本章关注一名患有转移性乳腺癌的 37 岁妇女的护理。你会被介绍给 Sally Abraham，并同她一起经历其姑息照护的旅程。

世界卫生组织（WHO 2011）将姑息照护定义为"从得到诊断到生命终结和亲人丧亡，通过缓解疼痛和症状，提供灵性和社会心理支持，来改善因疾病有生命威胁的患者及家庭的生活质量"。姑息照护使人们在面对死亡时，尽可能避免不必要的折磨，在整个过程中保持尊严和独立，在一个可以自主选择的环境中接受照护，悲伤需求能得到识别和处理，并确保家属需求得到满足（Palliative Care Australia 2011）。

护理姑息照护的患者不仅要具备良好的临床推理技能，而且需要护士以整体护理、以人为中心的、尊重他人的方式去照护患者。整体护理强调将人视为一个处于社会、文化和环境中的整体，而不是某个特定系统或器官出现故障的人（Walton & Sullian 2004）。Proulx 和 Jacelon（2004）指出有尊严的死去包括身体舒适、有自治权、富有意义、富有价值、准备充分和人际交往。良好的临床推理能力能影响以上这些照护的重要元素。死亡常与患者的信仰、价值、经历、情感和文化紧密联系在一起（van der Riet 2009）。这对新护士可能是挑战；但是，运用临床推理环能使你具备自信地处理姑息照护中复杂情形的能力。推理环的一个重要部分是反思你提供的护理，因此，你能有效地从各方面实施护理，为患者提供整体护理。

本章讨论姑息照护中补充疗法的使用。补充疗法是指"那些不属于传统医学组成部分的治疗方法、技术、观点和产品（在特定的国家和时间）"（Adams 2007, p.xix）。补充疗法的使用是基于整体论，认为思想、身体和灵魂是健康不可分割的元素需要滋养。补充疗法为护士创造了深入理解患者需求、更加整体与创新地进行护理的机会（Smith 2009）。护士应该熟悉辅助治疗，以便协助患者作出使用补充疗法的明智决定，从而预防不良结局。

主要概念

姑息照护、补充疗法、整体护理、临终脱水、临终烦躁、死亡尊严

推荐阅读

P. LeMone, K. Burke, T. Dwyer, T. Levett-Jones, L. Moxam, K. Reid-Searl, K. Berry, M. Hales, Y. Luxford, N. Knox & D. Raymond (eds) (2011). *Medical–Surgical Nursing: Critical Thinking in Client Care* (Australian edn). Frenchs Forest, NSW: Pearson. Chapter 5: Nursing care of clients experiencing loss, grief and death

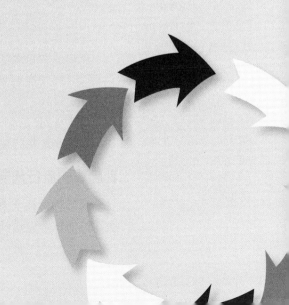

场景 13.1   姑息照护旅程开始

场景设置

Sally Abraham 是一名 37 岁的单身母亲,最近由于转移性乳腺癌被转诊到姑息照护拓展团队。当姑息照护的护士询问其经历时,Sally 讲述了她的故事:

> 我被确诊的时候是 25 岁……我发现乳房上有一个肿块,就去看了全科医生。当时我的女儿 2 岁,我原以为可能是乳腺管阻塞。全科医生也没担心。我做了乳房 X 线检查,但没发现什么。因为全科医生摸得到肿块,我又做了超声检查。超声检查发现乳房里有 3 个肿块。

> 因此,我去医院做了手术,进行了活组织检查,发现是乳腺癌。我做了部分乳房切除术和 2 个月的放疗。两年半内没发生什么,但是之后在原来的位置上长了两个肿块,手臂下也长了一个。因此我做了全乳切除术,并进行了六个月的化疗。六周后疤痕处又长了一个肿块。这持续了大概六年……似乎没有止境。

> 大约这个时候肿瘤科医生告诉我,由于我已经达到放疗极限,不能再进行任何放疗了。他说我可以再进行一轮化疗,但是他不建议我去冒险,说我可能只有六个月的生命了。我对他十分愤怒,离开了那儿。我确实十分愤怒,因为他让我回家等着……

> 离开医院回家的路上我一直在哭泣。当我在车道上停下来时,我想:"我如何告诉 Olivia 我活不了那么久来养育她长大?"她才 11 岁,而我是一个单亲母亲。我找不出解决的办法。所以,我打电话给我的家人,说:"这是医生说的。我打算尽一切所能去战斗,但我不打算做化疗了。"

> 刚开始我哭了几个星期,同时在想:"哎,我要死了……这真的要发生了。我真的要死了。"但是之后我去看了一个草药医生,在健康食品店的书架上看到了一本书,封面上是一个单腿的男人和几个字"你能战胜癌症"。于是我把这本书买回家阅读。书是 Ian Gawler 写的,这时我开始考虑补充疗法,因为医疗已经不能再给我提供什么办法了。

> 在接下来的两年里我使用了很多补充疗法,我看了一个草药医师和精神心理治疗师。我开始面对事实地说:"是的,不管怎样我们都会死去。我们都是生来就会死亡的。"因此,我计划我的葬礼,我把我的愿望写下来并一一实现。我每天告诉 Olivia 我爱她,并开始持续播放治愈磁带,因此不管她是否喜欢,她也在接受治疗(玩笑语气)。她听了所有这些正面的肯定的磁带。我们俩一起住在一个小篷车里,她是我所知道的所有小孩中最安静的一个。

> 但是我失去了我的家人。他们有点气疯了,说:"你在做什么?不进行化疗?喝这些胡萝卜汁,看这样的专家(精神心理治疗师)。我们看到你盘腿坐着,这是那么的奇怪。你抱着不切实际的期望,而且也给你女儿错误的希望。"

> 我爱我的家人,但是我要积极乐观,我无法跟消极的他们打交道。我不理解他们为什么这样。因此我做了一个可怕的决定:我不再去他们那儿了。因此我不再有任何的家庭支持,我没有一个真正的朋友;大家不知道该说什么,如何做或者做什么。所以,Olivia 和我就靠我们自己。她爸爸不跟我们一起生活,我担心如果我死了……她会怎样。

乳腺癌的流行病学

乳腺癌在澳大利亚女性中是发病率最高的肿瘤(澳大利亚健康与福利组织 2010)。它能在任何年龄发病,但是在 60 岁以上的女性中更常见。尽管十分少见,男性也会得乳腺癌。

了解更多关于乳腺癌检查的信息。

每个人所处的悲伤阶段不同。从 Sally 的叙述,你能否探究她处于哪个阶段?Elisabeth Kubler-Ross 描述悲伤的阶段有否定、愤怒、讨价还价、沮丧和接受:www.ekrfoundation.org/five-stages-of-grief。

冥想疗法有很多益处,包括缓解压力(Ernest, Pittler & Wider 2006),促进健康(Katz et al. 2005),降低皮质醇水平和促进免疫反应(Ernest, Pittler & Wider 2006)。

通过《澳大利亚健康》(Australia's Health)(2010),获取更多关于乳腺癌发病率、死亡率和存活率的信息。

乳腺癌的发病机制尚不清楚,但研究者在大约 5% 的女性乳腺癌患者中发现了一个基因联系,涉及 2 个被称为 *BRCA1* 和 *BRCA2* 的乳腺癌易感基因(新南威尔士癌症研究所 2008)。文献中明确了很多危险因素,包括老化、地理位置(出生国)、社会经济状况、生殖事件、外源性激素、生活方式危险因素(酒、饮食、肥胖和身体活动)、乳腺癌家族史、乳房 X 线密度和乳腺良性疾病的病史(Dumitrescu & Cotarla 2007)。

补充疗法

在澳大利亚,四个人中有一个人使用补充疗法,每年花在补充疗法上的费用超过 20 亿(Adams 2006)。从 1995 年到 2005 年间,在澳大利亚看辅助健康专家的人数增加了 51%(澳大利亚统计局,2008)。不断增长的证据显示补充疗法,尤其是涉及癌症管理和姑息照护时,对社区居民的健康有显著的贡献,而且经济划算(Mansky $ Wallerstedy 2006)。随着人们对补充疗法的兴趣日益浓厚,我们需要确保这些疗法安全、无害、能促进健康(McCabe 2005;van der Riet,Francis & Levett-Jones 2011)。

> 通过"癌症咨询(Cancer Council)"(2011)获取更多运用于癌症患者的补充疗法。

许多补充疗法是药物治疗和非药物治疗相结合的,比如运用于芳香疗法的油剂,用于草药疗法的草药产品或中国传统治疗师准备的'中药'。人们普遍相信辅助治疗,因为他们认为补充疗法的药物是"自然"产物,对人类一定是有益的。护士可能不知道一些补充疗法药物的潜在危害(van der Riet,Francis & Levett-Jones 2011)。例如,有证据支持圣约翰草治疗抑郁症的效果和卡瓦胡椒治疗焦虑症效果(Larzelere,Campbell & Robertson 2010),但出于安全考虑,应警告这些产品不应与医生开的抗抑郁药或抗焦虑药联合使用。另一个常见例子是可自行使用的补充疗法药物松果菊,它是一种治疗普通感冒的药物,有 20 多种已知的副作用,包括哮喘发作、肌肉酸痛和消化不良(国家处方药服务中心,2010)。

> 获取更多关于特殊补充疗法的信息。

姑息照护中补充疗法的使用十分普遍(Tovey,Chatwin & Broom 2007),许多疗法特别是按摩(Kotsirilos,Vitetta & Sali 2011)、音乐疗法(Gallagher,Lagman & Walsh 2006)、药物(Canter 2003;McDonald,Burjan & Martin 2006)和芳香疗法(Kotsirilos,Vitetta & Sali 2011),能有效缓解焦虑并提高患者的生活质量。但是安全应始终作为一个重要的考量因素。比如按摩,接受化疗的姑息照护患者可能有血小板减少,用力的按摩可能会导致患者出血。这并不是说按摩不能用于姑息照护的患者而是护士应该小心地使用这种疗法,仔细评估他 / 她所护理的患者。

> 姑息照护小组的成员有哪些? 他们各自的角色是什么?

姑息照护模式

(1) 姑息方式(初级照护模式)

这个模式指当疾病不能治愈时,向患者提供姑息方式和基本护理的模式。家庭护理机构通常在老年人中使用这种关注症状管理的照护模式。目标是提高其舒适度,提供整体的、以人为中心的护理。专业护理人员为居民及其家庭提供综合护理。姑息照护需求程度可分为低等到中等。

(2) 提供特定姑息照护(二级)

在这个模式下需要特别关注患者及其症状。症状包括疼痛、呼吸困难、恶心和 / 或呕吐。此模式下的护理提供给有中等到高级姑息照护需求的患者和家庭。需要转介到跨专业姑息照护团队。目标是对复杂的症状进行评估和管理。

(3) 临终关怀(终末期护理)

这一模式通常用于临终患者生命的最后几周或几天,十分强调生理的、情绪的和精神的舒适和对患者家庭的支持[Palliative Care Curriculum for Undergraduates(PCC4U)2011]。

1. 考虑患者状况

姑息照护扩展小组的晨间交接班

    Sally Abraham,37 岁,患有乳腺癌并有骨转移。最近她刚被转诊到拓展社区姑息照护服务中心。上周她第一次来到服务中心看医生。昨晚她给服务中心打电话,主诉全身疼痛、恶心和呕吐,且不断加重。目前为缓解疼痛,她使用的药物有:美施康定(MS Contin)120mg 每天两次(BID),吗啡(Morphine)40mg 必要时(PRN)。Sally 说她也在用补充疗法,我不确定具体是哪些补充疗法。她不想去临终关怀医院处理这些症状,希望尽可能待在家里。但是她和 13 岁的女儿住在一个篷车里,家庭支持有限。Sally 的妈妈和爸爸住在本地,但是关系疏远。

2. 收集线索 / 信息

(a) 阅读当前资料

    你是姑息照护服务的一名护士。你去看望 Sally,她告诉你她疼得越来越严重了,活动受限。Olivia 告诉你她妈妈感到恶心;她给妈妈做了姜茶但是她已经好几天都不能吃固体食物了。

需要思考的……

    姑息照护患者可能有一系列症状,这些症状取决于疾病潜在的病理改变、并存疾病、心理、社会和环境等因素。护士工作的重要内容之一是对症状进行预防、将症状减少到最轻和对症状进行治疗。常见生理症状包括疲倦、疼痛、呼吸困难、厌食和便秘。这些症状单独或者一起出现都使患者感到痛苦。这些症状的发作或者恶化是病情恶化的信号,进而导致患者忧伤、焦虑和抑郁。患者的症状不总是按照预设的模式进展,在每个患者身上有不同的表现,它们也有多种影响因素和结果[Palliative Care Curriculum for Undergraduates(PCC4U)2011]。

(b) 收集新信息

    有效正确的临床评估技能对于姑息照护护士来说是十分必要的。症状评估量表(SAS)(见附录)是澳大利亚姑息照护成效联合会推荐的评估工具中的一种。

    典型的全面症状评估包括评价影响因素、症状的特点(比如强度、位置、性质、时间特性、频率和残疾相关类型)、症状对患者来说意味着什么(包括患者对症状的信念和症状对患者身体、精神心理、社会健康的影响),和患者对症状的行为反应(比如患者对于管理或应对症状采取的行动)(PCC4U 2011)。

> **问题**   你开始对 Sally 进行身体评估。基于对交接报告的了解分析,对以下评估进行重要程度排序
>   a. 生命体征   b. 活动评估
>   c. 跌倒评估   d. 疼痛评估
>   e. 腹部膨隆和排便评估   f. 恶心 / 呕吐评估
>   g. 用药史   h. 疲劳评估
>   i. 呼吸困难评估   j. 家庭 / 照顾者 / 社会支持

以下是姑息照护中疼痛管理的 7 个重要原则：

- 倾听患者及其家人的想法
- 确定疼痛的原因并给予治疗
- 预估疼痛及药物的副作用
- 从侵害性最小的方式开始，并遵循 WHO 三阶梯止痛原则按规律按时给药，并给予按

需（PRN）剂量；联合用药

- 给予正确的药物和剂量来缓解疼痛，无严重副作用
- 定期进行疼痛评估

你回顾了 Sally 的用药情况，知道她正在使用美施康定 120mg 每天两次，吗啡酏剂 40mg 按需给药来缓解疼痛。24 小时内她已经经历了三次剧烈疼痛。她告诉你目前的用药"不能控制她的疼痛"。

（c）知识回顾

你对姑息照护的护理知识了解多少？

小 测 试！

问题 1 人患有以下哪种威胁生命的疾病时，可能需要姑息照护服务？

  a. 乳腺癌　　　　　　　　　　b. 运动神经元病

  c. 白血病　　　　　　　　　　d. 黑素瘤

  e. 慢性阻塞性肺疾病　　　　　f. 以上所有

问题 2 你自己对死亡和濒死的观念和信念会影响你与即将死之人的互动，这就是自我意识对于姑息照护护士来说十分重要的一个原因。正确或者错误？

问题 3 填空。_____是最常用的治疗癌因性疼痛的阿片类药物

问题 4 填空。_____被发现是阿片类药物（吗啡，羟考酮和氢化吗啡酮）对患者有积聚效应的可能，导致肾损害，引发震颤和谵妄

问题 5 下列对于美施康定的描述哪些是正确的？哪些是错误的？

  a. 美施康定是阿片类药物　　　　b. 美施康定是非阿片类药物

  c. 美施康定用于缓解疼痛　　　　d. 美施康定是缓释药

  e. 美施康定可压碎以更早起效　　f. 美施康定不能切断或压碎

问题 6 哌替啶很少用于姑息照护中减轻疼痛，原因是？

  a. 刺激气味　　　　　　　　　　b. 有毒性代谢产物积聚的可能

  c. 成瘾药物　　　　　　　　　　d. 起效太长

问题 7 哪些是阿片药物的潜在副作用？选出 5 个正确答案

  a. 心动过速　　b. 恶心　　　　c. 烦渴　　　　d. 困倦

  e. 抑郁　　　　f. 高血压　　　g. 多尿　　　　h. 便秘

  i. 意识混乱　　j. 幻觉　　　　k. 生动梦境　　l. 腹泻

  m. 焦虑

Sally 使用了一些辅助治疗，包括：

- 牛软骨粉（口服）
- 姜茶
- 果汁（胡萝卜、甜菜根和芹菜）每天三次
- 滑榆树粉，牛粉和薰衣草油混成膏状，对她的胸壁进行皮肤刺激
- 松果菊

尽管不要求你对所有补充疗法有全面的认识,但是对补充疗法的应用有一个基本认识是很重要的。

> 人们寻求补充疗法的原因很多,包括维持症状控制、提供希望和对治疗有积极作用。为了向寻求补充疗法的患者提供帮助,你可以了解更多相关信息。

问题 8　Sally 想要去拜访另一个提供补充疗法的医生,并询问你她该问哪些问题。哪些回答是合适的?
　　a. 会有哪些副作用?
　　b. 这个疗法成功的证据有哪些?
　　c. 那只是花你的钱,所以我不想浪费你的时间。
　　d. 这个治疗花多少钱?
　　e. a,b 和 d

问题 9　牛软骨粉的作用是
　　a. 减轻炎症和关节与下背部的疼痛
　　b. 协助预防感冒和流行性感冒
　　c. 治疗乳腺癌
　　d. 减轻恶心和呕吐

> 照顾患有威胁生命疾病的患者时,你也需要护理其照顾者。想想 Sally 家人的经历,他们经历了多么大的悲痛。如何与丧亲照顾者进行沟通?

问题 10　松果菊的作用是
　　a. 减轻炎症和关节与下背部的疼痛
　　b. 促进免疫系统,帮助身体抵抗感染比如普通感冒
　　c. 促进胃排空
　　d. 控制疼痛

Sally 需要关注的另一个问题是其目前缺乏社会支持。她告诉你当她想要和家人谈谈补充疗法时,他们对此非常不屑并说她是在给自己和女儿错误的希望。Sally 还告诉你她没有把使用补充疗法的事告诉她的全科医生,因为她确信全科医生不会相信它的效果。

理解了一个人为什么要去使用补充疗法和其使用疗法时的社会支持能够帮助健康工作者去更加全面地理解患者的需求。癌症患者使用补充疗法有各种各样的原因,但是研究(O'Callanghan 2011)显示,这些疗法主要通过减轻疾病对身体和情绪的副作用来提高生命质量。O'Callanghan 的文献回顾中指出人们很少把补充疗法作为治愈的方法,使用它的更重要原因是辅助性的对生命和健康进行管理。

> 查看 O'Callaghan (2011),了解"患者"对于补充和替代医学的更多观点。

由于许多患者认为补充疗法不会被支持,他们不愿意和健康专家讨论他们使用的补充疗法。因此,健康专家主动与患者进行关于补充疗法的交流,并表达对补充疗法的支持,是十分重要的。

整理信息

3. 整理信息

(a) 阐释

问题 1　在姑息照护中你会发现患者所有的生命体征都不规律。医护人员在家访时,很少对患者进行全面的生命体征评估。选出对姑息照护患者如 Sally 而言重要的生命体征
　　a. 体温、脉搏和血压　　　　　　　b. 疼痛评估、大便评估、呼吸评估
　　c. 血氧饱和度、呼吸、体温　　　　d. 大便评估、血压、体温

问题 2　为了更好地理解基础过程,以下列出了一系列生命体征以及在姑息照护中应优先评估的内容。以下哪项参数对 Sally 而言是正常的?
　　a. 体温:37.3℃　　　　　　　　　b. 脉搏:120 次 /min
　　c. 呼吸:30 次 /min　　　　　　　d. 血压:140/95mmHg

　　e. 血氧饱和度:95%　　　　　　f. 肠鸣音:高亢

　　g. 皮肤情况:干燥　　　　　　　h. 口腔黏膜情况:干燥有沟纹

　　i. 腹部膨胀:视诊明显

问题3　Sally 说她觉得自己有些浮肿;直肠附近疼痛,有少量腹泻样液体排出,她总是控制不住。她还感到恶心并呕吐少许。对于一个患有转移性乳腺癌的患者,这些症状是

　　a. 不好的但是是预料之中的　　　b. 典型的骨痛

　　c. 药物的潜在副作用　　　　　　d. 确定了癌症转移

　　e. 补充疗法的潜在副作用

(b) 筛选

问题　从以下选项中选出你认为与 Sally 目前状况最相关的线索

　　a. 血压　　　　　　　　　　　　b. 呼吸

　　c. 体温　　　　　　　　　　　　d. 脉搏

　　e. 皮肤刺激情况　　　　　　　　f. 血氧饱和度

　　g. 口腔黏膜情况　　　　　　　　h. 恶心和呕吐

　　i. 食欲缺乏　　　　　　　　　　j. 尿量

　　k. 疼痛　　　　　　　　　　　　l. 大便频率

> 查看相关资料以对便秘有进一步的了解。

　　在临床推理环的这个环节,重点是识别你已收集的线索中缺失的信息,你根据收集的信息认为 Sally 可能便秘了。虽然她说自己排便从未规律过,但是她不记得上次排便的时间。

　　你对 Sally 的腹部进行了触诊,触到了一个活动的软块。直肠指诊显示是坚硬粪块。

(c) 关联

问题　将线索汇集到一起并找出它们(基于目前为止你收集到的信息)之间的关系是很重要的。判断以下选项"正确"或"错误"

　　a. Sally 患有转移性乳腺癌所以现在有疼痛

　　b. Sally 疼痛是皮肤刺激导致的

　　c. Sally 恶心和呕吐是她使用的美施康定和口服吗啡的副作用

　　d. Sally 血压高是因为她对濒死和即将离开女儿很焦虑

　　e. Sally 恶心和呕吐是便秘导致的

　　f. Sally 血压高是疼痛导致的

　　g. Sally 心动过速是由于其呕吐和疼痛

　　h. Sally 发热是由于她目前有胸部感染

　　i. Sally 便秘是由于她使用的美施康定和口服吗啡的副作用

> 临床推理错误:Sally 的转移性乳腺癌诊断结果和转诊到姑息照护可能会限制信息的收集。锚定会让你集中关注转移性乳腺癌关联的疼痛,忽略评估药物的副作用。

(d) 推理

问题　把你针对 Sally 的情况所收集和汇总的线索进行思考,并基于你对这些线索的理解作出推论。根据你对 Sally 的病史、症状和体征的了解,以及关于姑息照护的知识,以下哪个推论是正确的(选出一个正确的答案)

　　a. Sally 有败血症了

　　b. Sally 便秘了

　　c. Sally 休克了

　　d. Sally 由于癌症转移扩散感到疼痛

　　e. Sally 目前有神经性厌食

> 线索:想想吗啡的副作用。

（e）预测

> 尽管便秘这一问题在姑息照护患者中很普遍,但往往未得到诊断和治疗(Droney et al. 2008)。

问题 1　如果 Sally 的疼痛、恶心和呕吐得不到纠正,可能会发生什么?（选出四个选项）
   a. Sally 会由于电解质紊乱而发生休克
   b. Sally 的情况在接下来的几天里会逐渐恶化
   c. Sally 会发生急性肾衰竭(急性肾小管坏死)
   d. Sally 会发生肺水肿
   e. Sally 可能会死
   f. Sally 会缺氧

问题 2　如果 Sally 的便秘得不到纠正,可能会发生什么?（选出四个选项）
   a. Sally 会低血压　　　　　　　b. Sally 会发生肠梗阻
   c. Sally 会发生癫痫　　　　　　d. Sally 会缺氧
   e. Sally 会发生中毒性巨结肠　　f. Sally 会精神错乱
   g. Sally 会焦虑不安

4. 分析问题

问题　Sally 目前存在很多问题。从以下内容中,选出这个阶段最主要的三个问题
   a. Sally 正经受 "典型的" 癌症疼痛
   b. Sally 由于活动水平下降而遭受疼痛
   c. Sally 便秘是由于她很难走到小篷车停泊的公园的公共厕所
   d. Sally 是由于焦虑才有恶心和呕吐
   e. Sally 是由于口服液体量减少而导致便秘
   f. Sally 是由于癌症的转移扩散而有恶心和呕吐
   g. Sally 是由于阿片药物的副作用而出现便秘和粪便嵌顿
   h. 由于癌症的转移扩散 Sally 有牵涉性疼痛

5. 设立目标

问题 1　从以下内容中为此时的 Sally 选出两个最重要的短期目标
   a. 无疼痛、恶心和呕吐　　　　　b. 恢复正常饮食
   c. 清除粪便嵌塞　　　　　　　　d. 住进临终医院

你意识到由于 Sally 觉得步行到公共厕所越来越难,因此她的住处可能导致她便秘。你也很担心在病情恶化的情况下她将如何处理,以及她和她女儿缺乏社会支持。

问题 2　一旦 Sally 目前的生理需求得到解决,以下哪些是你要实施的重要措施?（选出两个正确答案）
   a. 联系 Sally 的父母
   b. 为 Sally 和 Olivia 安排其他的住处
   c. 计划当 Sally 的病情恶化后 Olivia 去哪里
   d. 花时间与 Sally 谈话以便了解她的愿望和她与 Olivia 的需求
   e. 联系任何 Sally 想要说话的人
   f. 将 Sally 转诊给社会工作者,帮助解决住宿问题

6. 采取行动

问题 在临床推理环的这一步,你需要确定最重要的措施。将下列护理措施进行优先排序

    a. 商讨行动计划以防便秘进一步恶化

    b. 使用 2 瓶甘油栓剂来软化坚硬的直肠粪块

    c. 确保甘油栓剂贴着肠壁

    d. 使用灌肠剂清除粪块嵌塞

    e. 对 Sally 进行健康教育,强调充足的摄入液体、活动和通便剂的重要性

    f. 联系 Sally 的医生讨论她的状况,并获取灌肠剂以及轻泻剂或缓泻药的医嘱

需要思考的……

    尽管有时直肠灌肠对治疗粪块嵌塞是必要的,但也不应该将其作为每个便秘的癌症患者的常规治疗。这样做会有损尊严,为患者带来不便,还可能对患者的生命质量造成相当大的负面影响。

7. 评价

现在距离 Sally 接受直肠检查和两次灌肠已经两小时了。

问题 1 评价以下症状和体征是"无改变""改善"还是"恶化"?

    意识状态:患者不安和焦虑

    脉搏:90 次 /min

    肠道:状况良好但是有黏性大便

    口腔黏膜:口腔干燥,舌头有沟纹

    经口摄入:可以一口一口地喝水

    血压:110/70mmHg

    颜色:苍白

    疼痛:量表评分为 10 分,Sally 说为 2 分

    恶心:轻度恶心

    呕吐:无

问题 2 你需要综合分析这些数据来确定 Sally 的症状是否已经全部改善。以下哪个描述是最正确的?

    a. Sally 的疼痛、恶心和呕吐已经显著改善

    b. Sally 的疼痛、恶心和呕吐没有得到改善,你需要再次联系医生

    c. Sally 的疼痛、恶心和呕吐已经明显改善但是仍然需要密切观察和口服轻泻剂

    d. Sally 的状况没有改善,但是接下来的 4 个小时你会密切监测她的病情

8. 反思

回顾你从这个场景中所学到的知识,并思考下面的问题。

问题 1 学了这个场景,在临床实践中你会怎么做?

问题 2 为什么在照顾需要姑息照护的患者时,治疗性沟通和整体护理很重要?

问题3　为什么护理姑息照护的患者,跨专业的沟通很必要?

问题4　为了给所有澳大利亚人提供高质量姑息照护,《姑息照护澳大利亚标准》中的标准1写到"照护、决策和照护计划都要基于对患者、照顾者和家人独特性的尊重"。当你在临床实践中护理姑息照护的患者时,你会采取什么策略来达到这个标准?

问题5　如果一个患者或朋友向你咨询使用补充疗法来治疗癌症或管理症状,你会给出什么建议?

> 获取更多姑息照护方面的信息。

场景13.2　姑息照护旅程即将结束

场景设置

自从转诊到姑息照护服务中心,Sally 一直与拓展姑息照护小组合作,其成员包括护士、医生、保健辅助人员、牧师、社会服务人员和她的辅助治疗师。在这些人的帮助下,她已经与家人恢复联系,现在家人接受和支持她。在访问中,Sally 告诉你:

> 对患者和家属来说支持团队可能是无价的财富。

　　通过姑息照护,住房委员会安排我住进现在这个房子,我的家人看到我仍然活着,也十分支持我使用辅助治疗。现在当我焦虑不安时,妈妈会说"来,我给你播放治疗磁带";爸爸会说"你的维生素 C 吃完了,我出去给你买些"。

　　通过姑息照护我也与支持团队取得联系,这很棒。你在家,做任何你能做的事,你的家人和朋友尽他们所能地支持你,但是这些陈旧不变……他们不知道癌症是什么。但是你来到了支持团队,你不再是少数派,你是多数派。在这的每个人有相同的经历或正在经历相似的旅程;嗯,是的,你不感到孤立,你不感到孤单,你不觉得你就是那个特例。获得这种方式的支持,知道自己在这个旅程中并不孤单,这种感觉真好。

尽管转诊到姑息照护对 Sally 的精神心理健康有积极作用,但是她的乳腺癌一直在恶化……

> 获取关于乳腺癌转移扩散的简单信息。

　　我记得当癌症第一次扩散到我的骨头……我的肋骨有一点受侵。我直接做了骨扫描……结果……放射治疗师在报告上写下有疾病转移的体征……之后一切挺好,再之后我开始浑身疼痛;抬腿穿裤子、上下床这些基本的事情做起来都很难……我以为我把自己撞击得有点厉害。我没想太多,由于一周半后我会见肿瘤医生,所以我没管……我又做了一次骨扫描,已经完全转移……转移到了我的髋骨、一条腿的股骨上段、脊柱的八个椎骨、六根肋骨及肩膀。我觉得我的情况越来越糟了;我感到越来越疼;同时癌细胞浸润到我的颈部,嗯……我有点吓到了……

> 患有威胁生命疾病的患者的照顾者可享受临时看护。什么是临时看护?它对照顾者和患者有什么好处?

Sally 转诊到姑息照护服务中心六个月了。上个月她注意到自己的活动和自理能力下降,且疼痛加剧。由于疼痛加剧和活动能力下降,这两个月 Sally 与女儿和她父母住在一起。但是,上周他们发现她的疼痛、不适和不安越来越难控制。于是 Sally 同意进入临终医院。

考虑患者状况

1. 考虑患者状况

临终医院的晨间交接班

Sally Abraham 是一位 37 岁的女性,患有转移性乳腺癌,有多处骨转移。由于疼痛不断加剧,意识水平持续下降,昨天她通过拓展小组进入临终医院。在过去的三周里 Sally 的病情不断恶化:疼痛加剧,活动减少,容易烦躁。她家人说她一天只吃两餐,每

餐只吃一勺食物,昨天还不想吃;她现在只喝了几口水。由于疼痛和虚弱,她上周只能躺在床上;之前还可以在房子周围走一小段。拓展小组在她入院前已经通过输液泵给她用了止痛药,但是疼痛没有得到控制,她越来越烦躁不安。Sally 住进了一个单人间。

入院后,她注射了吗啡 / 咪达唑仑。尽管她一直在睡觉但很容易醒。在我来交接班之前,她妈妈问我是否打算给她静脉输液,因为她没有再喝任何东西。

她的父母(Nancy 和 Brendam)和女儿 Olivia 待在房间里。尽管他们都知道 Sally 即将去世,父母对 Sally 的烦躁不安和不吃不喝的现状依然感到忧虑。

> 文献上关于给临终患者的医疗补液是怎样描述的? 参考 van der Riet, Brooks & Ashby (2006)。

小 测 试！

回顾输液泵给药。

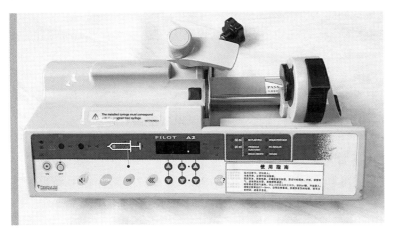

注射泵

> 参考 *Palliative Care Guidelines Plus* (2011) 来获取关于输液泵和兼容药物的信息。

问题 1　姑息照护中输液泵能持续输注药物 24 小时以上,从而不间断给药并避免每四小时给药的"峰谷"效应。正确或错误?

问题 2　输液泵对以下哪一项是有帮助的?
　　a. 术后疼痛　　　　　　　　b. 难治的呕吐
　　c. 提供水分和营养　　　　　d. 当患者太虚弱而不能吞咽时
　　e. b 和 d

问题 3　关于咪达唑仑正确的描述是
　　a. 是一种苯二氮䓬类药物
　　b. 不是苯二氮䓬类药物
　　c. 由于其镇静和肌肉放松作用,可由于终末期烦躁
　　d. 用于减轻疼痛

问题 4　填空。对姑息照护患者而言,_____给药比静脉注射更好

问题 5　填空。烦躁、抽搐、不安和呻吟增加是_____的表现,这可能在疾病终末期出现

> 注意:有很多英语专业术语来描述终末期烦躁(terminal restlessness),包括 "terminal agitation" "delirium"和"confusion"。

2. 收集线索 / 信息

收集线索/信息

(a) 阅读当前资料

Sally 的病情已经恶化,她的家人知道她快不行了。

往往在患者去世前就开始对照顾者提供丧亲支持。在所爱的人的生命最后阶段,护士

的治疗性沟通技巧能在很大程度上影响照顾者的感受。

问题　在进入 Sally 的房间前,你会考虑哪些信息?

　　a. Sally 的年龄

　　b. Sally 的亲友们

　　c. 丧亲者性别

　　d. 面对哀伤反应时你的自我护理策略

　　e. 丧亲者年龄

　　f. 以上所有

(b) 收集新信息

> 线索:看看 *CareSearch* (2011) 以获取同孩子沟通的策略。

疾病的终末阶段指一个人生命的最后几天。这个阶段关注向患者提供症状管理以确保患者的痛苦被降至最低同时关注照顾者或家人的支持。

你如何判断 Sally 正在接近死亡? 让 Sally 的家人了解哪些症状提示 Sally 处于疾病终末期是很重要的。

问题 1　表明 Sally 正在接近死亡的是

　　a. 口渴,疲劳和疼痛加剧

　　b. 大部分时间都醒着、卧床不起,经口摄入量很少

　　c. 无排便,疼痛剧烈

　　d. 意识更加混乱

问题 2　Sally 的父母和女儿表达了希望在 Sally 去世时能陪伴在她身边的意愿;但是,他们十分疲倦。根据你对终末期的知识,你建议他们怎么做?

　　a. 建议他们回家休息和洗澡

　　b. 建议他们到房间外面的花园走 15 分钟,而你会坐在 Sally 身边

　　c. 建议他们去自助餐厅休息一下

发现偏倚

> 线索:对姑息照护的护士来说,清楚濒死时的症状是很必要的,从而能够向照顾者或家人提供全面的支持。

这个阶段的过渡和评估是很困难的。当护士根据假设而不是根据对患者和照顾者或家人的需求的全面评估来作出终末期的判断,可能会发生临床推理偏倚错误。

(c) 知识回顾

你已经知道向姑息照护患者提供生理、心理和灵性护理干预的重要性。

灵性

对于姑息照护患者,灵性(spirituality)常常与寻找内在涵义相关联,在这个过程中补充疗法有时可以协助姑息照护患者,特别是某些药物,可为患者提供沉思的空间。正如前文所介绍的,大多数辅助治疗可以缓解焦虑,为患者提供反思的机会。

灵性是专业护理的一个重要组成部分(Smyth & Allen 2011);但是,它也是一个没有清晰定义的、难以捉摸的术语(Baldacchino 2008)。这是个非常主观的概念,不同的人有不同的理解。你可以想想对于你来说,灵性意味着什么?

Amoah(2011)指出灵性帮助临终患者理解生命的意义,它是姑息照护的必要组成部分。Smyth 和 Allen 针对护士对临终患者灵性的评估做了研究,发现"灵性是患者健康的重要组成部分,同样,在任何环境下实施的护理都应包含它才显得完整"(2011,p.342)。更重要的是,他们的研究指出护士"通过听、观察和沟通实施灵性护理"(p.341)。而 Wright 认为灵性能够"当人们发现生活中挑战的意义时,帮助人们保持平衡"(2005)。你如何与 Sally 沟通来确保你实施了灵性护理,承认她是一个独立的个体,而且护理是以人为中心?

问题 1　研究灵性时,你应该研究哪些方面?

  a. 患者的观点

  b. 跨专业团队的意见

  c. 患者自己对于灵性的想法或概念

  d. 你自己对灵性的观点,以及它们是如何影响你与患者的讨论的

  e. 以上所有

现在 Sally 正在处于濒死阶段,你的优先护理包括:

- 促进舒适和缓解痛苦
- 仔细评估和管理症状
- 疼痛评估和管理
- 考虑存在的问题:灵性问题、肯定生命、意义、没完成的事务、和谐、人文适宜的护理
- 家庭和照顾者的需求:预期悲伤,情感支持

Sally 的父母和女儿非常清楚她在疾病终末阶段的意愿。进一步的护理计划帮助患有威胁生命疾病的患者,确保当其无法再用言语表达时,其意愿也能得到尊重。

问题 2　在疾病的最后阶段,进一步的护理计划最好与患者共同讨论。正确或错误?

3. 整理信息

(a) 阐释

  Sally 的母亲担心还没给 Sally 实施静脉输液,于是找到你。你已经给 Sally 做了常规的口腔护理,知道她未主诉口渴和饥饿。

小 测 试 !

问题 1　姑息患者的脱水可能是由可纠正因素导致的,应考虑通过人工或治疗补液。明确以下哪些是可纠正的因素

  a. 利尿剂和镇静药使用过度 b. 反复发生的呕吐

  c. 腹泻 d. 高血钙

  e. 以上所有

问题 2　医疗补水(静脉补液)会改善濒死患者口渴的症状。正确或错误?

问题 3　濒死患者脱水不会引起患者的不适。正确或错误?

问题 4　给濒死患者补液会引起严重的、给患者带来痛苦的症状。正确或错误?

问题 5　临终脱水时,患者的血清钠水平会发生变化。正确或错误?

问题 6　临终脱水刺激内啡肽的产生。正确或错误?

问题 7　内啡肽减少会导致一定程度的镇痛效应。正确或错误?

问题 8　濒死患者厌食导致酮症酸中毒,使其无饥饿感,进而导致镇痛效应。正确或错误?

问题 9　医疗补水(静脉补液)会引发临终阶段患者痛苦的、威胁生命的症状,以及多器官衰竭。正确或错误?

问题 10　医疗补水(静脉补液)能导致痛苦的症状,因为体内的生理和新陈代谢的过程不再正常运转。正确或错误?

(b) 筛选

问题　你现在已经有了这些线索和信息,你应该筛选最重要的信息。从以下选项中选

出你认为与 Sally 目前情况最相关的四项信息

a. 血压   b. 呼吸困难
c. 体温   d. Sally 的躁动
e. 皮肤刺激情况   f. 血氧饱和度
g. 口腔黏膜情况   h. 意识水平
i. Sally 不吃不喝   j. 尿量
k. 疼痛   l. 排便
m. 家人不安

> 这时你开始集中整理问题的各种碎片信息,以便弄清事情。阅读 van der Riet, Brooks & Ashby (2006) 和 van der Riet 等人 (2008) 的资料。

(c) 关联

问题　集中信息以确定它们(基于目前为止收集的信息)之间的关系。标明以下"正确"或"错误"

a. Sally 不安是由于她有终末期不安
b. Sally 不安是由于她被死亡吓到了
c. Sally 的家人担心她的不吃不喝
d. Sally 的家人由于其不吃东西而感到无助
e. Sally 的家人因为她不吃不喝而觉得她在遭受痛苦

(d) 推理

> 关于生命最后阶段的症状管理,查看更多资料了解相关信息。

思考你针对目前情况所收集的线索,并基于你对这些线索的分析和解释作出推论。

问题　根据你所知道的 Sally 不吃不喝以及姑息照护的相关知识,判断以下哪个推理是正确的

a. Sally 正在经历临终脱水   b. Sally 没有经历临终脱水

(e) 预测

通过预测患者可能的结局,思考你的行动与否所带来的结果。

问题 1　如果你对 Sally 实施了静脉补液会怎样?(选出四项)

a. Sally 的家人会轻松一些
b. 由于 Sally 呼吸道分泌物过多,她的呼吸音变得嘈杂
c. Sally 的外周水肿会加重。
d. Sally 会发生肺水肿。
e. Sally 会缺氧。

问题 2　如果 Sally 不静脉补液会怎样?(选出三项)

a. 在接下来的几天 Sally 的病情会逐步恶化
b. Sally 呼吸时会更轻松,不需要用东莨菪碱和阿托品来抑制呼吸道分泌物的分泌
c. Sally 的尿失禁会缓解
d. Sally 的水肿程度会减轻
e. Sally 会缺氧

> 线索:阅读 van der Riet 等人 (2009) 的资料获取更多信息。

分析问题

4. 分析问题

这个阶段你汇总(综合)你已收集的所有信息和你已作出的推测,对主要的问题作出最后的评估。

问题　从以下选项中选出对该问题的正确评估
　　a. 饮食是我们日常生活的重要组成部分
　　b. 对通过治疗给药的方式为临终患者补充营养和水分是一个有争议的问题,现有研究对此问题的看法存在很大的争议
　　c. 医疗保健专业人员如护士和医生通常不会对中断临终患者营养和水分的补给感到担忧

到 End of Life / Palliative Education Resource Centre(2012a) 进一步阅读关于姑息照护中补水的争论。

5. 设立目标

在实施任何行动去改善现状之前,清晰详细地说明你希望发生什么和什么时候发生是很重要的。

问题　从以下选项中,选出此时照护 Sally 的最重要的短期目标
　　a. Sally 是舒适的,能够在治疗中保持尊严
　　b. 通过静脉补液,Sally 的脱水状况得到缓解

6. 采取行动

在临床推理环的这一步,你需要确定采取何种措施来改善现状。你还应该意识到你是患者权益的提倡者。

问题　从以下选项中选出本阶段最应立即采取的三个措施
　　a. 呼叫医生并建立静脉通道
　　b. 向家人解释为 Sally 实施静脉输液不会促进其舒适度。她即将死亡的身体已经停工,不再吸收静脉液体
　　c. 提供良好的口腔护理,使用含水棉签(不是甘油棉签,否则会使黏膜干燥)、口腔凝胶或口腔喷雾剂来保持患者口腔湿润
　　d. 向家人解释患者食物和水分的摄入量逐渐减少,已经为 Sally 实施了良好的口腔护理,她不会遭受临终脱水的痛苦

线索:阅读 Stein & McAlpine (2006) 获取更多信息。

7. 评价

现在已是 24 小时后。Sally 的家人一直在床旁守夜。她临终期的烦躁已经得到解决。当你给她翻身和用海绵擦拭身体时,你轻柔地给她按摩。用蒸发器进行芳香疗法(薰衣草),播放放松的音乐,使 Sally 和她的家人都得到放松。

在以人为中心的护理中,你应该明确患者和照顾者或家人对音乐(类型)和芳香疗法的喜好。护士不要推荐自己的安排和喜好,这一点很重要。

8. 反思

照顾姑息照护患者往往会给人带来压力和情绪不安。你自己对死亡和去世的恐惧,以及无法充分感受患者遭受的痛苦,都会增加你的压力和不安。照顾濒死患者时,你要对你所能提供的支持程度有切实的预期(PCC4U 2011)。你也应该知道你可以找谁获取帮助和建议。

问题 1　学了这个场景,在临床实践中你会怎么做?
问题 2　为什么自理策略在姑息照护中如此重要?
问题 3　如果你对所照顾的濒死患者感到不安,你会找谁谈谈?
问题 4　你会采取什么自理策略来协助你护理濒死患者?
问题 5　你会给照顾临终患者的同事哪些建议或支持?

想找到关于护理生涯中自我护理的重要性的更多信息,请看 PCC4U (2011)。

结语

　　Sally 在进入临终医院两天后安详地去世。在生命的最后两天,她很平静、没有痛苦。一台薰衣草浸煮器、柔和的光线和她最喜欢的治疗音乐"神圣的地球"为她创造了一个平静的环境。当 Sally 去世时她的女儿 Olivia 和她的父母都陪伴在她身边,他们与她待了一个小时做最后的告别。他们哭得很厉害,说他们多么爱她。Sally 的父母和女儿选择不帮助她进行最后一次沐浴,但是他们为她选择了一件连衣裙。你和他们坐了一会,轻轻地握着 Olivia 的手。

　　对姑息照护的护士而言,患者的去世不是护理的结束。在许多姑息照护服务机构,护士会给照顾者提供丧亲服务。在丧亲服务的家访中,护士会提供支持,鼓励表达忧伤,并评估照顾者的忧伤是否严重,是否需要另外的丧亲咨询者或网络支持。

　　Sally 去世后几个月,临终医院收到了她妈妈寄来的一张卡片,她对医院给予 Sally 的照护十分感激。她说她会永远记得当 Sally 不安时护士给她做的轻柔按摩,以及护士如何花时间与家人进行沟通,促进家人舒适。Sally 的妈妈说 Olivia 与他们一起住。尽管她很想念妈妈,但她是一个正常、积极和幸福的青少年,她甚至谈到希望将来成为一名护士。

(邹智杰　译　刘茜　校)

拓展阅读

Cancer Council NSW (2011). *Cancer Council NSW*. Accessed September 2011 at <www.cancercouncil.com.au/>.

CareSearch (2011). *CareSearch: Palliative Care Knowledge Network*. Accessed September 2011 at <www.caresearch.com.au/Caresearch/Default.aspx>.

Elisabeth Kübler-Ross Foundation <www.ekrfoundation.org/>.

Palliative Care Curriculum for Undergraduates (PCC4U) (2011). *Teaching and Learning Hub: Palliative Care Learning Modules*. Accessed September 2011 at <www.caresearch.com.au/caresearch/pcc4u/tabid/1692/Default.aspx>.

参考文献

Adams, J. (2007). *Researching Complementary and Alternative Medicine*. Great Britain: Routledge.

Adams, J. (2006). An exploratory study of complementary and alternative medicine in hospital midwifery: Models of care and professional struggle. *Complementary Therapies in Clinical Practice* 12(1), 40–47.

Amoah, C. (2011). The central importance of spirituality in palliative care. *International Journal of Palliative Care* 17(9), 353–58.

Australian Bureau of Statistics (ABS) (2008). 4102.0 *Australian Social Trends, 2008*. 4102.0 *Complementary Therapies*.

Australian Institute of Health and Welfare (AIHW) (2010). *Australia's Health 2010*. Australia's Health no. 12. cat. no. AUS122 <www.aihw.gov.au/publications/aus/ah08/ah08-c05.pdf>.

Baldacchino, D. (2008). Teaching on the spiritual dimension in care to undergraduate nursing students: The content and teaching methods. *Nurse Education Today* 28, 550–62.

Cancer Australia (2012). *Tests for Breast Cancer*. Available at <http://canceraustralia.nbocc.org.au/breast-cancer/tests-for-breast-cancer/tests-for-breast-cancer>.

Cancer Council NSW (2011). *Cancer Council NSW*. Accessed June 2012 at <www.cancercouncil.com.au/1302/get_informed/treating_cancer/cancer_treatment/understanding_complementary_therapies_how_treated/?pp=1303>.

Cancer Insitute NSW (2008). *Cancer in New South Wales: Incidence and Mortality Report 2008*. Accessed at <www.incite.cancerinstitute.org.au/articles/NSW_incidence_and_mortality_2008.aspx>.

Canter, P. (2003). Therapeutic effects of meditation. *BMJ* 326(10), 1049–50.

CareSearch (2012). *Social Support*. Available at <www.caresearch.com.au/caresearch/ClinicalPractice/PsychologicalSocialSpiritual/SocialSupport/tabid/643/Default.aspx>.

CareSearch (2011). CareSearch: Palliative Care Knowledge Network. Accessed September 2011 at <www.caresearch.com.au/Caresearch/Default.aspx>.

Droney, J., Ross, J., Gretton, S., Welsh, K., Sato, H. & Riley, J. (2008). Constipation in cancer patients on morphine. *Support Care Cancer* 16(5), 453–59.

Elisabeth Kübler-Ross Foundation (2012). *Five Stages of Grief*. Available at <www.ekrfoundation.org/five-stages-of-grief/>.

End of Life/Palliative Education Resources Center, Medical College of Wisconsin (2012a). *Non-Oral Hydration in Palliative Care*. Available at <www.eperc.mcw.edu/EPERC/FastFactsIndex/ff_133.htm>.

End of Life/Palliative Education Resources Center, Medical College of Wisconsin (2012b). *Syndrome of Imminent Death*. Available at <www.eperc.mcw.edu/EPERC/FastFactsIndex/ff_003.htm>.

Ernst, E., Pittler, M.H. & Wider, B. (2006). *The Desktop Guide to Complementary and Alternative Medicine: An Evidence-Based Approach* (2nd edn). Philadelphia, USA: Mosby Elsevier.

Gallagher, L., Lagman, R. & Walsh, D. (2006). The clinical effects of music therapy in palliative medicine. *Support Care Cancer* 14(8), 859–66.

Katz, J., Wiley, S., Capuano, T., Baker, D. & Shapiro, S. (2005). The effects of mindfulness-based stress reduction on nurse stress and burnout (Part II). *Holistic Nursing Practice* Jan–Feb, 26–35.

Kotsirilos, V., Vitetta, L. & Sali, A. (2011). *A Guide to Evidenced-Based Integrative and Complementary Medicine*. Sydney: Elsevier.

Larzelere, M., Campbell, J. & Robertson, M. (2010). Complementary and alternative medicine usage for behavioral health indications. *Primary Care* 37(2), 213–36.

LeMone, P., Burke, K., Dwyer, T., Levett-Jones, T., Moxam, L., Reid-Searl, K., Berry, K., Hales, M., Luxford, Y., Knox, N. & Raymond, D. (eds) (2011). *Medical–Surgical Nursing: Critical Thinking in Client Care* (Australian edn). Frenchs Forest, NSW: Pearson.

Mansky, P. & Wallerstedy, D. (2006). Complementary medicine in palliative care and cancer symptom management. *Cancer Journal* 12(5), 425–31.

McCabe, P. (2005). Complementary and alternative medicine in Australia: A contemporary overview. *Complementary Therapies in Clinical Practice* 11(1), 28–31.

McDonald, A., Burjan, E. & Martin, S. (2006). Yoga for patients and carers in a palliative care setting. *International Journal of Palliative Nursing* 12, 219–23.

Memorial Sloan-Kettering Cancer Center (2012). *About Herbs, Botanicals & Other Products.* Available at <www.mskcc.org/cancer-care/integrative-medicine/about-herbs-botanicals-other-products>.

National Prescribing Service (NPS) (2010). *Complementary and Alternative Medicines.* Accessed June 2010 at <www.nps.org.au>.

O'Callaghan, V. (2011). *Patients' Perceptions of Complementary and Alternative Medicine.* Accessed September 2011 at <www.cancerforum.org.au/Issues/2011/March/Forum/Patients_perceptions_complementary_alternative.htm>.

Palliative Care Australia (2011). *About Palliative Care Australia.* Accessed September 2011 at <www.palliativecare.org.au/Default.aspx?tabid=1115>.

Palliative Care Curriculum for Undergraduates (PCC4U) (2011). *Teaching and Learning Hub: Palliative Care Learning Modules.* Accessed September 2011 at <www.caresearch.com.au/caresearch/pcc4u/tabid/1692/Default.aspx>.

Palliative Care Guidelines Plus (2012). *Spiritual Assessment.* Available at <http://book.pallcare.info/index.php?tid=170&dg=9>.

Palliative Care Guidelines Plus (2011). *Syringe Drivers.* Available at <http://book.pallcare.info/index.php?tid=96&searchstring=syringe%20drivers>.

Palliative Care Queensland (2009). *About Confusion & Terminal Restlessness.* Available at <www.palliativecareqld.org.au/wp-content/uploads/2009/03/79033-palliative-care-confusion-restlessness-final.pdf>.

Proulx, K. & Jacelon, C. (2004). Dying with dignity: The good patient versus the good death. *American Journal Hospice Palliative Care* 21(2), 116–20.

Smith, G. (2009). The need for complementary and alternative medicine familiarisation in undergraduate nurse education. *Journal of Clinical Nursing* 18, 2113–15.

Smyth, T. & Allen, S. (2011). Nurses' experiences assessing the spirituality of terminally ill patients in acute clinical practice. *International Journal of Palliative Care* 17(7), 337–43.

Stein, K. & McAlpine, C. (2006). The role of the nurse as advocate in ethically difficult care situations with dying patients. *Journal of Hospice and Palliative Nursing* 8(5), 259–69.

Tovey, P., Chatwin, J. & Broom, A. (2007). *Traditional Complementary and Alternative Medicine and Cancer Care.* London: Routledge.

van der Riet, P., Brooks, D. & Ashby, M. (2006). Nutrition and hydration at the end of life: Pilot study of a palliative care experience. *Journal of Law and Medicine* 14, 182–98.

van der Riet, P., Francis, L. & Levett-Jones, T. (2011). Complementary therapies in healthcare: Design, implementation and evaluation of an elective course for undergraduate students. *Nurse Education in Practice* 11, 146–52.

van der Riet, P., Good, P., Higgins, I. & Sneesby, L. (2009). Difficult clinical situations. *Journal of Clinical Nursing* 18(14), 2104–11.

van der Riet, P., Good, P., Higgins, I. & Sneesby, L. (2008). Palliative care professionals' perceptions of nutrition and hydration at the end of life. *International Journal of Palliative Care* 14(3), 145–51.

Walton, J. & Sullivan, N. (2004). Men of Prayer. Spirituality of Men with Prostate Cancer. A Grounded Theory Study. *Journal of Holistic Nursing* 22, 133.

World Health Organization (WHO) (2011). *Cancer: Palliative Care.* Accessed September 2011 at <www.who.int/cancer/palliative/en/>.

Wright, S.G. (2005). *Reflections on Spirituality and Health.* London: Whurr Publishers Ltd.

第十四章

拒绝接受治疗患者的护理

Lorinda Palmer

学 习 目 标

完成本章学习后,读者能够:
- 参与道德推理的过程去探究复杂的伦理学难题
- 考察临床推理与道德推理之间的联系
- 阐明在急救护理背景下,拒绝接受抢救措施所产生的相关道德问题的本质和复杂性
- 阐明在什么样的具体情况下,如预先护理指示(advance care directives,ACDs)以及无效和负担过重的治疗时,作出放弃或是保留治疗的决定
- 评估心肺复苏术(cardio-pulmonary resuscitation,CPR)的利弊
- 评估个人的利益冲突如何影响道德推理的过程
- 思考直觉、经验、情感和背景如何影响道德推理的过程
- 评估实际的和感知到的权力和权威如何影响作出保留CPR决定的过程
- 明确澳大利亚不同地区用于拒绝CPR(和其他抢救措施)的具体法律、判例法、健康管理机构/部门的政策和医院的规章制度

导 言

如果没有设定一个章节来说明护士在护理某些并不想被拯救的患者时可能会遇到的伦理难题的话,本书就不够完整和全面。下文中的 George McAllister 先生就是这么一位患者。

"抢救失败"会在护士漏掉关键的线索,没能发现患者病情恶化的情况下发生。但有些时候情况正好相反,患者试图拒绝治疗的线索同样也会被遗漏、误解或忽视。并非所有的"抢救"尝试都是恰当的,特别当其是无效和负担过重的治疗、并不符合患者的利益或是不符合患者的愿望。

然而,寻找他人最大利益和愿望的过程充满了困难。需要良好的沟通技巧和强烈愿意加入到寻找自己和患者价值观的过程。另一种复杂的状况是几乎所有的医院都有清楚的医疗指南,指导如何应对患者病情恶化的情况,但是缺少明确的流程指导处理患者拒绝治疗的状况,特别是当需要采取抢救措施如 CPR 时。即使医院制定有相应的规章制度,有研究表明这些制度可能没有被执行,或是制度不够清晰不利于操作或是不被医务人员、患者及其家属所知(Johnstone 2009)。还有一些医疗从业人员不愿意被卷入到复杂的伦理问题中,例如决定是否停止某些抢救措施等。患者拒绝接受抢救措施的立法工作已经完成,它的司法管辖权已经不再是个难题。但是因为缺少其他清晰的法律条文,上述伦理困境的情况仍在继续恶化。新南威尔士因为没有相关的立法,所以主要依据普通法律案例,遵循新南威尔士卫生部门的指导条例和医院的相关制度(Forrester & Griffiths 2010)。当临床医务人员希望尽自己最大的努力去"救助"患者时,患者拒绝治疗的线索也会被忽视,在很多情况下(在虚幻和现实中),CPR 都是最经典的抢救生命的方法之一。

无论什么原因,决定是否抢救是护士在临床工作中最常遇到的道德难题(Johnstone, Da Costa & Turale 2004)。它们需要出色的临床推理和临床决策能力以及对相应法律和案例的正确理解。本章节将探讨如何运用临床推理环来协助你在停止使用 CPR 的情况下进行道德推理的过程。

本章的问题和答案

本章将会探究的伦理学难题几乎都没有绝对正确的答案。

主要概念

道德推理,伦理学难题,预先护理指示,无效和负担过重的治疗,放弃治疗,保留/继续治疗

推荐阅读

Johnstone, M-J. (2009). *Bioethics: A Nursing Perspective* (5th edn). Sydney: Elsevier.
  Chapter 12: End-of-life decision-making and the nursing profession
Forrester, K. & Griffiths, D. (2010). *Essentials of Law for Health Professionals* (3rd edn). Sydney: Elsevier.
  Chapter 7: Refusal of treatment
Kerridge, I., Lowe, M. & Stewart, C. (2009). *Ethics and Law for the Health Professions* (3rd edn). Sydney: Federation Press.
  Chapter 16: CPR and no-CPR orders

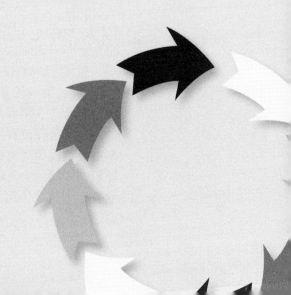

场景 14.1 圣诞节前夜……

进入澳大利亚健康与社会福利机构网站（AIHW），寻找 George 患有或可能患有的四种疾病：心肌梗死、前列腺癌、卒中和 2 型糖尿病的发病率、流行率、患病率和死亡率危险因素。

场景设置

心内科繁忙的平安夜晚上，交班前的一个小时，收到通知新入院一名患者。他叫 George McAllister，78 岁，男性，在另外一家医院做完手术，因为术后发生心肌梗死，需要心脏专科护理转来本院。他刚做完根治性前列腺切除术和膀胱冲洗。患有 2 型糖尿病，5 年前因为卒中右边身体偏瘫。

George 入院的时间正好在夜班交班结束前。因此，除了安排他入住病房，缓解疼痛，保证他感觉舒适，核实是否服用足够剂量药，测量生命体征和检查他的膀胱冲洗是否通畅外，没有时间为他做其他的护理。

George 刚度过了惨痛的一天，做了手术并被告知他可能患有前列腺癌。突然他又感到胸痛，发生心肌梗死，身上插的尿管令他感到不适，到了晚上又转到了另外一家陌生的医院。

这些都发生在圣诞节前几个小时。

价值观

George 的价值观坚定了他的信念促使他作出了决定。照顾 George 的护士受职业准则——澳大利亚护士和助产士联委员会护理伦理规范的影响。你认为哪条准则与现在的情况最相关？

我们在做临床决策的时候不能脱离患者本身。直到现在，在 George 的护理过程中涉及的全部人都关注于疾病的诊断、治疗和是否能够治愈。但对 George 来说，所有这一切都对他的生活和他过自己喜欢的、有意义生活的能力产生了深远的影响。到目前为止，对 George 的护理中，他的价值观和对生活质量的感知一直没有被作为重要的考量因素。迄今为止，他没有任何迟疑的接受所有应做的检查、治疗和医生们的建议。但现在事情发展到了 George 认为需要重新考虑他所遭遇的一切的时候了。经过一夜的思考，George 决定如果某些事情发生了，他再次发生了心肌梗死，他不希望被"启动心跳"和复苏。他怀着不愿意"依靠机器活着"的想法已经有一段时间了，现在是时候让其他人知道了。他不确定应该具体说些什么或是和谁说，但是他确定要将这个决定告诉护士。他决定早上的时候找人询问这件事情。昨晚帮他入院的男护士说他早上会回来上班。George 觉得这个护士人不错让人放心，是合适的谈话人选。

为了知道 George 为什么对他的情况产生这样的想法，我们需要更多的了解他这个人而不是他的检查结果。

以人为中心的照护——George 是谁？

和其他经历过经济萧条的同龄人一样，George 工作努力，经济独立，勤俭节约。他结过两次婚，第一任妻子已经去世，他与第二任妻子离婚很多年了，之间也没有再联系。他唯一的女儿 5 年前死于癌症。除了姐姐和姐姐的家人外，他没有其他关系密切的亲属。他一直尽量保持着活跃的社会生活和兴趣爱好，5 年前在卒中之前他一直很健康。但是卒中导致残疾对他是一个巨大的打击，从此他再没能完全恢复。他曾经非常在意自己的外貌和体能。失去这些使他逐步丧失了自信和快乐。他接受了心理咨询和辅导，但是都没有起到什么作用，对 George 来说，每天的就是为生活而挣扎，他心灵的伤痛从没有痊愈过。

　　与任何事相比,George 最害怕再一次卒中或其他的让他的生理功能更加不能自主的问题。卒中后的生活给 George 上了残酷的一课,让他知道了卒中患者生活质量的实质,这也许只有其他卒中患者或照顾过他们的人才会明白。他不希望在疗养院或者其他提供全职护理的地方度过余生。他已经看到过这种情况发生在他的亲戚和朋友中了,他决定不会让这样的事发生在自己的身上。

　　总之,George 希望的是当他即将死去时,他仍然独立,一生都保有完整的骄傲和尊严。他不确定是否现在就是那个时刻,但感觉现在可能就是。

　　George 并不害怕死亡。他曾经有过幸福的日子,记忆中的欢乐给了他很大的安慰。他现在最害怕的事情是在剩下的日子中失去对意识、身体和生活的控制。

场景 14.2　圣诞节的早上……

场景设置

　　第二天早上,George 很高兴看到 Greg——就是昨天晚上照顾他的那名护士走进房间和他打招呼。今天 George 会找机会告诉 Greg 他昨晚的决定。但不是现在,因为早餐送来了,周围人们都在庆祝圣诞,在这个有 4 张病床的房间进进出出,而且 Greg 看起来有点忙着照顾房间里的其他患者,但是很快,等到合适时间……

　　终于时间正好,George 告诉了 Greg 如果他再一次心肌梗死或是卒中,他不想要任何的抢救措施。Greg 很惊讶,因为很少有患者直接说出这样的决定,Greg 没有遇到过这种情况。但是经过与 George 的短暂交谈后,他告诉 George,现在最好是等到早上晚一点的时候,当 George 的心脏病医生 Jones 医生查房时再与他讨论这件事情。

　　现在是 10:30,George 已经在心内科住了超过 14 个小时,Jones 医生过来评估 George 的状况,选择治疗方案。床边的查房非常简短,主要是检查 George 的身体情况,特别是与心脏病发作有关的检查和用药。George 有点被吓到。Jones 医生看起非常忙,加上房间还是很吵人又多,所以 George 并没有提起希望不要做 CPR 的事情。当 Jones 医生离开房间后,George 悄悄地告诉 Greg 请他跟着 Jones 医生并告诉医生自己的决定。Greg 在 Jones 医生在桌上写 George 病历的时候追上他,并告诉了他 George 今天早些时候和他说的那些话,关于为什么不要做 CPR。Jones 医生稍作考虑后答复说“等他的病理结果报告(前列腺癌的检查)出来后我们再谈”。他合上病历离开了。

1. 考虑患者状况

　　在这种情况下 Greg 应该做些什么? 他有无数种选择,但找到最好的——或是不是最糟的——并不容易。他工作很忙,再加上是圣诞节。他应该去问问别人的意见吗,如果需要,那么找谁? 他现在应该跟 George 说什么呢? 他应该直接去找 Jones 医生请他回来和 George 谈吗? 他应该照 Jones 医生告诉他的去做然后等待? 如果 George 现在出现心搏骤停怎么办? 应该为 George 做 CPR 吗,即使他知道 George 不想要并且已经明确的拒绝做 CPR 之后? 这种拒绝抢救是合法的吗?

　　Greg 和 George 只认识了几个小时,他对 George 一点也不了解。George 是否很沮丧? 他度过了紧张得要命的 24 小时,他的精神状况是否正常到能够作出像这样的决定? 另一方面,每个人都认为他的精神状况完全正常到能够同意继续治疗,为什么当他想要拒绝治疗

George 的这些想法在医院里照顾他的医生和护士都不知道。原因之一可能是大多数的健康评估并不包括询问患者的价值观,信仰以及对采取抢救措施如 CPR 的意愿。请阅读 Sayers et al.(2001) 的 The value of taking an "ethics history",讨论收集“伦理史”的内容。

时,这就成为了一个问题呢?

Greg 现在所遇到的困境并不少见。有一大堆复杂和互相矛盾的问题存在,在采取行动之前,Greg 需要仔细考虑在这种情况下伦理和法律方面的问题。这是道德推理和作出伦理学决策的过程。这个过程的目的在于尝试确定什么事可以做,什么事应该做,什么事实际上将会去做,为什么这样选择?

Jewell(2000,援引 Henderson 2005,p.190)提出了一个有趣的问题:"什么是有道德的人呢? 是非常关心道德的人? 还是能够理解道德的人? 或是在与他人交流时遵守道德的人?"因此,让我们通过了解伦理和法律层面的情况完成临床推理环,看看如果你是照顾 George 的护士,是否能确定什么事应该做,什么事你实际上会去做?

根据临床推理环,第一步需要仔细考虑患者的状况。情境的真实性会在相当大的程度上影响这一步骤。George 平安夜入院是一种潜在的干扰。事实是当时并没有什么紧急的、威胁生命的事情发生,所以像是预先指示和讨论拒绝 CPR 的决定都可以安全的延后到圣诞节,不是吗?

另外一个影响因素是医疗领域中道德问题的复杂和困难程度。Johnstone(2009,p.98)定义了一种感知状态称作"道德盲区",是指医生在照顾患者时只能看到或主要看到患者的生理方面的问题,而看不到精神层面的状况。因为精神层面难题本身的原因,它常常是困难的、杂乱的,有很多的冲突,需要花时间去处理和解决。它要求思维处于一种特定的状态,能够看到临床问题的伦理学层面,深思熟虑后采取行动打破临床工作的常规,处理复杂的伦理学的状况。Epstein(2006)称这种处理问题的能力为"隐形伦理问题下的思维练习"。道德行为者如何看待这些伦理问题对问题的暴露和结果有着显著的影响。

因此,临床推理环的第一步——"考虑患者的情况"——应按照理想状况下尽可能多的关注患者作为一个整体的人的情况,正如 George 患有多种严重疾病且生命处于危险状态。当你为照顾 George 做准备时,你是否将他本人的要求和想法放在与他的诊断结果同样重要的位置? 保持两者间的平衡是一件困难的事情,需要强烈的倾听他人意见的意愿,同样也要能够洞察自身的观点。

2. 收集线索 / 信息

(a) 阅读当前资料

Greg 对 George 很多地方不了解,特别是那些促使他作出拒绝 CPR 的决定的事情。一场并不隐秘的简短对话是不够的,尽管 George 看起来非常肯定知道下一步该做什么,也显得很信赖 Greg。

另一方面,Greg 并不肯定 George 在作出拒绝治疗的决定前获得了足够的信息,是否受到可怕遭遇的影响。Greg 希望能作出符合 George 利益的举动,但是在此时他并不知道什么才是 George 的最大的利益。Greg 意识到自己的需求,他需要信息去作出决定,他赞同 Jones 医生的 George 只有在明确的诊断后才能拒绝 CPR 的观点。Greg 也需要更多的信息,不仅仅只是 George 的资料,还有目前情况下所产生的广泛的伦理和法律后果。

(b) 收集新信息

护士对为患者做健康评估和收集病史很熟悉。但几乎没有特意收集过有关患者价值观和对治疗方法的偏好的病史,特别是涉及类似 CPR 的治疗。一种收集这些信息的方法是回顾患者的伦理史,比如 George 是如何看待他现在情况的,他的价值观和愿望是什么以及为什么会有这些想法,他的家庭关系,其他重要的但是还不为人所知的问题都可以被直接和明确的采集。Sayers et al.(2001, p. 115)提供了一些可以在收集伦理史被用到的问题。

阅读一篇研究报告,作者是Tulsky,Chesney和Lo(1995)。他们发现患者和医生之间关于是否倾向于使用CPR的谈话一般只有10分钟,许多重要的信息,类似CPR后患者的幸存后的生活被遗漏。

　　非常偶然的情况下,患者会发生心搏骤停。这意味着他的心脏停止搏动。通常我们会尝试通过人工呼吸、药物,有时候使用电击重新启动心跳。一般是医生决定该如何做,但有时患者希望能够自己决定是否做这些操作。

- 你希望去做这样的决定吗?
- 你希望由我们或是家人来做这样的决定吗?
- 在你回答问题前你还有什么想知道的?
- 有些人使用预先指示或是遗嘱来处理这种情况,你听说过这些吗? 如果听说过,你现在有任何的指示希望让医生知道吗?

Greg同样需要知道如果George拒绝CPR治疗在法律上成立的话,接下来该如何处理。每个州在认定这种情况时都会有一些需要注意的不同之处。即使有相关的法律条文,但有时候会因为不够明确而很难操作。

请考虑以下问题:

问题1　你认为护士应该参与到是否使用CPR的决定中吗? 或者这已经超出了护士工作的范畴? 说明你的理由。

问题2　你怎样解释Tulsky,Chesney和Lo(1995)的发现?

问题3　新南威尔士卫生部门对于使用预先护理指示的政策列出了6项禁止使用的情况。是哪6种?

问题4　本书也给出了许多关于预先护理指示的有效操作建议。哪一项与George的情形最相关?

问题5　作出拒绝治疗的决定时法律的要求是什么?

(c) 知识回顾

在维多利亚,患者可以填写一份拒绝治疗的证明文件。这种方法不适用于新南威尔士。新南威尔士有3份相关的政策文件:
1. 使用预先指示
2. 临终护理和决策制订
3. 没有心肺复苏指令下CPR的决议
如果你来自维多利亚和新南威尔士以外的地区,请列举你们使用的相关法律和政策。

每个护士掌握的关于伦理和法律的知识取决于他所受的教育、经历和职业操守。尽管大部分的护士在本科阶段学习过伦理学的知识,有研究表明大部分(74%)的护士认为他们需要在工作单位继续伦理学学习(Johnstone,Da Costa & Turale 2004)。伦理学教育的影响之一是让护士变得更加可能在实际工作中遇到伦理学问题。这种情况被认为是可能发生的,因为它让更多的护士看到了实际工作中的伦理学层面,换句话说,护士的观念被伦理学教育彻底改变了。但是,在工作中比以前更能涉及和意识到伦理层面只是第一步。为了更有效率的工作,护士需要能正确地运用伦理学知识处理实际问题。这是有难度的,因为每一个案例的情况在整体和细微处经常是完全不一样的,临床医务工作者应该为一般性的准则或是具体的不同的法律案例如何应用提供一些参考意见。

澳大利亚的所有职业护士都遵循澳大利亚护士和助产士委员会的伦理学规范和职业操作规范。Greg知道澳大利亚护士和助产士委员会的伦理学规范注重护理质量,决策能力和对患者尊重友善的态度。这些价值观包含很多内容,Greg需要将这些价值观转换到现在具体的情况中。例如,以下是需要遵守的:

- 知道在现在的情况下CPR给George带来的帮助和风险各是什么
- 知道如何判断George是否在充分了解情况后作出的拒绝治疗的决定
- 知道如何能保证George的价值观、想法和愿望都被获知和尊重
- 知道哪些操作符合澳大利亚护士和助产士委员会的伦理学规范的要求,哪些操作不符合

Greg知道澳大利亚护士和助产士委员会的职业操作规范要求他的操作符合现有法律。Greg需要知道的一些适用此情况的具体法律条文包括:

- 知道在拒绝 CPR 这件事情上，George 拥有的法律权利是什么
- 知道如何能最充分地告诉 George 这些权利
- 知道在没有明确的正式的拒绝 CPR 治疗的文件下，要求开始或停止 CPR 自己应负的法律责任

考虑下列问题

问题 6　假设 George 拥有决策的能力，他是否有法律的权利拒绝 CPR 治疗？

问题 7　在现在的情况下进行 CPR 操作会有什么可能的法律后果（例如，知道 George 已经拒绝了 CPR，但缺少正式的文件）？

住院患者心搏骤停现状的流行病学

对住院患者心搏骤停的发生率和死亡率进行研究后，有一些有趣的发现，这些发现可能让你感到惊讶。比如，心搏骤停后的患者存活后出院的比率在过去 40 年并没有得到很大的提高，尽管在此期间我们的科技和操作水平不断进步（Alab & Haines 2009）。反之，患者和大众明显的高估了他们在发生心搏骤停后的存活率。Kaldjian 等人的研究发现患者认为发生心搏骤停后存活的概率有 60%，而实际值接近 17%~20%。考虑年龄，同时患有多种疾病和上次发作时的变量（如 CPR 操作开始的时间）等因素，存活率会变得更低。还有一些其他的不为大众所知的风险，例如苏醒后永久的神经系统损伤和 / 或需出院后要在疗养院接受治疗而不是回家。

这不是说你不应该做 CPR。提到这些问题只是说明针对每个患者的情况，应该仔细的和实际的考虑患者的获益和风险。在 George 的例子中，鉴于他太害怕再失去任何生理功能和思维能力，这些风险的确会对他是否选择 CPR 产生影响。

问题 8　当你评估 CPR 是否符合 George 的最大利益时，上述信息会对你的判断产生什么样的影响？

> 其中的原因也许可在一个关于影视剧中 CPR 的著名研究中找到依据，这个研究发现 CPR 在影视剧中成功施救展现超过 75%，高于实际生活情况。

3. 整理信息

临床推理环的第三步是关于整理信息。

（a）阐释

当你获得的信息都是主观的，不是可量化的客观数据，例如从生理的症状和体征推导出来的信息时，阐释是困难的。

这个阶段的阐释也是对个人阐述内容的过滤；我们知道人类在尝试阐释的时候并不以价值为中心。每个人都有过去的经历，个人的和工作上的。每个人都有自己的信仰和观点，也许会受宗教的影响，也许不会。这些过去的经历和个人的价值观会影响 Greg 对 George 请求的看法。有些护士可能认为 George 的请求是不理智的，是恐惧、压力或是抑郁的产物，进而怀疑 George 是否足够理智作出这个决定。另一些人会把他拒绝治疗的决定等同于他想死。Greg 对这些复杂因素的阐释会对结果产生巨大的影响。另一个护士可能会从别的方向阐述事情得到完全不同的结论。在现在这种情况下，George 处于弱势和被动的位置。他的处境在很大程度上不仅依赖取决于别人如何看待他，还依赖于别人的阐释和阐释之后的行动（或不行动）。

> 我们道德观的来源和差异，我们如何作出道德判断。

道德心理学家 Jonathan Haidt（2000）认为，人类不能公正合理的作出道德判断；他们会快速、本能地根据直觉、感情和受社会和文化影响的感知和价值观作出选择。Haidt 说，我们已经作出判断后，才去寻找理由，而且理由主要用于说服他人和我们自己，这个判断是合理和公正的。Haidt 的颠覆性的观点提出了一个有趣的想法：推理的过程远远没有我们认为的

理性。

思考以下问题。

问题9　这种情况可能存在不同价值观和道德观的冲突。我们现在知道了 George 的价值观，但对 Greg 和 Jones 医生的价值观了解不多。他们会怎样影响现在的情况？

问题10　在目前的情况下，你对这些信息的阐释受到哪些你持有的价值观的影响？

（b）筛选，（c）关联，（d）推理和（e）匹配

Greg 将要运用这些临床推理环的要素去：

- 区分出更重要的和不那么重要的事情
- 确定哪些是最相关和最不相关的事情
- 找出过去类似的环境哪些经历可能会对现住的状况有帮助
- 确定对已经发生的事情的情绪和感觉怎样影响他的推理

所有临床推理环的要素都需对微小信息的仔细思考。是 George 的愿望得到尊重更重要还是 George 的护理人员充分了解他的愿望更重要？执行正确的拒绝 CPR 的程序与最终的结果哪个比较重要？在某些情况下，预期能得到更好的伦理学决定的推理过程实际上并没有起作用，这种事情可能发生吗？那么现在的状况是不是就属于这种情况呢？这 4 个要素（筛选、相关、推理和匹配）都需要使用者有足够的经验和技巧来发挥作用。如果 Greg 是第一次遇到这种情况，他现阶段的想法、感觉和采用的临床推理环的所有方法可能会与他习惯和适应处理这些复杂的、微妙的和含糊不清的情况时完全不同。

（f）预测

事先预想这种情况下每一个可能的结果无论如何都不是一件简单的事情。有一堆让人混乱的可能性。不管怎样，Greg 可能会明确下面的选择：

a. 向 George 解释发生了什么事情

b. 询问 George 他是否希望让家人和 / 或朋友参与并支持他的决定？

c. 收集一份完整的患者的伦理史

d. 准备一份彻底的、详细的报告，报告内容是从伦理史中得到的信息

e. 向 George 解释如何准备一份有法律效应的预先指示文件

f. 请 Jones 医生回来和 George 谈谈。

g. 告知上级临床主管发生了什么事并寻求他的建议

h. 不采取任何行动，除了记录 George 的要求和 Jones 医生的答复

i. 不采取任何行动，不要向 George 提到任何事情，不要做任何事情直到交班甚至更晚，不要记录任何东西

j. 上述选项的不同组合

选项（a~g）的内容多多少少都要花时间。就算是圣诞节的早上，Greg 还是很忙碌，他有 4 个患者需要照顾。所以这可能会是决定接下来做些什么的一个影响因素，尽管这个因素不一定被承认。

除了时间因素，还有一个问题是 Jones 医生和 Greg 可能的反应。选项（a~f）的内容都需要 Greg 在一定程度之上站在 George 的利益上履行道德责任或倡导道德主张。Seal（2007）在一项研究护士在预先指示护理计划情况下的道德主张，发现高达 49% 的护士感到无力去捍卫他们的患者在临终护理或是决定放弃或保留治疗时的主张。然而，在一项干预研究中（尊重患者的选择计划），当患者的主张得到了政策上的支持时，护士无力感的百分比降到了 19%。

上述研究表明,即使 Greg 决定按照选项(e)和 / 或(f)采取行动,他也会认为他没有能力去那么做。Greg 可能觉得他作出的维护 George 主张的决定,缺少政策或是大家的支持,而他的这种对行动结果的推想,对现在可能会有重大影响。

4. 分析问题

最核心的问题是谁将为拒绝 CPR 的决定负责,这个决定应该经过怎样的讨论,并被正式的认定且遵照执行。George 认为这是他的决定。不幸的是,他并不是真正了解他拒绝 CPR 的决定背后法律上的和程序上的复杂性。

Jones 医生认为这应该由他决定。他认为他拥有足够的经验和最高的权利来处理这件事情。这个过程需要正式的文件或者类似的东西来清楚地说明现在应该做什么。但是,这份权威的正当性和有效性被质疑,同时如何让这份权威正当和有效也是一个挑战。

Greg 被夹在中间,但是如果 George 发生心搏骤停,那么就需要 Greg 做决定了。Greg 的道德难题是三方面的:首先,他能否找到让 George 拒绝治疗的决定被正式认可的方法? 其次,他可以让该决定及时执行吗? 最后,如果他做不到,他该怎么办?

5. 设立目标

处在这种情况下的每个人都有不同的目标,这些目标来自对"什么是最重要的"的不同价值观和看法。Jones 医生需要一个明确的诊断,这也是他的目标。他认为 George 的最大利益是知道诊断后再决定是否需要 CPR。George 认为他不需要知道这个。他关于 CPR 的决定并不基于知道自己是否患有前列腺癌;而是基于不愿意在比现在更差的生活质量下活着。他们两人所处的位置是完全不同的。

问题是,谁的目标(价值观)排第一? 护士和医生应该并实际上把患者放在第一位,但是对同一事件很可能存在看法上的差异(如同我们看到的)。在这种情况下,Greg 的目标是在 George 和 Jones 医生之间搭起一座桥梁,让双方都意识到对方的处境,然后尝试用一种让大家都接受的方法解决问题,体现出在预先指示护理计划过程中最出色的实践操作的原则和目标。

还有一些其他值得思考的问题。希腊哲学家亚里士多德描写过许多人类的美德,这些美德可以引导出好的道德决定,他相信有好的性格和美德的人能正确行事并作出正确的决定。所以我们一生中应该自觉的、有意识的培养这些良好的品德。亚里士多德认为"德行"应该包括例如仁慈和慷慨等品质。他在《尼各马可伦理学》中写道:"我们不是因为拥有美德或优秀而把事做对;而是因为把事做对而拥有美德,显得优秀。我们是什么样子,取决于我们在重复做什么。"

思维和行为的习惯会对现阶段的推理产生巨大的影响。它们甚至能决定结果。某些特别的决定和行为因为完全违背德行和美德而可能会被排除。这些具体行为包括向 George 撒谎(甚至是不作为)或是直到交班都避开他,这些行为都是来自以自己为中心而不是以患者为中心的目标。

6. 采取行动

结果给 Greg 考虑问题采取行动的时间缩短了。接下来发生的事是他从没有真实相信会发生的,尽管他知道这是有可能的。George 自从转院后病情一直稳定也没有再有胸痛的症状。他请求 Greg 让他在马桶座椅上淋浴,因为他讨厌在床上擦浴,不希望在圣诞节还要如此。所以 Greg 帮 George 淋浴,并陪在他身边的时候 George 发生心搏骤停。

Greg 还是需要作出接下来怎么办的决定,而且这次没有多的时间给他考虑了。他按下了紧急按钮,关上淋浴,将 George 从马桶放平在地板上开始做 CPR。紧接着医疗小组带着急救车到达,George 赤裸着被从浴室转移到外面的走廊,在众目睽睽下进行心肺复苏,只有一条浴巾搭在他的腹股沟,以一种微弱的方式保护他的尊严。

当他人在做胸外按压时,Greg 被现实打击到了,现在发生的事情恰恰就是 George 曾经极力想要避免的。

在长时间的心肺复苏后,George 被送到冠心病重症监护室(CCU),Greg 留了下来,他一直在想他是否做了正确的事情,以及是否有任何他可以做得完全不同的地方。

7. 评价

当 Greg 一直想着刚才发生的事情心怀愧疚时,他接到了一通来自 CCU 的电话。George 的姐姐在 CCU,她想和 Greg 谈谈。Greg 有一些担心,但他发现 George 的姐姐只是想知道他之前写在病历上的记录,在病历上他详细地说明了他和 George 谈话的结果。她找到了这些记录是因为 CCU 的工作人与希望她能确认上面的信息。George 的姐姐告诉 Greg 她十分感谢他所做的,Greg 不怕麻烦的愿意去了解 George。她告诉 Greg,George 和她说过很多次如果他要死了,他希望能快速、安静地离开。George 的姐姐接着说因为 George 没有恢复意识,所以他的生命维持系统将会关闭,当那个时刻来临时,Greg 是否愿意和 George 在一起。

Greg 同意了,所以他——刚刚认识 George 的人和 George 的姐姐——非常熟悉 George 的人,在最后的时刻和 George 道别。

8. 反思

回顾之前发生的所有事情,Greg 认识到他可以做一些不一样的事。他应该知道 George 很可能会再一次发生心搏骤停,他应该将这种可能性更多的纳入他的考虑当中。但是他同样意识到,即使知道会发生这样的状况,他还是不能真正地相信心搏骤停会发生,直到它真的发生了。

Greg 感到难过和矛盾,知道 George 经历了糟糕的死亡,缺少他一生都拥有的尊严,但是,不做 CPR,他的姐姐就没有机会再见到他和他道别。所以,好的和坏的事情一起发生。Greg 知道,他永远不会告诉 Greg 的姐姐,Greg 实际的心肺复苏过程,在整个病房的视线下裸体躺在地板上。他在心里默默地向 George 道歉,为他没能保护 George 避免这种情况的发生。

他不会忘了 George,如果再有类似的情况发生,Greg 知道他会做一些不一样的事情。他现在知道,不管是在一天还是一年的任何时候,患者拒绝治疗的情况随时随地都会发生。他知道了他应该让 Jones 医生回来和 George 谈话,而不是在医生离开时什么都没说。他同样意识到,医院应该有更明确的指导条例告诉护士遇到这种情况该怎么办,以便减少最终结果的偶然性。

思考你从这个场景学到的知识,考虑以下问题:

问题 1　你从这个场景中学到的最重要的 3 件事是什么?

问题 2　确定所有可以避免违背 George 意愿,不进行 CPR 操作的具体护理措施?

问题 3　思考你对以上问题的答案,在这种情况下你会怎么做,为什么这么做?

问题 4　如果你做的和你想要做的不一样,解释为什么会发生这种情况?

问题 5　你认为还需要掌握哪些具体的知识,以便在患者拒绝治疗时可以采取符合伦理和法律的行动?

(刘婧　译　邹智杰　校)

拓展阅读

Palliative Care Australia (2011). We need to talk about dying – survey. Palliative Care Australia Media Release, 23 May 2011. <www.palliativecare.org.au/Portals/46/National%20Palliative%20Care%20Week%20Media%20release.pdf>.

参考文献

Alabi, T.O. & Haines, C.A. (2009). Predicting survival from in-hospital CPR. *Clinical Geriatrics* 17(12), 34–36. Available at <www.clinicalgeriatrics.com/articles/Predicting-Survival-From-In-Hospital-CPR>.

Aristotle. *Nichomachean Ethics*. <http://classics.mit.edu/Aristotle/nicomachaen.html>.

Australian Institute of Health and Welfare (2011). *Risk Factors, Diseases and Death*. Available at <www.aihw.gov.au/risk-factors-diseases-and-death/>.

Australian Nursing & Midwifery Council (2002). *Code of Ethics for Nurses in Australia*. Available at <www.nrgpn.org.au/index.php?element=ANMC+Code+of+Ethics>.

Epstein, R.M. (2006). Mindful practice and the tacit ethics of the moment. In W. Shelton (ed.), *Advances in Bioethics*. New York: Emerald.

Forrester, K. & Griffiths, D. (2010). *Essentials of Law for Health Professionals* (3rd edn). Sydney: Elsevier.

Haidt, J. (2000). The emotional dog and its rational tail: A social intuitionist approach to moral judgment. *Psychological Review* 108, 814–34.

Henderson, L. (2005). Combining moral philosophy and moral reasoning: The PAVE moral reasoning strategy. *International Education Journal* 6(2), 184–93.

Johnstone, M.J. (2009). *Bioethics: A Nursing Perspective* (5th edn). Sydney: Elsevier.

Johnstone, M.J., Da Costa, C. & Turale, S. (2004). Registered and enrolled nurses' experiences of ethical issues in nursing practice. *Australian Journal of Advanced Nursing* 22(1), 24–30.

Kaldjian, L.C., Erekson, Z.D., Haberle, T.H., Curtis, A.E., Shinkunas, L.A., Cannon, K.T. & Forman-Hoffman, V.L. (2009). Code status discussions and goals of care among hospitalised adults. *Journal of Medical Ethics* 35(6), 338–42.

Kerridge, I., Lowe, M. & Stewart, C. (2009). *Ethics and Law for the Health Professions* (3rd edn). Sydney: Federation Press.

NSW Ministry of Health (2005). *Advance Care Directives Policy*. Available at <www.health.nsw.gov.au/policies/gl/2005/pdf/GL2005_056.pdf>.

Office of the Public Advocate Victoria (n.d.). *Refusal of Medical Treatment*. Available at <www.publicadvocate.vic.gov.au/file/file/Medical/Refusal_of_Medical_Treatment.pdf>.

Respecting Patient Choices (2012). *Advance Care Planning*. Available at <www.respectingpatientchoices.org.au/>.

Sayers, G.M., Barratt, D., Gothard, C., Onnie, C., Perera, S. & Schulman, D. (2001). The value of taking an 'ethics history'. *Journal of Medical Ethics* 27, 114–17.

Seal, M. (2007). Patient advocacy and advance care planning in the acute hospital setting. *Australian Journal of Advanced Nursing* 24(4), 29–36.

The Situationist (2008). *Jonathan Haidt on the Situation of Moral Reasoning*. Available at <http://thesituationist.wordpress.com/2008/06/17/jonathan-haidt-on-the-situation-of-moral-reasoning/>.

Tulsky, J.A., Chesney, M.A. & Lo, B. (1995). How do medical residents discuss resuscitation with patients? *Journal of General Internal Medicine* 10(8), 436–42. <www.ncbi.nlm.nih.gov/pubmed/7472700>.

法律和判例法

Anderson v St Francis–St George Hospital: <http://findarticles.com/p/articles/mi_qa3689/is_199803/ai_n8807845/>

Brightwater Care Group Inc. v Rossiter: <www.supremecourt.wa.gov.au/publications/pdf/proceedings.pdf>.

Hunter and New England Area Health Service v A: <www.austlii.edu.au/>.

Medical Treatment Act 1988 (Vic): <www.austlii.edu.au/au/legis/vic/consol_act/mta1988168/>.

附录

附录一

意识筛查工具

1. 简易智力检测量表（Abbreviated Mental Test Score，AMTS）是一个简易的认知工具，可以用来迅速测量老年人罹患老年痴呆症的可能性

题目	分值
请您说出您的年龄（1 分）	
请您告诉我现在的时间？（1 分）	
我现在告诉您一个地址，请您在测试最后将这个地址复述出来。（1 分）	
请您告诉我今年是哪一年？（1 分）	
请您告诉我您现在所处的医院名字或者您的家庭电话号码？（1 分）	
请您告诉我这两个人是谁？（1 分）	
请您告诉我您的生日？（月和日能迅速回答出来）（1 分）	
请您告诉我第一次世界大战是从哪一年开始的？（1 分）	
请您告诉我我们国家现在的国王 / 领袖 / 总理 / 总统是谁？（1 分）	
请您按照倒数顺序从 20 数到 1。（1 分）	

来源：M. Hodgkinson（1972）. Evaluation of a mental test score for assessment of mental impairment in the elderly. *Age and Ageing* 1, 233-38

2. 简易智能量表（Mini-Mental State Examination，MMSE）是一个分值为 30 的，用以筛选认知障碍的调查问卷。此量表常用于筛选老年痴呆症。任何评分大于等于 25 的（30 为总分）可判定为正常（完整的）。低于此分值，相应分数可判定为中度（≤9 分），中度（10~20 分）或者轻度（21~24 分）。

项目	评分	描述
时间定向能力	5	从最大到最小
地点定向能力	5	从最大到最小
表达能力	3	迅速复述名字
注意力和计算能力	5	7 的连续运算 / 从后往前拼写 "world" 这个单词

续表

项目	评分	描述
记忆力	3	回忆复述的内容
语言能力	2	说出一个物体的名称(一个杯子和一张桌子)
复述能力	1	说出一个完成的句子
复杂指令遵循能力	6	多种形式,包含画一个图形等

来源:M.F.Folstein,S.E. Folstein & P.R. McHugh (1975). Mini-mental state: A practical method for grading the cognitive state of patients for the clinician. *Journal of Psychiatric Research* 12(3),189-98.

3. 谵妄评定方法(Confusion Assessment Method,CAM)是一个信效度高的用于筛查老年谵妄的量表。此评定方法应达到评定要求中的三个因子量表。当量表1、2以及3或者4为阳性时就可诊断为老年谵妄。

因子量表分为:

(1)急性起病

(判断从前驱期到疾病发展期的时间)

患者的精神状况有急性变化的证据吗?

(2)注意障碍

患者的注意力难以集中吗?

(3)思维混乱

患者的思维是凌乱或者不连贯的吗? 例如,谈话主题散漫或不中肯,思维不清晰或不合逻辑,或者从一个话题突然转到另一话题?

(4)意识水平的改变

总体上看,您是如何评估该患者的意识水平的? 机敏(正常),警觉(对环境刺激高度警惕、过度敏感),嗜睡(瞌睡,但易于唤醒),昏睡(难以唤醒),昏迷(不能唤醒)。

来源:Adapted from S. Inouye,C.H. Van Dyck,C.A. Alessi et al. (1990). Clarifying confusion: The confusion assessment method. A new method for detection of delirium. *Annuals of Internal Medicine* 113,941-48.

4. 格拉斯哥昏迷评分量表(Glasgow Coma Scale,GCS)是神经系统的评分量表,它提供了一个值得信赖的、客观的方法来记录患者的昏迷程度。患者根据相应的标准进行评分,而评分结果在3分(提示深度意识障碍)到15分(意识清楚)之间。

	1	2	3	4	5	6
睁眼反应	不能睁眼	刺痛睁眼	呼唤睁眼	自动睁眼		
语言反应	不能发声	只能发声	语无伦次	自身疑惑,紊乱	逻辑清晰,正常交流	
运动反应	不能活动	刺痛肢伸	刺痛肢曲	躲避刺痛	刺痛定位	遵嘱运动

来源: G. Teasdale & B. Jennett (1974). Assessment of coma and impaired consciousness : A practical scale. *Lancel* 13(2),81-84

5. 老年抑郁量表(Geriatric Depression Scale,GDS)常作为综合评估老年人的常规量表来筛查老年人抑郁。此量表共有2个部分,1为30个问题,2为15个问题,仅需用"是"与"否"来回答。完成问题后计算得分,0~9分为正常,10~19分为轻度抑郁,20~30分为重度抑郁。临床诊断老年人抑郁时应不仅限于此量表的结果。

GDS 量表问题部分举例：

(1) 您对您的生活基本上满意吗？

(2) 您是否已经放弃了许多兴趣爱好和活动？

6. 贝克焦虑量表(Beck's Anxiety Inventory)主要测量成年人在抑郁状况下的焦虑程度。此量表共含 21 个条目，且每一个条目都包含一种常见的焦虑症状。

附录二

简明疼痛评估量表

患者编号：_____ 　　　　　　　　　　　　　　医院编号：_____

请不要在此栏书写

简明疼痛评估量表（简表）

评估日期：_____ 　　　　　　　　　　　　　　评估时间：_____

患者姓名：_____

1. 大多数人一生中都有过疼痛经历（如轻微头痛、扭伤后疼痛和牙痛）。除了这些常见的疼痛之外，现在您是否还感到有别的类型的疼痛？

（1）是　　　　　　　　（2）否

2. 请您在下图中标出您的疼痛部位，并在疼痛感最剧烈的部位用"×"标出。

正面　　　　　　　　　　背面

右　　　左　　　　　　左　　　右

3. 请从下面选择一个数字，以表示在过去 24 小时内您疼痛最剧烈的程度。

0　　1　　2　　3　　4　　5　　6　　7　　8　　9　　　　10

不痛　　　　　　　　　　　　　　　　　　　　　最剧烈的疼痛

4. 请从下面选择一个数字，以表示在过去 24 小时内您疼痛最轻微的程度。

0　　1　　2　　3　　4　　5　　6　　7　　8　　9　　　　10

不痛　　　　　　　　　　　　　　　　　　　　　最剧烈的疼痛

5. 请从下面选择一个数字，以表示在过去 24 小时内您疼痛的平均程度。

0　　1　　2　　3　　4　　5　　6　　7　　8　　9　　　　10

不痛　　　　　　　　　　　　　　　　　　　　　最剧烈的疼痛

6. 请从下面选择一个数字，以表示您目前的疼痛程度。

0　　1　　2　　3　　4　　5　　6　　7　　8　　9　　　　10

不痛　　　　　　　　　　　　　　　　　　　　　最剧烈的疼痛

7. 您希望接受何种药物或者治疗来控制您的疼痛？

患者编号：_____　　　　　　　　　　　　　　　　医院编号：_____

请不要在此栏书写

评估日期：_____　　　　　　　　　　　　　　　　评估时间：_____

患者姓名：_____

8. 在过去的 24 小时内,由于药物或者治疗的作用,您的疼痛缓解了多少? 请您从下面选择一个百分比数,以表示您疼痛缓解的程度。

0%	10%	20%	30%	40%	50%	60%	70%	80%	90%	100%

毫无
缓解　　　　　　　　　　　　　　　　　　　　　　　　　　　　完全
　　　　　　　　　　　　　　　　　　　　　　　　　　　　　　缓解

9. 请您从下面选择一个数字,以表示在过去 24 小时内疼痛对您的影响。

A. 对日常生活的影响

0	1	2	3	4	5	6	7	8	9	10

毫无
影响　　　　　　　　　　　　　　　　　　　　　　　　　　　　完全
　　　　　　　　　　　　　　　　　　　　　　　　　　　　　　影响

B. 对情绪的影响

0	1	2	3	4	5	6	7	8	9	10

毫无
影响　　　　　　　　　　　　　　　　　　　　　　　　　　　　完全
　　　　　　　　　　　　　　　　　　　　　　　　　　　　　　影响

C. 对行走能力的影响

0	1	2	3	4	5	6	7	8	9	10

毫无
影响　　　　　　　　　　　　　　　　　　　　　　　　　　　　完全
　　　　　　　　　　　　　　　　　　　　　　　　　　　　　　影响

D. 对日常工作的影响(包括外出工作和家务劳动)

0	1	2	3	4	5	6	7	8	9	10

毫无
影响　　　　　　　　　　　　　　　　　　　　　　　　　　　　完全
　　　　　　　　　　　　　　　　　　　　　　　　　　　　　　影响

E. 对与他人关系的影响

0	1	2	3	4	5	6	7	8	9	10

毫无
影响　　　　　　　　　　　　　　　　　　　　　　　　　　　　完全
　　　　　　　　　　　　　　　　　　　　　　　　　　　　　　影响

F. 对睡眠质量的影响

0	1	2	3	4	5	6	7	8	9	10

毫无
影响　　　　　　　　　　　　　　　　　　　　　　　　　　　　完全
　　　　　　　　　　　　　　　　　　　　　　　　　　　　　　影响

G. 对生活兴趣的影响

0	1	2	3	4	5	6	7	8	9	10

毫无
影响　　　　　　　　　　　　　　　　　　　　　　　　　　　　完全
　　　　　　　　　　　　　　　　　　　　　　　　　　　　　　影响

附录三

硬皮病患者的治疗护理计划

宣传页

硬皮病——不常见的疾病

硬皮病是一种影响人体多个器官，且症状差异性很大的疾病。

维多利亚硬皮病基金会为硬皮病患者及其家属提供实际性的帮助、教育和支持。

虽然硬皮病仍知之甚少，但显而易见的是，人类集体免疫系统未能充分地保护结缔组织（结缔组织保持肌肉、血管、脂肪和皮肤的整体性）。

硬皮病患者的结缔组织被替换成一种纤维化的瘢痕类组织。由于结缔组织遍布全身，这种疾病影响人体多个器官而且症状各不相同。每一位硬皮病患者的症状发展也不尽相同。

下面是该疾病最常见的症状，值得强调的是，一部分人可能只有其中的一部分症状，而其他人可能症状比列举的还要多且严重。

- 遇冷后手和脚部颜色的变化，被称为雷诺现象。
- 面部或手指的毛细血管突出。
- 易发冻疮或手指和脚趾溃烂。
- 皮肤斑块性增厚，或者手指和脚趾皮肤增厚。身体大面积皮肤增厚少见。
- 眼睛、嘴巴和阴道干涩。
- 反流性食管炎及消化性溃疡引起的消化不良和胃部灼热。
- 指尖和骨突的沉积钙结节。
- 由于肌腱和关节增厚，肌肉和关节出现僵硬现象。
- 肠管壁增厚造成腹泻或便秘。
- 肺部组织增厚导致高血压和肾损伤。

再次强调，不是所有硬皮病患者都会有这些症状。

目前没有任何治愈方案，然而本病可管理可控制。

硬皮病患者的护理

通常，当硬皮病患者住院进行手术或者治疗其他症状时，大家才发现护士对硬皮病的知识了解有限。

针对这种情况，硬皮病患者院内护理计划应运而生。

许多使用过这个护理计划的护理人员反馈积极。护理人员发现通过表格中的信息能够更好地提供优质护理。

备注：本病患者的症状各不相同。疾病的过程并不总是可见的，患者可能因为症状无法获得确诊而遭受巨大痛苦。

若想获得更多信息，请联系维多利亚硬皮病基金会。

医院诊疗确认单——硬皮病患者护理指南

地址：

Scleroderma Victoria Inc.

St Vincent's Hospital,

41 Victoria Parade, Fitzroy, Vic 3065

Phone: (03)9288 3651

http://www.sclerodermavictoria.com.au

Inc. No.A0017798A　　ABN 45 674 166 348

硬皮病患者护理计划

给硬皮病患者:

请勾选表格中您认为适用的部分,可在表中"备注"部分添加其他内容,填写完成后请交给病区值班护士。

症状	勾选栏	患者护理(管理)
血管壁弹性削弱增加了手足冰冷和痉挛疼痛的易感性(雷诺现象)		提供更多的毯子 避免气流流通 保持温暖,特别是在患者术前和术后无法与人沟通的时候
胃食管反流 食管炎		抬高床头 提供额外的枕头 用餐中及饭后应当坐正 饭后给反酸药物
食管蠕动减少		讨论食物的喜好和吞咽困难 确保有足够的、适当的饮食摄入量
肠受累 腹泻和/或便秘 大便失禁		评估饮食需求和用药方案 咨询营养师
口干,眼干 (斯耶格伦综合征/干燥综合征)		确保饮用水摄取充足 患者无法饮水时需漱口 当患者无法自理时,特别是在术前术后和睡前应为患者滴眼药水或涂软膏
手部皮肤脆弱,易出现溃疡且愈合缓慢		手术或护理操作中注意保护 必要时使用 ADL 药物 咨询职业治疗师
皮肤硬化		静脉穿刺和测量血压时需格外小心
脚部疼痛		避免受伤,如在转运或行走过程中
关节疼痛		协助定位 提供额外的枕头 按摩和适当热敷 遵医嘱使用消炎药 物理治疗评估
应对能力降低		建立平静、积极的环境 鼓励运用减压技术 请社会工作者进行评估
运动中气喘		让患者在物理活动时自行调整步伐、步调

附录四

症状评估量表——结合临终关怀成果

指导

- 在情节开始、状态改变、情节结束以及临床需求／指示时用此量表进行评分。
- 该评估每天都要记录下 1 个或者 2 个比较复杂的症状。
- 症状评分由患者／当事人完成,如其因语言障碍、听力障碍或身体状况不佳(如病危或者谵妄),可由代理人来完成评分。请由最合适的代理人完成评分,可为护士或者患者家庭成员。
- 评分较高或者症状严重时需进行其他评估或者临床干预措施。

作为评估的一部分,您需要告知患者您将询问他们目前正在经受的症状或者造成某些问题的症状。

当第一次询问这些症状的时候,请您说:

"我将会询问一些您正在经受的常见症状。我们希望您能够以 0~10 分来标明他们对您的影响程度。"

"您能回忆一下在过去的 24 小时内您的感受吗? 在我问下面这些症状的时候,请您选择最符合您症状的数字。0 分表示您没有因为此症状而受到任何影响;10 分表示您因为此症状而受到最大的影响;1~9 分表示您受到了不同程度的影响。"

注意:如果患者在一处有多种疼痛,请分开进行评估。如果患者有其他症状,请在空白处标注。

日 期												
失眠												
食欲问题												
恶心／反胃												
肠道问题												
呼吸问题												
疲劳												
疼痛												
完成人: Nurse= 护士 D= 医生 F= 患者家属 P= 患者本人												

参考文献

1. Kristjanson, L.J., Pickstock, S., Davis, S., Blight, J., Cummins, A., et al. (1999). *Development and Testing of the Revised Symptom Assessment Scale.* Perth: Edith Cowan University.

2. Nightingale, E., Yuen, K., Firns, P., Duggan, G., Cummins, A., Kristjanson, L.J. et al. (2000). *Evaluation of a Goal Specific Care Model.* Perth: Cancer Foundation Centre for Palliative Care.

3. Toye, C., Walker, H., Kristjanson, L.J., Popescu, A. & Nightingale, E. (2005). Measuring symptom distress among frail elders capable of providing self reports. *Nursing & Health Sciences* 7 (3), 184-91.

词汇表

Analyse 分析	分解成小组件:将整体分解成局部(演绎推理)。
Clinical reasoning 临床推理	这是一个由护士(其他临床工作人员)完成的过程。收集数据、整理信息、了解患者的问题或情况、计划和实施干预、评估结果,进行反思并且从整个过程中获取经验。
Critical thinking 评判性思维	一个复杂的认知技能和大脑情感、思想习惯的收集分析过程。
Cues 线索	通过患者的病史和评估与了解特定的身体相关的知识以及哲学信仰来鉴别诊断患者的生理或社会心理变化。线索也包括护理的具体内容以及周围的临床状况。
Data 数据	关于健康状况的一条或多条信息。
Discriminate 筛选	运用良好的判断力,来精确地发现或者观察差异;区分相关信息和非相关信息;发现不一致;将信息缩小到最重要的部分并鉴别其与收集到的线索之间的差距。
Evaluate 评价	判断某物的价值。
Failure to rescue 抢救失败	在院内因并发症而死亡的患者。
Goals 目标	针对所选的护理干预措施所期望的结果和指导目标。
Inconsistency 不一致	与某一些事物相矛盾或者不相符的地方;没有规律或者无法预测。
Infer 推理	通过解释主观和客观的数据来进行推论或形成有逻辑的观点;考虑替代品和后果。
Interpret 阐释	通过分析数据来理解情形;解释或告知含义;用可让人理解的话语呈现。
Match 匹配	患者相对应的或自然而然地联系在一起的信息和线索。

Outcome 结果	进行护理治疗后患者状况可测量的改变。
Predict 预测	可以设想或预测某事的发生。
Recall 回顾	可回忆或回溯过去的情况或某些知识。
Reflection 反思	从一个改善／改良、改进或改革的视角来进行批判性地回顾；往回看和仔细考虑相关经验的过程；了解做了什么、为什么做以及对自己和他人产生的影响的探索过程。
Relate 关联	相关联；发现了关系或模式；将有关线索整合到一起来鉴别其中的联系。
Rescue 抢救	可发现患者病情恶化并能适当地进行干预治疗的能力。
Synthesis 综合	将分散的部分汇总（归纳性思维）；将新旧知识融合，从而形成一个新的整体。

索引

Z